Donald W. Winnicott
Von der Kinderheilkunde zur Psychoanalyse

Das Anliegen der Buchreihe BIBLIOTHEK DER PSYCHOANALYSE besteht darin, ein Forum der Auseinandersetzung zu schaffen, das der Psychoanalyse als Grundlagenwissenschaft, als Human- und Kulturwissenschaft sowie als klinische Theorie und Praxis neue Impulse verleiht. Die verschiedenen Strömungen innerhalb der Psychoanalyse sollen zu Wort kommen, und der kritische Dialog mit den Nachbarwissenschaften soll intensiviert werden. Bislang haben sich folgende Themenschwerpunkte herauskristallisiert: Die Wiederentdeckung lange vergriffener Klassiker der Psychoanalyse – wie beispielsweise der Werke von Otto Fenichel, Karl Abraham, Siegfried Bernfeld, W. R. D. Fairbairn, Sándor Ferenczi und Otto Rank – soll die gemeinsamen Wurzeln der von Zersplitterung bedrohten psychoanalytischen Bewegung stärken. Einen weiteren Baustein psychoanalytischer Identität bildet die Beschäftigung mit dem Werk und der Person Sigmund Freuds und den Diskussionen und Konflikten in der Frühgeschichte der psychoanalytischen Bewegung.

Im Zuge ihrer Etablierung als medizinisch-psychologisches Heilverfahren hat die Psychoanalyse ihre geisteswissenschaftlichen, kulturanalytischen und politischen Bezüge vernachlässigt. Indem der Dialog mit den Nachbarwissenschaften wiederaufgenommen wird, soll das kultur- und gesellschaftskritische Erbe der Psychoanalyse wiederbelebt und weiterentwickelt werden.

Die Psychoanalyse steht in Konkurrenz zu benachbarten Psychotherapieverfahren und der biologisch-naturwissenschaftlichen Psychiatrie. Als das ambitionierteste unter den psychotherapeutischen Verfahren sollte sich die Psychoanalyse der Überprüfung ihrer Verfahrensweisen und ihrer Therapie-Erfolge durch die empirischen Wissenschaften stellen, aber auch eigene Kriterien und Verfahren zur Erfolgskontrolle entwickeln. In diesen Zusammenhang gehört auch die Wiederaufnahme der Diskussion über den besonderen wissenschaftstheoretischen Status der Psychoanalyse.

Hundert Jahre nach ihrer Schöpfung durch Sigmund Freud sieht sich die Psychoanalyse vor neue Herausforderungen gestellt, die sie nur bewältigen kann, wenn sie sich auf ihr kritisches Potenzial besinnt.

BIBLIOTHEK DER PSYCHOANALYSE
HERAUSGEGEBEN VON HANS-JÜRGEN WIRTH

Donald W. Winnicott

Von der Kinderheilkunde zur Psychoanalyse

Aus dem Englischen von Gudrun Theusner-Stampa

Herausgegeben und mit einer Einführung von Jochen Stork

Für die Neuausgabe komplett überarbeitet
und mit einem Nachwort von Thomas Auchter

Psychosozial-Verlag

Die Originalausgabe, der die Beiträge dieses Bandes entnommen sind, ist unter dem Titel *Through Paediatrics to Psycho-Analysis* 1958 im Verlag Tavistock, London erschienen.

Published by arrangement with Paterson Marsh Ltd

Alle Rechte an der Übertragung ins Deutsche bei Kindler Verlag GmbH, Reinbek bei Hamburg

Kapitel 11 »Rückzug und Regression« aus D. W. Winnicott: *Bruchstück einer Psychoanalyse*. Aus dem Englischen von Ursula von Goldacker-Pohlmann. © 1972 D. W. Winncott by arrangement with Mark Paterson. In: *Blick in die analytische Praxis* (S. 229–242). Klett-Cotta, Stuttgart 1996

Kapitel 13 »Die antisoziale Tendenz« aus D. W. Winnicott: *Aggression. Versagen der Umwelt und antisoziale Tendenz* (S. 157–171). Aus dem Englischen von Ursula von Goldacker-Pohlmann. © 1984 by the Winnicott Trust by arrangement with Mark Paterson. Klett-Cotta, Stuttgart 1988

Kapitel 17 »Übergangsobjekte und Übergangsphänomene« aus D. W. Winnicott: *Vom Spiel zur Kreativität* (S. 10–36). Aus dem Englischen von Michael Ermann. © 1971 by D. W. Winnicott. Klett-Cotta, Stutgart 1974.

Bibliografische Information der Deutschen Nationalbibliothek
Die Deutsche Nationalbibliothek verzeichnet diese Publikation in der Deutschen Nationalbibliografie; detaillierte bibliografische Daten sind im Internet über http://dnb.d-nb.de abrufbar.

2. Auflage 2020
der vollständig überarbeiteten und erweiterte Neuausgabe 2008
der Ausgabe von 1976 (Kindler).

E-Mail: info@psychosozial-verlag.de
www.psychosozial-verlag.de

Umschlagabbildung: Ferdinand Hodler, *Blumenpflückendes Mädchen*, nach 1887
Umschlaggestaltung nach Entwürfen von Hanspeter Ludwig, Wetzlar
ISBN 978-3-8379-2990-4

Inhalt

Versuch einer Einführung in das Werk von D.W. Winnicott

Jochen Stork

D.W. Winnicott, den Masud R. Khan (1973, S. 34) mit Melanie Klein, Heinz Hartmann und Erik H. Erikson zu den vier Analytikern rechnet, die zu einer wesentlichen Erweiterung und Vertiefung des klassischen Begriffsrahmens der Psychoanalyse als auch deren Zielsetzung seit Freud beigetragen haben, hat in den letzten Jahren zunehmend große Beachtung gefunden. Mit dem vorliegenden Band *Von der Kinderheilkunde zur Psychoanalyse*[1] sind neben *Reifungsprozesse und fördernde Umwelt, Vom Spiel zur Kreativität* und *Die therapeutische Arbeit mit Kindern* nun auch dem deutschen Leser die wichtigsten Werke Winnicotts zugänglich.

Eine Einführung in das Werk von Winnicott kann dennoch *nur* ein Versuch sein. Den Grund mag man in der Fülle und dem Reichtum seiner Gedanken, in den vielen kleinen und großen Widersprüchlichkeiten sowie in den oft nicht genau definierten Begriffen sehen. Er ist jedoch vor allem in der mangelnden Systematik zu finden, die andererseits so wohltuend ist: Wohltuend, weil sie nicht vorgibt, in ein einfaches, geordnetes System bringen zu können, was sich durch die Natur seiner Vielfalt einer Systematisierung, zumindest nach dem heutigen Stand der Kenntnisse, entzieht. Wohltuend auch, weil damit jedem intellektuellen Hochmut und der Hybris widersprochen wird, die Psychoanalyse sei den exakten Wissenschaften vergleichbar. Ein großes Verdienst Winnicotts liegt darin, deutlich zu machen, dass ohne die Annahme und dauernde Reflexion des subjektivistischen Elements – des Elements des Intuitiven *und* Gefühlsmäßigen – die Psychoanalyse, wie auch jede tiefe Erkenntnis psychischer Zusammenhänge, bloße Verstandesspekulation bleibt.

Ist aber nicht eine Einführung – so möchte man einwenden – schon ein systematischer Überblick, der den Versuch macht, festzulegen, was Winnicott selber offen gelassen hat; zumal man dabei dem Problem der Auswahl, der Gewichtung und obendrein der Auslegung kaum entgeht. Dieses wäre ein hoher Anspruch, da die Diskussion über das Werk von Winnicott kaum begonnen hat. Mein Versuch einer Einführung beschränkt sich darauf, dem Leser in der Vielfalt der Phänomene und dynamischen Zusammenhänge einen roten Faden zur Orientierung an die Hand zu geben.

Winnicotts Werk steht in enger Beziehung zum Werk Melanie Kleins. J. Strachey, Winnicotts erster Analytiker, hatte ihn auf sie aufmerksam gemacht und er war in den frühen Jahren ein begeisterter Schüler von M. Klein. In seinem Plädoyer für ihr Werk (1962b) – »Das einzig Wichtige ist, dass der fest auf Freud gegründeten Psychoanalyse der Beitrag von Melanie Klein nicht verloren geht« – schreibt er ausführlich darüber und fügt ein wenig nachdenklich hinzu: »… auf jeden Fall stellte ich fest, dass sie mich nicht zu den Kleinianern rechnete. Das machte mir nichts aus, denn ich bin nie fähig gewesen, irgend jemandem nachzufolgen, nicht einmal Freud.« Dieser Satz charakterisiert gut die Person und die Besonderheit des Werkes von Winnicott. Steht er der englischen Schule nahe und hat er viele Gedanken M. Kleins aufgenommen und weiterentwickelt, so zeichnet sich sein Denken vor allem durch schöpferische Originalität und Spontaneität aus.

Im Mittelpunkt von Winnicotts Werk stehen seine Überlegungen und Theorien über die primitive emotionale Entwicklung des Kindes (1945, Kap. II). Zu diesem Thema lassen sich alle Arbeiten Winnicotts mosaikartig zusammenfügen und um dieses Thema kreisen alle seine Überlegungen über Psychose, antisoziale Tendenz, falsches Selbst, das Stadium der Besorgnis und das Übergangsobjekt. Zur Erhellung der frühesten Stadien der emotionalen Entwicklung benutzt er nicht die Direktbeobachtung. Das bei Weitem präziseste Instrument hierzu stellt für ihn die Psychoanalyse dar, sei es die Analyse kleiner Kinder, regredierter Erwachsener, von Psychotikern aller Altersstufen oder von relativ normalen Menschen, die nur zeitweilig oder sogar nur für Augenblicke regredieren, sei es ganz allgemein das Studium der Übertragung (s. dazu 1952, Kap. V).

M. Klein hat wohl den entscheidensten und radikalsten Versuch unternommen, die frühesten Entwicklungsprozesse des Kindes getrennt von der Erforschung der äußeren Umwelt zu untersuchen. Auch wenn sie die Bedeutung der Kinderpflege nicht unerwähnt ließ, so konzentrierte sie sich dennoch einseitig auf die inneren Prozesse des Kindes. Andere, unter ihnen vor allem Anna Freud, hatten ihr Interesse auf die Techniken der Säuglings- und Kinderpflege gerichtet und die äußeren Bedingungen der frühkindlichen Entwicklung erforscht. Hier wiederum entstand einseitig die Tendenz, eine Theorie der Entwicklung zu erstellen, die die Frühstadien des Individuums außer Acht lässt, dem Säugling ein psychisches Erleben überhaupt abspricht und einzig die Umweltfaktoren berücksichtigt. Dieser Umstand hat bekanntlich zu einer Spaltung der psychoanalytischen Bewegung geführt, die immer noch nicht konstruktiv geschlossen ist. Winnicott war einer der ersten, der Hypothesen entwickelte, in denen die Rolle der fördernden Umwelt neben den frühen intrapsychischen Prozessen, harmonisch ineinander verschränkt, Platz haben.

Winnicott nimmt an, dass die *emotionale Entwicklung des Kindes schon lange Zeit vor der Geburt* beginnt. Nach seinen Anschauungen können sogar die traumatischen Erfahrungen der Geburt durch eine emotionale Vorbereitung im Fötus aufgefangen werden (1949). Auf diesem Wege ist es dem Säugling möglich, die Geburt als Ergebnis seiner eigenen Bemühungen zu empfinden (1950).

In der Zeit nach der Geburt ist es nach Winnicott (1945, 1956a) – wegen der *Abhängigkeit des Säuglings von der Umwelt,* insbesondere von der Mutter – undenkbar, einen Neugeborenen ohne die Mutter zu beschreiben. Die »genügend oder hinreichend gute« *(good enough)* Mutter lebt in den ersten Wochen des Kindes in einem sehr spezifischen Zustand, dem er den Namen primäre Mütterlichkeit *(Primary Maternal Preoccupation,* 1956a) gibt. Dieser entwickelt sich langsam während der Schwangerschaft und dauert noch einige Wochen nach der Geburt an. Es ist ein Zustand der übermäßigen Empfindsamkeit – fast krankhafter Art, einer schizoiden Periode ähnlich – dessen die Mutter fähig sein muss, um dem Kind die Bedingungen zu schaffen, in denen seine eigenen Entwicklungstendenzen und die ersten Regungen seines personalen Gefühlslebens sich entfalten können.

Die Mutter erschafft das Kind nicht nur somatisch in ihrem Leib, sondern macht erst durch ihre mütterliche Fürsorge – durch die *Funktion des Haltens (holding),* wie Winnicott es nennt – das Werden des Selbst ihres Säuglings möglich. Diese Entwicklung beschreibt er von der absoluten zur relativen Abhängigkeit und der Annäherung an Unabhängigkeit. Am Anfang ist der Säugling völlig abhängig von der Mutter und ihrer Pflege. Dennoch gilt dort schon für Winnicott das Paradoxon, auf das wir noch an anderer Stelle zurückkommen, dass der Säugling sich auch in dieser Zeit zugleich abhängig und unabhängig erlebt. Das Wesentliche ist jedoch eigentlich die Erfahrung der Abhängigkeit, die erst die Lösung in Richtung zur Unabhängigkeit, zuerst als omnipotenten Wunsch, erlaubt (1963).

Winnicott hat in vielen Schriften verdeutlicht, dass das Baby gegenüber der Mutterbrust nicht nur den Anspruch der Befriedigung seiner instinktuellen Bedürfnisse hegt, sondern ihr auch Vorstellungen entgegenbringt, die er mit dem erlebnisnahen Begriff räuberisch und gierig kennzeichnet. Die Befriedigung der oralen Triebe kann sogar als eine Verführung erlebt werden und traumatisch wirken, wenn nicht gleichzeitig auf die Ich-Funktion des Säuglings eingegangen und das, was später als das Selbst, der Kern der Persönlichkeit, gehütet wird, verletzt wird. Nach guter oraler Befriedigung kann der Säugling das Gefühl haben, betrogen worden zu sein, da er mit kannibalistischen Absichten kam, aber durch eine Art Beruhigungsmittel, nämlich durch die Nahrung außer Kampf gesetzt wurde. Die hinreichend gute Mutter hat demgegenüber nicht nur die Fähigkeit, Milch hervorzubringen, sondern gestattet auch ihrem hungrigen Säugling, sie gierig anzugreifen (1945, 1954 Kap. XVI, 1955 Kap. XII).

Eine hinreichend gute Mutter hat gegenüber diesen Angriffen des Säuglings jedoch nicht nur wohlwollende Gefühle. Wenn Freud die Ansicht vertrat, dass eine Mutter unter bestimmten Umständen nur Liebe für ihr Kind fühlt, so meint demgegenüber Winnicott, dass die Mutter ihr kleines Kind von Anfang an auch hasst. Nur kann sie es ertragen, ihr Kind zu hassen, ohne zu handeln. Was für eine Mutter besonders bemerkenswert ist: Sie besitzt die Fähigkeit, sich von ihrem Kind misshandeln zu lassen und es demgemäß zu hassen, ohne sich gegen das Kind zu wenden. Sie kann auf die Belohnung warten, welche sich zu einem späteren Zeitpunkt einstellt oder nicht einstellt (1947, Kap. III).

Überlegungen über die *Wurzeln der Aggression* werden bei Winnicott in vielen Arbeiten angestellt, und ich werde an mehreren Stellen aufgreifen, welche strukturierende Bedeutung für ihn die aggressiven Regungen in der frühkindlichen Entwicklung haben. Seine Erfahrungen kommen denjenigen von M. Klein nahe, weil auch sie der Aggression von Beginn des Lebens an einen wichtigen Platz einräumen. Die Hypothese von der Existenz eines Todestriebes lehnt er jedoch ab (1960a, 1962b, 1962c). Er bevorzugt stattdessen, von oralem Sadismus oder vom primitiven Liebesimpuls – einer primitiven Art von Objektbeziehung, bei der die Liebe zur Zerstörung führt (1962d) – zu sprechen, da für ihn die Aggression vor allem ein Beweis für Leben ist (1959a).

In dem Aufsatz »Die Beziehung zwischen Aggression und Gefühlsentwicklung« (geschrieben 1950, 1954 und 1955, s. Kap. IV) erörtert Winnicott dieses Problem besonders ausführlich. Nach seiner Theorie der frühesten Gefühle und Zustände gibt es eine Aggression, die jeder Ich-Integration vorangeht. Sie ist ein Teil des primitiven Liebesausdrucks und gleicht der primären Motilität, Spontaneität und Impulsivität. Die Wurzeln des destruktiven Elements liegen im primitiven Liebes-(Es)-Impuls, obwohl der Säugling nicht das Ziel hat zu zerstören, da dieser Impuls in der Zeit vor dem Erbarmen erlebt wird. Das Triebziel des Es-Impulses ist Vernichtung, aber sie ist nur etwas Beiläufiges, da sie in das erste theoretische Stadium der Unbeteiligtheit und Erbarmungslosigkeit des Fötus und Säuglings fällt. Das kleine Wesen kann die Tatsache noch nicht würdigen, dass das, was es in der Erregung zerstört, das Gleiche ist, wie das, was es in den Ruhepausen zwischen den Erregungen schätzt. Zu seiner erregten Liebe gehört ein imaginärer Angriff auf die Mutter. Die Aggression ist dabei ursprünglich keine Reaktion auf Frustration, sondern ist primär, hat eine eigene Wurzel, obwohl auch im primitiven Liebesimpuls immer schon reaktive Aggression entdeckt werden kann.

Die Motilität des Fötus und des Säuglings ist nach Winnicott die früheste Ausdrucksform der Aggression. Sie wird gleichgesetzt mit der Lebendigkeit der Gewebe, der spontanen Geste, der Tendenz zum Wachstum und zur personalen Entwicklung und ganz allgemein der Lebenskraft. Schon vor der ersten Fütterung, zu einem Zeitpunkt, zu dem die Ich-Organisation noch unreif ist, hat das Kind eine reiche Erfahrung mit Motilitätserlebnissen. Jede Motilität wendet sich nach außen und stößt auf Widerstand. Hiermit wird die Motilität zur Aggression. Gleichzeitig aber führt die aggressive Komponente zum frühen Erkennen der Nicht-Ich-Welt und frühen Konstituierung einer Art Ich. Diese ist kein einmaliger Vorgang, in Form einer Prägung, sondern das Ich und das Nicht-Ich müssen ständig von neuem entdeckt und wiederentdeckt werden. Das bedeutet, dass erst das aggressive Element erlaubt, sich als Individuum zu erleben und eine individuelle Existenz zu beginnen.

Das Wirklichkeitsgefühl geht nach diesen Überlegungen auf die Wurzeln der Aggression zurück. Erotische Erlebnisse mit schwacher Beteiligung des Motilitätselements stärken hingegen nicht das Gefühl von Wirklichkeit. Die aggressive Regung ergibt aber nur dann ein befriedigendes Erlebnis, wenn sie auf Widerstand trifft. Sie ist dann realer als das erotische Erlebnis, da ihr ein Gefühl des Wirklichen innewohnt. Aus diesen Gründen braucht der Säugling ein äußeres und nicht bloß ein befriedigendes Objekt.

Die Aggression ist abhängig von der Menge der Widerstände, auf die die primäre Motilität trifft. Mit anderen Worten: Widerstand beeinflusst die Umwandlung von Lebenskraft in Aggressionspotenzial. Zu große Widerstände aber führen zu Komplikationen, d.h. machen die Existenz eines Individuums unmöglich. Sie lassen keine individuellen Erlebnisse und primären aggressiven Regungen zu, sondern werden zu Störungen und Übergriffen der Umwelt auf den Fötus oder den Säugling und zu Reaktionen auf Störungen. Der Säugling hat dann den Eindruck, seine Motilität und seine aggressiven Möglichkeiten würden nicht aus seiner persönlichen Impulsivität, seiner Tendenz zum Wachstum und personalen Entwicklung und seiner Lebenskraft entspringen, sondern seien nur Reaktionen auf Störungen der Umwelt und es bedarf dauernd der Störungen und der Verfolgungen, die damit verbunden sind, damit er sich real fühlen kann.

Zu massive Störungen durchbrechen die Abwehr. Sie können nicht in die Omnipotenz des Säuglings aufgenommen und als Projektionen empfunden werden. Es erfolgt ein Rückzug in die Ruhe. Im extremen Fall bleibt aber kein

Ort der Ruhe für das individuelle Erleben übrig. Es stellt sich ein Zustand des primären Narzissmus ein, in dem das Individuum einer übergroßen Angst vor der Mutter-Hexe und/oder einer äußersten Sehnsucht nach der Mutter-Fee ausgesetzt ist.

Auf diese Weise geht die Aggression und ebenfalls die Lebensfähigkeit verloren, d.h. die Fähigkeit, Beziehungen zu Objekten herzustellen. Die Liebe verliert einige ihrer wertvollen aggressiven Bestandteile und der Hass wird umso explosiver. Es findet keine Verschmelzung der aggressiven und der erotischen Komponenten statt. Der Säugling wird zu erotischem Erleben verführt. Aber getrennt von dem erotischen Erleben, das sich niemals als real anfühlt, existiert ein rein aggressives, reaktives Erleben, abhängig vom Erlebnis des massiven Widerstandes.

In der Hand der Mutter liegt es, Verständnis für die individuelle Lebensart des Säuglings zu haben, sich seiner hilflosen Abhängigkeit anzunehmen, sowie der Lust auf gierige Aneignung zu begegnen. Es geht Winnicott vor allem um den personalen Ausdruck, die spontane Geste, die primäre Motilität, wie er immer wieder hervorhebt. Ist das genügend gute Verständnis für diese personalen Formen des Lebens von Seiten der Mutter nicht vorhanden, versagt die Funktion des Haltens der Mutter, dann kommen *unvorstellbare Ängste psychotischer Natur zum* Tragen, die immer latent bestehen, aber gewöhnlich durch die Fürsorge der Mutter aufgefangen werden. Das Versagen der Mutter wird aber in dieser ersten Zeit nicht als ein Erlebnis der Versagung erlebt, sondern als eine Bedrohung der Existenz des personalen Selbst, als Angst vor Vernichtung empfunden. Diese Zustände sind aufs engste mit der Psychose verknüpft.

Zur Entwicklung seiner eigenen Lebenslinie bedarf der Säugling eines Minimums an Störungen jeder Art von Außen und an Reaktion auf diese Störungen. Winnicott (1960a, 1960b) nennt die Störungen Übergriffe oder Einmischungen *(immixture)* von Seiten der Umwelt. Nach seiner Auffassung sind es die Reaktionen auf die Übergriffe, die eigentlich von Wichtigkeit sind, weil sie eine individuelle Entfaltung verhindern.

Die Folge ist, dass eine Unfähigkeit besteht, die Persönlichkeit nach dem Muster einer Kontinuität des fortdauernden Seins aufzubauen. Es entsteht eine Zerstückelung der Linie der Seinskontinuität, und ein Gefühl der Sinnlosigkeit tritt hervor. Wird keine individuelle Erfahrung erlebt, so wird die »Fähigkeit zu wünschen« beeinträchtigt. Die Möglichkeit der Illusionsbildung, die der Schaffung des Übergangsobjektes vorausgeht, sowie die Organisation des »wahren Selbst« wird vermindert oder unmöglich gemacht. Das Ergebnis ist eine sehnsüchtige Suche nach dem haltenden Arm der Mutter oder dem

Mutterleib (1956b) oder das Gegenteil, nämlich die Angst vor der Frau, die Angst vor der ersten absoluten Abhängigkeit (1956a).

Das äußerste Maß an Reaktion auf Übergriffe bringt nach den Überlegungen von Winnicott in diesem frühen Alter die Angst vor Vernichtung hervor. Dies ist eine sehr reale, primitive Angst, die vor allen anderen Ängsten auftritt und die in ihrer Beschreibung das Wort »Tod« enthält (1956a).

Zum Unterschied von psychotischen Zuständen ist die *antisoziale Tendenz* (1956a, s. Kap. XIII) durch eine echte Deprivation gekennzeichnet, das heißt durch etwas Gutes, das im Erleben des Kindes bis zu einem bestimmten Zeitpunkt positiv war, wie z.B. die Mutter, auf das es ein Recht hat und das verloren gegangen ist. Ein inneres Objekt ist gestorben oder die introjizierte Version des äußeren Objekts verloren gegangen. Ebenfalls bleibt die Wahrnehmung, dass die Ursache des Unglücks in einem Versagen der Umwelt zu suchen ist. Deswegen zwingt der Patient die Umwelt aufgrund eines unbewussten Dranges mit Hilfe der anti-sozialen Tendenz, dass man sich um ihn kümmert. Somit kann nach Winnicott die antisoziale Tendenz als ein Wunsch zur Selbstheilung sowie ein Hinweis auf und ein Ausdruck von Hoffnung verstanden werden; Hoffnung, dass das verloren gegangene Objekt wiedergefunden wird.

Die frühesten Symptome einer antisozialen Tendenz sieht Winnicott in dem gierigen Verhalten (wie seinem Pendant, der Appetitlosigkeit), in der Unsauberkeit, im Bettnässen, wie schon im Urinieren auf dem Schoß der Mutter. Im gierigen Verhalten des Säuglings, das er auch einen Vorläufer des Stehlens nennt, drückt sich ein ungeheurer Triebanspruch aus. Bei hinreichend guter Anpassung der Mutter tritt im Allgemeinen das gierige Verhalten des Säuglings nicht hervor, sondern wird zum primitiven Liebesimpuls. Durch das gierige Verhalten ist der Säugling meistens in der Lage, von der Mutter Heilung zu verlangen.

Winnicott unterscheidet zwei typische Ausdrucksformen der antisozialen Tendenzen und zwar das Stehlen und die Destruktivität. Das Stehlen hat libidinösen Charakter und drückt die Suche nach dem eigentlichen Objekt aus. Hingegen hat die Destruktivität aggressive Züge und sucht eine relative Umweltstabilität.

Für Winnicott ist im Allgemeinen die Psychoanalyse nicht oder nur in Verbindung mit lenkendem Umgang *(management)* die richtige Behandlung von antisozialen Tendenzen.

Hier schließen sich Winnicotts Ausführungen (1960b) über *das wahre und das falsche Selbst* an. Die Idee des zentralen oder wahren Selbst ist entstanden als der Gegenpart des Konzeptes des falschen Selbst. Im frühesten Stadium ist das wahre Selbst die theoretisch angenommene Position, von der die Motilität, die später zur Aggression wird, die spontane Geste und die persönliche Idee ausgehen. Das zentrale Selbst ist die infantile Omnipotenz, die Lebenskraft, die auf seine eigene Weise eine personale psychische Realität und ein personales Körperschema erwirbt. Nur das wahre Selbst kann kreativ sein und sich real fühlen. Das falsche Selbst führt hingegen zu Gefühlen des Unwirklichen und der Nichtigkeit. Das wahre Selbst kommt von der Lebendigkeit der körperlichen Funktionen und ist im Wesentlichen aktiv und primär. Es erscheint, sobald es auch nur irgendeine psychische Organisation des Individuums gibt und bewahrt bei Umweltstörungen das Gefühl der Omnipotenz und des kontinuierlichen Daseinsgefühls.

Die Entstehung des wahren Selbst führt uns wieder zurück zur Rolle der Mutter. Die Mutter hat der Omnipotenz des Säuglings zu begegnen und ihr in gewissem Maße zur Wirkung zu verhelfen. Hierdurch erst beginnt das wahre Selbst zum Leben zu erwachen und an die äußere Realität zu glauben.

Gelingt die Anpassung der Mutter an die frühkindlichen Bedürfnisse des Kindes nicht, so kommt die Besetzung äußerer Objekte nicht in Gang und der Säugling bleibt isoliert. Winnicott (1960b) schreibt: Man könnte erwarten, dass der Säugling physisch stirbt, aber er überlebt, nur, er lebt falsch. Er wird in eine falsche Existenz gezwungen, zum Sich-Fügen verführt; etwas, was man schon in den frühesten Stadien beobachten kann. Dann reagiert ein gefügiges falsches Selbst auf die Umweltforderungen und ein falsches System von Beziehungen baut sich auf mit dem Ziel: das wahre Selbst zu verbergen und zu schützen. Das falsche Selbst muss Bedingungen schaffen, die es dem wahren Selbst ermöglichen, zu überleben und der Vernichtung zu entgehen.

Aus dem Umstand, dass für das Kind in der ersten Zeit nach der Geburt eine gesunde psychische Entwicklung ohne die haltende Funktion der Mutter und ihre Lenkung der Ereignisse nicht möglich ist, ergeben sich für Winnicott in Bezug auf die analytische Behandlung eine Reihe von Rückfolgerungen. Diese erstrecken sich vor allem auf das Verständnis und die Handhabung der *Regression* (s. besonders 1954b – Kap. X, aber auch – 1954c IX und 1955 – XII, sowie in dem posthum erschienenen Werk *Fragment einer Analyse,* 1972).

Bei schweren, vor allem psychotischen Störungen, die auf die Frühstadien der primitiven emotionalen Entwicklung, in denen die Mutter gebraucht wird, zurückgehen und bei denen die Einheit des Säuglings in Zeit und Raum noch nicht gefestigt ist, treten vermehrt regressive Tendenzen auf, die den Analytiker in der Behandlung veranlassen, anstatt die Regression als Abwehr zu deuten, die analytische Arbeit zugunsten einer Anpassungstechnik und eines lenkenden Umgangs zurücktreten zu lassen. Nach Winnicott ist zwar weiterhin notwendig, der unbewussten Führung des Patienten zu folgen, die Rolle des Analytikers aufrechtzuerhalten, aber das analytische Milieu kann dann wichtiger werden als die Deutung, und ein Mindestmaß an Lenkung muss einsetzen.

Die therapeutische Arbeit in der Analyse schließt sich – so Winnicott – an die Arbeit an, die durch Kinderpflege, durch Freundschaft, durch Freude an der Dichtung und an kulturellen Unternehmen allgemein getan wird. Man mag hier Winnicotts Verarbeitung der Vorstellung von Anna Freud über die pädagogische Führung wiedererkennen.

Die Regression ist für Winnicott nicht identisch mit dem Auftreten von infantilem Verhalten und steht im Gegensatz zur Progression, zur Entfaltung der Persönlichkeit. Sie ist eine Abwehrorganisation, die sich von den übrigen Formen dieser Art dadurch unterscheidet, weil sie die Hoffnung auf eine neue Gelegenheit zum Auftauen der eingefrorenen Situation, zur Weiterentwicklung und zur Wiedergutmachung des ursprünglichen Versagens der Umwelt gibt (wobei nach Winnicott eine solche verfehlte Situation auch das Geburtserlebnis sein kann, das wiedererlebt werden muss, um eine neue Existenz als wirkliches Individuum führen zu können – 1949b, Kap. IX). Die Hoffnung beinhaltet gleichfalls den Glauben, dass die heutige Umwelt angemessener und tragender ist als die erste. Hiermit erklärt Winnicott auch die Spontanheilungen und Selbstheilungstendenzen der Psychose gegenüber der Neurose, die nur selten ohne eine psychoanalytische Behandlung gebessert werden kann.

Winnicott bringt mit diesem Thema auch seine Vorstellungen von dem falschen Selbst als einer hoch organisierten Ich-Abwehr, hinter der beständig ein Chaos droht, in Verbindung. Das falsche Selbst, aufgebaut auf einer Grundlage von Abwehr und Gefügigkeit, schützt das wahre Selbst durch Einfrieren gegen die verfehlte Situation, gegen ein spezifisches Umweltversagen, gegen das Gefühl, alles sei vergeblich und unwirklich. Es bleibt eine unbewusste Hoffnung, die verfehlte Situation im Zustand der Regression wieder aufzutauen und durch aktive Bemutterung eine angemessene Umwelt zu finden.

Die Regression in der Analyse ist aus dieser Sicht eine organisierte Rückkehr in die frühe, duale Abhängigkeit, in der Patient und analytisches Milieu zur ursprünglichen Erfolgssituation des primären Narzissmus verschmelzen. Winnicott beschreibt folgende Abfolge des Geschehens: Der Analytiker stellt dem Patienten ein zuverlässiges Milieu bereit. In der Regression des Patienten auf Abhängigkeit empfindet dieser ein neues Selbstgefühl (das verborgene Ich wird dem Gesamt-Ich unterworfen). Die Situation des ursprünglichen Umweltversagens kann wiedererlebt werden. Die Wut, die zu dieser Situation in der frühen Kindheit gehört, kann vielleicht zum ersten Mal empfunden und in der neuen Situation geäußert werden. Darauf folgt die Rückkehr des Patienten aus der Abhängigkeit in die Unabhängigkeit und es können Triebbedürfnisse und Triebwünsche mit echter Vitalität und Kraft verwirklicht werden.

Ist der Säugling auch von der wirklichen Mutter und ihren Fähigkeiten abhängig, so existiert nach Winnicott von Anfang des Lebens an etwas, was er als Ich bezeichnet (1962a). Zu Beginn bietet die Mutter mit ihrer fast vollkommenen Anpassung an das Kind die Möglichkeit, die *Illusion zu haben, dass die Brust und die Mutter ein Teil des Kindes sind.* Die Mutter kommt unter die magische Kontrolle des Kindes. Dies heißt für Winnicott jedoch nicht, dass es eine Einer-Beziehung, wie sie der Narzissmus annimmt, gibt (1958). Er verwirft eine narzisstische Art der Objektbeziehung, da diese das Konzept der Abhängigkeit außer Acht lässt. Das Kind erfährt, noch bevor es etwas außerhalb seines eigenen Selbst erkennt, die Abhängigkeit und Verbundenheit mit der Mutter (1971, S. 25). Der primäre Narzissmus stellt für Winnicott einen Zustand der Ruhe dar, in dem jede persönliche Impulsivität fehlt und in dem sich kein Individuum entfalten kann (1950).

Ist die hinreichend gute Mutter fähig, ihrem Kind gerecht zu werden, übernimmt sie eine stützende Ich-Funktion, dann ermöglicht sie damit dem Säugling die Verdrängung der unvorstellbaren Ängste und das Erlebnis der Omnipotenz, was heißt, der magischen Steuerung. Dies schließt für Winnicott den kreativen Aspekt der Steuerung mit ein. Ist diese Erfahrung gesichert, so kann der Säugling zu subjektiven Objekten in Beziehung treten. Im Zuge der Auseinandersetzung mit dem Realitätsprinzip entsteht erst über die subjektiven Objekte die Kontaktaufnahme mit den *objektiv wahrgenommenen Objekten.* In diesem Prozess wird aber das Objekt für das Erleben des Säuglings erschaffen, nicht gefunden. Und doch – Winnicott nennt dies häufig das Paradoxon dieses Vorganges – muss das Objekt erst gefunden werden, das heißt, es muss zur Verfügung stehen, damit das Kind es erschaffen kann. Der Säugling erschafft das Objekt, aber das Objekt war bereits vorher da, um erschaffen und besetzt zu werden. Ein gutes Objekt nützt dem Säugling nichts, wenn es nicht von ihm erschaffen wurde (1962a).

Am Anfang ist das Objekt vollständig von dem Erleben der Omnipotenz und seinen subjektiven Erscheinungen geprägt. Erst die omnipotente Kontrolle ermöglicht die graduelle Annäherung an die Realität und führt zum objektiv wahrgenommenen Objekt über. In seinem letzten Buch *Vom Spiel zur Kreativität* (1971, S. 103–110) geht Winnicott noch genauer auf diesen bedeutenden Übergang vom subjektiven zum objektiven Objekt ein und unterscheidet hier zwischen Objektbeziehung *(objectrelating)* und Objektverwendung *(object-usage).*

Mit der Objektbeziehung erlangt das Objekt zum ersten Mal Bedeutung, aber sie bleibt allein eine Erfahrung des Subjekts, ein auf das Subjekt isoliertes Phänomen. Das Objekt ist in diesem Stadium vorwiegend ein Bündel von Projektionen und gehört noch nicht zu der wahrgenommenen Realität. Für den Säugling wird die Brust noch nicht als ein abgetrenntes Phänomen erlebt. Er saugt sozusagen an sich selbst, die Brust gehört zu dem Bereich seiner omnipotenten Kontrolle. Und doch findet durch die Objektbeziehung eine Erweiterung des Gefühlsbereiches statt, wie auch die Projektions- und Identifikationsmechanismen, die einen Teil des Selbst in das Objekt verlegen, den Bereich des Ichs vergrößern.

Die Objektverwendung setzt die Objektbeziehung voraus und fügt weitere Aspekte hinzu, die sich auf das Wesen und das Verbleiben des Objektes beziehen. In dem Stadium der Objektverwendung hat das Objekt notwendigerweise eine unabhängige Existenz. Darin besteht der wesentliche Unterschied zwischen Beziehung und Verwendung. Der Säugling trinkt aus einer »Nicht-Ich-Quelle«, von der er abhängig ist.

Der Übergang von der Objektbeziehung zur Objektverwendung stellt für Winnicott den für die menschliche Entwicklung vielleicht schwierigsten Prozess dar. Es handelt sich darum, dass das Subjekt das Objekt als ein äußeres Phänomen und nicht als etwas Projiziertes erkennt. Es kann nun das Objekt außerhalb des Bereiches seiner eigenen Omnipotenz ansiedeln, also es letzten Endes als ein Wesen mit eigenem Recht anerkennen. In dieser Phase wurzeln nach Winnicott die folgenschwersten aller Fehlentwicklungen.

Der Entwicklungsschritt von der Besetzung zur Verwendung ist deswegen von einer solchen Bedeutung und Dramatik, weil in seinem Ablauf das Subjekt das Objekt zerstören muss. Diese Gedankengänge klingen schon in früheren Arbeiten (1950) an. In dem aufgezeigten Prozess wird von dem Subjekt nicht das subjektive Objekt zerstört. Das subjektive Objekt wie auch die Objektbeziehung werden einzig durch die unvorstellbaren Ängste und die Bedrohung mit Vernichtung an ihrer Entstehung gehindert, wenn in dem frühesten Entwicklungsabschnitt die Funktion der fördernden Umwelt fehlt. Der Prozess der Destruktion des Objekts gewinnt erst dann zentrale Bedeutung, wenn das Objekt objektiv wahrgenommen wird, Autonomie entwickelt und zur erlebbaren Realität gehört. Es ist eine allgemeine Erfahrungstatsache, dass der Mensch auf die Realität mit Ärger und Destruktion reagiert. Wichtig ist aber hervorzuheben, dass das Subjekt das Objekt nicht nur deshalb zerstört, weil das Objekt außerhalb des Bereiches seiner omnipotenten Kontrolle steht. Winnicotts These besagt mehr und stellt einen neuen Ansatz für die Frage nach dem Ursprung der Aggression dar. Für ihn kann das Objekt erst durch die Zerstörung in den Bereich außerhalb der omnipotenten Kontrolle des Subjekts gestellt werden. Wie die Mutter, so will auch der Analytiker nicht magisch introjiziert, sondern gegessen, abgenutzt, bestohlen werden. Der Analytiker, der nicht kannibalistisch angegriffen werden kann – so vergleicht Winnicott

(1954, Kap. XVI) – steht außerhalb der Reichweite der Wiedergutmachung und außerhalb der Realität. Die Destruktion spielt für ihn eine äußerst wichtige Rolle bei der Entstehung der Realität.

Aber mit der Zerstörung ist nichts gewonnen. Erst wenn das Objekt die Zerstörung durch das Subjekt überlebt hat, kann das Subjekt das Objekt verwenden. Weil das Objekt überlebt, kann das Subjekt ein Leben in der Objektwelt beginnen. Dieses psychische Geschehen steht in engem Zusammenhang mit dem Verhalten der Mutter. Sie führt das Kind als erster Mensch durch diese erste Begegnung mit der Destruktion. Sie ist diejenige, die angegriffen wird und zerstört werden soll. Allzu leicht kann eine Mutter verletzt reagieren und ihren Hass nicht beherrschen, wenn ihr Kind sie beißt oder verletzt. Daher hängt in diesem wichtigen Erfahrungsbereich alles davon ab, ob die Mutter die Fähigkeit hat, zu überleben, was nach Winnicott in diesem Zusammenhang »sich nicht zu rächen« bedeutet. Die Eigenschaft, ständig von Neuem zerstört zu werden, macht die Realität des überlebenden Objektes überhaupt erst erlebbar, verstärkt die Gefühlsbeziehung und führt zur Objektkonstanz. Erst danach kann das Objekt verwendet werden (1971, S. 109).

Melanie Klein hat in der frühen psychischen Entwicklung des Kindes eine paranoid-schizoide und eine depressive Position beschrieben. Die Bezeichnung paranoid-schizoide Position wird von Winnicott nur selten erwähnt. Er hat diesen Entwicklungsabschnitt, den er manchmal das »Stadium der Erbarmungslosigkeit« nennt, inhaltlich umgedeutet und ergänzt. Seine Ansicht ist, dass die beiden hauptsächlichen Mechanismen dieser Position – die Verfolgungs- oder Vergeltungsangst und die Objektspaltung – bei ausreichend guter Bemutterung unwichtig sind und dass bei einer versagenden Umwelt unvorstellbare Ängste, sowie ein inneres Chaos entstehen. Besonders hat er jedoch darauf hingewiesen, dass in dieser ersten Zeit ein Säugling ohne seine Mutter nicht beschrieben werden kann, und die Abhängigkeit des Säuglings, die primäre Mütterlichkeit und die Funktion des Haltens in den Mittelpunkt gerückt. Der *depressiven Position* maß Winnicott hingegen große Wichtigkeit bei und nannte sie den wesentlichsten und bahnbrechenden Beitrag von Melanie Klein. Winnicotts Werk ist unvollständig ohne seine persönliche Darstellung dieser Position (1935, Kap. XIV, 1948, Kap. XV, 1954a, Kap. XVI sowie 1958c und 1962d).

Die Bezeichnung »depressive Position« mag für ein normales Entwicklungsstadium irreführend sein. Winnicott nannte sie deswegen auch das Stadium der Besorgnis. Sie ist äußerlich gekennzeichnet durch die Zweierbeziehung von Mutter und Kind, die Entwöhnung und das Spiel des »Fallenlassens«. Ihr Beginn liegt im Allgemeinen im fünften bis sechsten Lebensmonat. Am Anfang ist nach Winnicott der Säugling erbarmungslos, er kennt keine Besorgnis in

Bezug auf die Folgen seiner ersten Liebesimpulse. In der depressiven Position kommt es zum Wandel von der Unbarmherzigkeit zur Besorgnis.

In der ersten Zeit kann der Säugling die Tatsache nicht erkennen, dass die Mutter, die er in den Phasen der Ruhe so sehr schätzt, die gleiche Person ist, die er in den Erregungsphasen erbarmungslos angreift. Daher beschreibt Winnicott bei dem unreifen Kind – in Anlehnung an die »gute« und »böse« Mutter von M. Klein – zwei Mütter und dementsprechend zwei Aspekte der Säuglingspflege: die Objekt-Mutter und die Umwelt-Mutter. Die Objekt-Mutter ist Besitzerin des Teilobjekts, das die dringenden Bedürfnisse des Säuglings befriedigen kann und somit die Zielscheibe der erregten und bedenkenlosen Angriffe ist. Sie muss den oralen Sadismus des Säuglings ertragen und überleben. Die Umwelt-Mutter hingegen übt aktiv Pflege, gibt Zärtlichkeit und eine ruhige Beziehung. Sie muss die Möglichkeit zur Wiedergutmachung bieten, wenn in der Vorstellung des Kindes die Verschmelzung von Umwelt- und Objekt-Mutter geschehen und Besorgnis erlebt werden soll.

Dieser Schritt zur Anerkennung der Mutter als einem ganzen Objekt ist umso schwieriger, als der Mensch die bare Tatsache des triebhaften Angriffs auf die »ruhige« Mutter nicht akzeptieren kann. Im Zentrum des Konfliktes dieser Position steht der Zweifel über den Ausgang des Kampfes zwischen den Kräften des Guten und des Bösen innerhalb und außerhalb der Persönlichkeit und das Wechselspiel zwischen Kräften und Objekten im Selbst, die als bösartig und wohltätig empfunden werden.

In einer anderen Darstellung dieses komplizierten psychischen Geschehens sagt Winnicott: bei den Angriffen der triebhaften Liebe auf den Körper der Mutter hat der Säugling z.B. den Eindruck, dort ein Loch geschaffen zu haben, wo vorher Reichtum war. Auf sein eigenes Inneres bezogen hat er dann das Gefühl, dass der Hass und die verfolgenden Elemente in ihm das Übergewicht bekommen. Die hinreichend gute Mutter jedoch hält und überlebt diese Situation und ist obendrein fähig, das Gute und Schlechte, welches das Kind anbietet, anzunehmen. Wenn die Mutter die Geste des Gebens des Kindes erkennt, kann das Kind in Bezug auf jenes Loch in der Mutter Wiedergutmachung und Wiederherstellung schaffen. Einen anschaulichen Ausdruck mag dies in dem Bild finden, in dem der Säugling an der Brust der Mutter dieser gleichzeitig seinen Finger in den Mund steckt. Es liegt nach Winnicott ein sicherer Mangel an Verständnis des Erwachsenen vor, wenn dieser meint, er könne durch Geben helfen und nicht sieht, dass es in erster Linie wichtig ist als Empfangender da zu sein.

Auf der Grundlage der Geste des Gebens kann das Kleinkind die ruhige und die erregte Mutter, die Umwelt- und die Objekt-Mutter zusammenbringen, da er die Ängste der Koexistenz von Liebe und Hass gegenüber einer ganzen

Person aushalten kann. Erst durch die Fähigkeit der Wiedergutmachung wird es möglich, die persönlichen Schuldgefühle zu ertragen, Besorgnis wie Verantwortung zu empfinden. Die zuverlässige Gegenwart der Mutter und das zunehmende Vertrauen in seine reparativen Kräfte lässt das Kind im Erleben von Es-Trieben immer wagemutiger werden. Es kommt zu einer Intensivierung der Trieberlebnisse und zum Erschließen einer reichen Innenwelt.

Das Schuldgefühl ist somit die Annahme der ganzen Phantasie des oralen Triebimpulses, die vorher skrupellos war und somit eine Form von Angst, die mit der Ambivalenz und der Koexistenz von Liebe und Hass verbunden ist. Der Ursprung der Fähigkeit zu Schuldgefühlen ist gegeben, wenn das Kleinkind herausbekommt, dass die Mutter weiterlebt und die Wiedergutmachungsgeste annimmt. In einer hinreichend guten Umwelt brauchen sie jedoch nicht empfunden werden, sondern bleiben ein schlummerndes Potenzial. Sie erscheinen erst dann als Traurigkeit und Niedergeschlagenheit, wenn keine Gelegenheit zur Wiedergutmachung eintritt.

Mit diesem entscheidenden Entwicklungsschritt nimmt das Kind Beziehungen zu objektiv wahrgenommenen Nicht-Ich-Objekten, zu ganzen Personen auf. Damit wird es möglich, ein Außen und Innen, Phantasie und Realität und ein Körperschema zu unterscheiden.

Wird die depressive Position nicht erreicht und gefestigt und bleibt die depressive Angst bestehen, so kann es als Reaktionsbildung zur manischen Abwehr kommen; das heißt Verleugnung der Verlustangst, Flucht in omnipotente Phantasien und verächtliche Abwertung (1935, Kap. XIV). Ist die Mutter depressiv und das Kind dermaßen identifiziert mit der Mutter, dass es dauernd der Mutter guttun muss, kommt es zur falschen Wiedergutmachung. Der treibende Faktor ist dann nicht die Schuld des Kindes, sondern die Schuld der Mutter (1948, Kap. XV).

Das Konzept des Übergangsobjektes und des Übergangsphänomens hat Winnicott besonders in den Aufsätzen »Übergangsobjekte und Übergangsphänomene« (1951, Kap. XVII) sowie »Psychose und Kinderpflege« (1952, Kap. V) und in seinem Buch *Vom Spiel zur Kreativität* (1971) entwickelt. Bei der Erforschung der frühkindlichen Entwicklung von dem Stadium der völligen Unfähigkeit zur wachsenden Fähigkeit des Kindes, die Realität zu erkennen und zu akzeptieren, von der Subjektivität und omnipotenten Kontrolle zur Objektivität und echten Objektbeziehung ist Winnicott auf einen Bereich gestoßen, der zwischen den beiden Polen liegt und dem er einen elektiven Wert beimisst. Er nennt ihn einen intermediären, später auch einen potenziellen Raum und einen neutralen Erfahrungsbereich, der dem Individuum die Möglichkeit gibt, sich von dem Druck zu befreien, ständig die innere und äußere

Realität miteinander in Beziehung zu bringen. Als neutraler Raum braucht er nicht infrage gestellt werden, und es besteht in diesem Bereich nicht die Aufgabe, die äußere Realität völlig anzunehmen. Für Winnicott bildet sich dieser intermediäre Erfahrungsbereich aus dem Grundphänomen der illusionären Erlebnisse und der Illusion beim Kinde und setzt sich fort in dem Phänomen des Spiels, der Kreativität, der Philosophie und der Religion.

Winnicott beschreibt diesen Bereich zuerst in der frühen Kindheit in der Gestalt des *Übergangsobjektes und der Übergangsphänomene.* Sie helfen, den Prozess der Annäherung an die objektive Erfahrung zu vollziehen und den Beginn einer Beziehung zwischen dem Kind und der Welt aufzubauen. Zu den Übergangsphänomenen gehört schon das Lallen des Säuglings, wie das Sich-in-den-Schlaf-Singen; Übergangsobjekte können der eigene Daumen, der Zipfel einer Decke, ein Kissen usw. sein. Sie stellen einen ersten Besitz, ein erstes Nicht-Ich-Objekt des Kindes dar und sind mit besonderen Merkmalen ausgestattet: Das Kind beansprucht das Übergangsprojekt als etwas, das nur ihm gehört; es wird leidenschaftlich geliebt und misshandelt, d.h. es muss triebhafte Liebe ebenso »überleben« wie Hass und gegebenenfalls reine Aggression; es darf nicht verändert werden, muss das Gefühl von Wärme vermitteln und wird oft so behandelt, als ob es lebendig wäre und eine eigene Realität besäße. Der Verlust bewirkt ängstliche Erregung und Trauer. Bevorzugte Verwendung erhält das Übergangsobjekt zur Zeit des Schlafengehens und später, wenn das Kind sich vom Verlust eines Liebesobjektes bedroht fühlt. Allgemein dient es zur Abwehr von Ängsten, vor allem depressiven Ängsten. Bei gesunden Kindern wird das Übergangsobjekt nicht verinnerlicht und weder vergessen noch betrauert. Es verliert im Laufe der Zeit seine Bedeutung, weil die Übergangsphänomene unschärfer werden und sich auf den ganzen intermediären Bereich zwischen innerer psychischer Realität und äußerer Welt, d.h. den kulturellen Bereich ausdehnen.

Das Übergangsobjekt steht nach Winnicott in enger Beziehung zu der frühkindlichen Erregung der erogenen Zonen des Mundes. Häufig kann man bei Kleinkindern beobachten, wie es aus der autoerotischen Betätigung Schritt für Schritt hervorgeht. Die Zeit des ersten Auftretens der Übergangsphänomene wird von Winnicott zwischen dem 4. und dem 12. Lebensmonat angesetzt. Es stellt ein Phänomen dar, das bei Jungen und Mädchen unterschiedslos angetroffen wird.

Das Übergangsobjekt steht für das Teilobjekt der Mutter – meist die Brust – mit dem das Kind die erste Beziehung aufnimmt. Dabei ist von besonderer Wichtigkeit, dass das Übergangsobjekt als ein reales Objekt nicht die Brust ist, aber die Brust bedeutet, sie symbolisiert. Es stellt somit die erste Symbolbildung dar. Durch seinen Gebrauch zeigt das Kind an, dass es fähig wird, zwischen inneren und äußeren Objekten, zwischen primärer Kreativität und Wahrnehmung zu trennen, Unterschiede und Ähnlichkeiten zu erkennen.

Verwendet man das Konzept der »Inneren Objekte« (M. Klein 1935) so ist das Übergangsobjekt kein inneres und kein äußeres Objekt. Das Kind kann sich eines Übergangsobjektes jedoch nur bedienen, wenn das innere Objekt – die Brust – lebendig, real und gut genug ist. Es kann für das äußere Objekt eintreten und ein Schutz gegen depressive Ängste werden; aber nur indirekt über den Vorgang der Symbolbildung, indem es für das innere Objekt steht.

Das innere Objekt wiederum ist von dem Verhalten des äußeren Objekts, der Mutter, abhängig. Mit der mütterlichen Fürsorge und der fördernden Umwelt wird dem Kind der Bereich der Illusion vermittelt. Die Illusion beginnt im Säugling einzusetzen, wenn während der ersten Fütterungen die Mutter gerade in dem Augenblick und an dem Ort etwas gibt, an dem es der Säugling halluziniert, dringlichst wünscht. Das Kind macht dann die Erfahrung, es habe selbst diese Befriedigung seiner Bedürfnisse in seiner Omnipotenz erschaffen. Somit hat das Kind die Illusion, die Brust oder die Mutter sei ein Teil von ihm selbst über die es magische Kontrolle hat und die äußere Realität entspreche seiner eigenen schöpferischen Fähigkeit. Ohne diese Illusion ist kein Kontakt zwischen der Psyche und der Umwelt möglich. Auf diese Weise schafft, nicht findet der Säugling eine persönliche Umwelt, die im günstigsten Fall der objektiven Welt einigermaßen ähnlich ist. Winnicott nennt sie auch den Zwischenbereich der primären Verrücktheit (1952, Kap. V). Aus diesem Bereich der Illusion gehen später die Übergangsphänomene und die Übergangsobjekte hervor. Auch sie werden erschaffen im Erleben des Kindes und nicht vorgefunden. Dieses Paradoxon hält Winnicott für einen wesentlichen Gesichtspunkt im Konzept der Übergangsobjekte; wie auch im Konzept der Schaffung der persönlichen Umwelt. Es als ein Paradoxon anzuerkennen und hinzunehmen, und es nicht lösen zu wollen, da es sonst seinen Wert einbüßt, stellt einen wichtigen Aspekt dieser Überlegungen dar.

Durch die Schaffung des Übergangsobjektes wird dem Bereich der Illusion eine Gestalt in der Realität gegeben. Gleichzeitig wird damit der neutrale intermediäre Erfahrungsbereich geschaffen, der erlaubt, Illusionen und subjektive Vorstellungen in Kunst, Religion und Philosophie zu genießen und mit anderen auszutauschen. Geistesgestört hingegen ist ein Mensch, der seine Illusion für objektiv hält. Nachdem die Mutter Gelegenheit zur Bildung der Illusion geboten hat, ist ihre Hauptaufgabe die Desillusionierung. In diesem Prozess spielt die Entwöhnung eine wichtige Rolle. Sie bereitet den Boden für alle späteren Frustrationen.

Die Desillusionierung durch abgestuftes Versagen der Mutter geht mit der wachsenden Fähigkeit des Säuglings einher, die Mängel durch geistig-seelische

Aktivität auszugleichen, um die Vorstellung von einer vollkommenen Umwelt nicht zu verlieren. Das Bedürfnis des Menschen nach einer vollkommenen Umwelt ist für Winnicott (1949, Kap. IX) die wichtigste *Wurzel für die Entwicklung des Geistes.* Hiermit ergänzt er, wenn auch unausgesprochen, die Überlegungen Freuds (1911, S. 231f.) von Primär- und Sekundärvorgang: Der Sekundärvorgang ersetzt Schritt für Schritt die Pflege der Mutter und die halluzinatorische Befriedigung, um den Enttäuschungen und den Auswirkungen des Primärvorgangs zu entkommen. Man wird nicht fehlgehen, wenn man diesen Prozess auch mit der Funktion des Vaters in Verbindung bringt. Winnicott schreibt in diesem Zusammenhang: Die wichtigste Rolle des Vaters besteht darin, etwas in der Mutter menschlich zu machen und ihr das Element (siehe dazu 1941) zu entziehen, das sonst magisch und mächtig wird und die Mütterlichkeit der Mutter verdirbt.

München, Februar 1976

Vorwort des Autors

In diesem Buch sind die verschiedenen Vorträge gesammelt, die ich vor wissenschaftlich gebildeten Zuhörern gehalten habe.

Der Interessierte wird auf diesen Seiten keine Unterweisung in grundlegende Auffassungen und Techniken der Psychoanalyse suchen. Ich konnte sie als bekannt voraussetzen, da meine Zuhörer hauptsächlich Analytiker waren. Es kam mir darauf an, meine eigenen Anschauungen darzulegen und meine eigenen Ideen, wie sie mir bei meiner klinischen Arbeit einfielen, zur Diskussion zu stellen.

Ich habe vielfältige klinische Erfahrungen gesammelt. Ich habe mich nie von der Praxis der Kinderheilkunde gelöst, die meine Ausgangsbasis war. Es war mir wertvoll, mit dem sozialen Druck in Berührung zu bleiben, dem ich als Arzt an einem Kinderkrankenhaus begegnen musste. Es war mir auch eine Freude, in der privaten Praxis und in der therapeutischen Beratung ständig Herausforderungen ausgesetzt zu sein. Auf diese Weise hatte ich Gelegenheit, das allgemeiner anzuwenden, was ich zur gleichen Zeit durch die eigentliche psychoanalytische Praxis gelernt habe.

Ich hoffe, dieses Buch wird zeigen, dass die Kinderheilkunde ein legitimer und wirklich guter Weg zur Psychoanalyse sein kann.

Es hat sich als praktisch herausgestellt, die Vorträge in drei Abschnitte[2] einzuteilen. Im ersten Abschnitt werden zwei Kapitel aus einem heute vergriffenen Buch (Winnicott 1931) wiedergegeben; diese Kapitel zeigen meine Einstellung als Kinderarzt vor meiner Ausbildung in Psychoanalyse. Ich schrieb als Kinderarzt, der sich an Kinderärzte wendet.

Auch den Abhandlungen im zweiten Abschnitt kann man ansehen, dass sie von einem Kinderarzt stammen – jedoch von einem, der sich inzwischen psychoanalytisch orientiert hat.

Der dritte Abschnitt ist mein persönlicher Beitrag zur gegenwärtigen Theorie und Praxis der Psychoanalyse.

D.W. Winnicott, London, 1957

I. Die Beobachtung von Säuglingen in einer vorgegebenen Situation[3]

Etwa 20 Jahre lang habe ich in meiner Abteilung am *Paddington Green Children's Hospital* Säuglinge beobachtet, und sehr häufig habe ich bis in alle Einzelheiten aufgezeichnet, wie sich Säuglinge in einer bestimmten Situation verhalten, die sich im Rahmen der gewöhnlichen Klinik-Routine leicht herstellen lässt. Ich hoffe, im Laufe der Zeit all die vielen Dinge von praktischem und theoretischem Interesse zusammenstellen und vorlegen zu können, die aus derartigen Beobachtungen zu entnehmen sind. In dieser Abhandlung möchte ich mich jedoch darauf beschränken, die vorgegebene Situation einzugrenzen und zu beschreiben, wie weit man sie als Forschungsinstrument benützen kann. Bei dieser Gelegenheit möchte ich auch über den Fall eines sieben Monate alten Säuglings sprechen, der im Lauf dieser Beobachtungszeit einen Asthmaanfall bekam und überwand, was für die Psychosomatik von erheblichem Interesse ist.

Ich möchte, so gut es mir möglich ist, den Rahmen der Beobachtungen und das beschreiben, was mir so vertraut geworden ist: das, was ich die »vorgegebene Situation« nenne, die Situation, in die jedes Baby kommt, das man zu mir in die Sprechstunde bringt.

In meiner Klinik warten die Mütter mit ihren Kindern auf dem Flur außerhalb meines ziemlich großen Sprechzimmers; wenn eine Mutter mit ihrem Kind hinausgeht, ist es das Zeichen für die nächste, dass sie hereinkommen kann. Ich habe deshalb einen großen Raum gewählt, weil in der Zeit, die die Mutter mit ihrem Kind braucht, um von der Tür am entgegengesetzten Ende des Zimmers bis zu mir zu gelangen, so viel zu sehen ist und so viel geschehen kann. Bis die Mutter bei mir angekommen ist, habe ich durch meinen Gesichtsausdruck Kontakt zu ihr und wahrscheinlich auch zum Kind aufgenommen, und ich habe die Möglichkeit gehabt, falls es sich nicht um einen neuen Patienten handelt, mich an den Fall zu erinnern.

Wenn ich einen Säugling vor mir habe, bitte ich die Mutter, sich mir so gegenüber zu setzen, dass die Tischecke zwischen uns ist. Sie setzt sich hin, mit dem Baby auf dem Schoß. Ich pflege immer einen rechtwinklig abgebogenen, blinkenden Spatel zum Niederdrücken der Zunge an den Rand des Tisches zu legen. Dann fordere ich die Mutter auf, das Kind so zu halten, dass es den Spatel anfassen kann, wenn es will. Gewöhnlich versteht die Mutter, worauf ich hinauswill, und ich kann ihr ohne Schwierigkeiten allmählich klarmachen, dass sie und ich jetzt eine Zeitlang so wenig wie möglich Einfluss auf die Situation nehmen wollen, sodass das, was geschieht, mit einiger Sicherheit als eigene Initiative des Kindes angesehen werden kann. Natürlich zeigen die Mütter durch ihre Fähigkeit oder ihre relative Unfähigkeit, auf diesen Vorschlag einzugehen, ein wenig, wie sie sich zuhause verhalten; wenn sie Angst vor Ansteckungen haben oder stark verfestigte Bedenken dagegen, dass das Kind etwas in den Mund steckt, wenn sie hastig sind oder sich impulsiv bewegen, können diese Eigenarten nicht verborgen bleiben,

Es ist sehr wertvoll zu erfahren, wie der innere Zustand der Mutter ist, aber normalerweise geht sie auf meinen Vorschlag ein. Da ist also nun das Kind auf Mutters Schoß; ein neuer Mensch (zufällig ist er ein Mann) sitzt ihm gegenüber, und auf dem Tisch liegt ein blinkender Spatel. Ich möchte noch hinzufügen, dass ich Besucher, wenn welche anwesend sind, oft sorgfältiger vorbereiten muss, als die betreffende Mutter, denn sie neigen dazu, das Baby anzulächeln und sich aktiv mit ihm in Beziehung zu setzen – es zu liebkosen oder ihm wenigstens den Eindruck zu geben, sie seien ihm freundlich gesinnt. Wenn ein Besucher sich der Disziplin, die in dieser Situation notwendig ist, nicht unterwerfen kann, hat es keinen Sinn, dass ich mit der Beobachtung fortfahre, weil sie sofort unnötig kompliziert wird.

Das Verhalten des Säuglings

Das Baby wird unweigerlich von dem blinkenden metallenen Gegenstand angezogen, der sich vielleicht sogar ein wenig bewegt. Wenn andere Kinder dabei sind, wissen sie ganz genau, dass das Baby den Spatel sehr gerne nehmen möchte. (Oft können sie es nicht ertragen, wenn das Baby sehr stark zögert, nehmen den Spatel und stecken ihn dem Baby in den Mund. Das ist jedoch ein übereiltes Vorgehen.) Hier haben wir das Baby vor uns, angelockt von einem sehr anziehenden Gegenstand, und ich möchte jetzt beschreiben, was meiner Meinung nach ein normaler Ablauf der Ereignisse ist. Ich bin überzeugt, dass jede Abweichung von dem, was ich den normalen Gang der Dinge nenne, etwas zu bedeuten hat.

Erste Phase: Das Baby streckt die Hand nach dem Spatel aus, aber in diesem

Augenblick entdeckt es plötzlich, dass es die Lage bedenken muss. Es ist in der Klemme. Entweder schaut es, die Hand auf dem Spatel und den Körper ganz still haltend, mich und seine Mutter mit großen Augen an, beobachtet und wartet, oder es nimmt, in bestimmten Fällen, sein Interesse ganz zurück und verbirgt das Gesicht an der Brust der Mutter. Gewöhnlich ist es möglich, die Situation so zu gestalten, dass das Kind nicht ausdrücklich beruhigt wird, und es ist sehr interessant, zu beobachten, wie das Interesse des Kindes an dem Spatel allmählich und spontan wieder erwacht.

Zweite Phase: Die ganze Zeit, während der »Periode des Zögerns« (wie ich sie nenne), hält das Baby seinen Körper ruhig (aber nicht starr). Allmählich fasst es genug Mut, um seinen Gefühlen zu erlauben, sich zu entwickeln, und dann wandelt sich das Bild ganz rasch. Der Augenblick, in dem diese erste Phase in die zweite umschlägt, ist deutlich wahrnehmbar, denn der Umstand, dass das Kind die Realität seines Wunsches nach dem Spatel akzeptiert, kommt durch eine Veränderung in der Mundhöhle zum Ausdruck. Der Mund wird schlaff, die Zunge sieht dick und weich aus, und der Speichel fließt reichlich. Alsbald steckt es den Spatel in den Mund und kaut mit seinem zahnlosen Mund auf ihm herum, oder es sieht so aus, als wolle es den Vater nachahmen, wie er Pfeife raucht. Die Änderung im Verhalten des Babys ist auffallend. Wo Erwartung und Stillhalten war, entwickelt sich nun Selbstvertrauen; im Umgang mit dem Spatel bewegt das Kind seinen Körper ganz ungezwungen.

Ich habe oft versucht, während der Periode des Zögerns den Spatel in den Mund des Kindes zu schieben. Ob das Zögern nun dem von mir beobachteten Normalverhalten entspricht oder sich von ihm nach Art und Grad unterscheidet: es hat sich erwiesen, dass es während dieser Periode unmöglich ist, den Spatel dem Mund des Kindes zu nähern, will man nicht Gewalt anwenden. Manchmal, wenn eine akute Hemmung vorliegt, ruft jede Bemühung meinerseits, die dazu führt, dass der Spatel auf das Kind zu bewegt wird, Geschrei, innere Unruhe oder sogar eine Kolik hervor.

Das Baby scheint jetzt das Gefühl zu haben, der Spatel sei in seinem Besitz, vielleicht sogar in seiner Gewalt, gewiss aber verfügbar für die Zwecke der Selbst-Äußerung. Es schlägt mit dem Spatel auf den Tisch oder auf eine Metallschale, die in der Nähe auf dem Tisch steht, wobei es soviel Lärm macht, wie es nur kann. Es mag auch vorkommen, dass es den Spatel mir und seiner Mutter an den Mund hält und sich sehr freut, wenn wir *so tun,* als würden wir gefüttert. Es will ganz eindeutig, dass wir *spielen,* wir würden gefüttert, und es gerät aus der Fassung, wenn wir so dumm sind, das Ding in den Mund zu nehmen und das Spiel als Spiel zu verderben.

Hier möchte ich einfügen, dass ich nie ein Anzeichen dafür bemerkt habe, dass ein Baby enttäuscht reagiert hätte, weil der Spatel in Wirklichkeit weder essbar war, noch etwas zu essen enthielt.

Dritte Phase: Es gibt eine dritte Phase. In dieser dritten Phase lässt das Baby zunächst den Spatel wie aus Versehen fallen. Wenn es ihn wiederbekommt, freut es sich, spielt wieder mit ihm und lässt ihn noch einmal fallen, diesmal schon weniger versehentlich. Wenn es ihn wieder zurückbekommt, lässt es ihn absichtlich fallen und genießt es sehr, sich seiner so aggressiv entledigt zu haben; es freut sich besonders, wenn der Spatel beim Auftreffen auf den Boden ein klirrendes Geräusch hervorbringt.

Das Ende dieser dritten Phase[4] tritt dann ein, wenn das Baby entweder zu dem Spatel hinunter auf den Fußboden möchte, wo es ihn dann wieder mit dem Mund bearbeitet und mit ihm spielt, oder wenn der Spatel es langweilt und es sich anderen Gegenständen zuwendet, die in greifbarer Nähe liegen.

Diese Beschreibung des Normalverhaltens gilt nur für Babys im Alter von 5 bis 13 Monaten. Wenn das Baby älter ist als 13 Monate, hat sich sein Interesse für »Objekte« so erweitert, dass ich nicht mit Sicherheit eine Hemmung im Bereich des primären Interesses konstatieren kann, wenn das Baby den Spatel unbeachtet lässt und nach der Schreibunterlage greift. Mit anderen Worten: Die Situation wird bald kompliziert und kommt der gewöhnlichen analytischen Situation nahe, die sich bei der Analyse eines zweijährigen Kindes entwickelt, mit dem Nachteil (gegenüber der analytischen Situation), dass das produzierte Material, da das kleine Kind noch nicht sprechen kann, entsprechend schwer zu verstehen ist. Vor dem Alter von 13 Monaten jedoch macht es in dieser »vorgegebenen Situation« noch nichts aus, dass das Kind sich nicht mit Worten ausdrücken kann.

Wenn das Kind älter ist als 13 Monate, spiegeln sich in der vorgegebenen Situation seine *Ängste* noch mit Sicherheit wider. Was den Rahmen sprengt, ist sein *positives Interesse.*

Ich habe festgestellt, dass man in dieser vorgegebenen Situation therapeutisch arbeiten kann, aber ich habe hier nicht die Absicht, die gegebenen therapeutischen Möglichkeiten näher zu beschreiben. Ich möchte eine Fallgeschichte darstellen, die ich schon 1931 veröffentlicht habe. Bei diesem Fall kam ich zum ersten Mal zu der Überzeugung, dass therapeutische Arbeit dieser Art möglich sei. In der Zwischenzeit hat sich mir meine damals gebildete Anschauung bestätigt.

> Es geht hier um den Fall eines kleinen Mädchens, das im Alter von sechs bis acht Monaten wegen einer Ernährungsstörung in Behandlung gewesen war, die wahrscheinlich auf eine infektiöse Gastroenteritis zurückzuführen war. Die psychische Entwicklung des Kindes war durch diese

Erkrankung ins Stocken geraten; das Baby blieb reizbar, unzufrieden und spuckte häufig, nachdem es gefüttert worden war. Es spielte überhaupt nicht mehr, und mit neun Monaten hatte das Kind nicht nur eine völlig unbefriedigende Beziehung zu anderen Menschen, sondern es bekam auch die ersten Krampfanfälle. Im Alter von elf Monaten traten diese Anfälle gehäuft auf.

Mit zwölf Monaten hatte das Baby immer wieder heftigere Anfälle, auf die Schläfrigkeit folgte. Von dieser Zeit an wurde das Kind alle paar Tage in meine Sprechstunde gebracht; ich widmete ihm dann jeweils 20 Minuten lang meine ganze Aufmerksamkeit; der Ablauf entsprach etwa dem, den ich heute als »vorgegebene Situation« bezeichne, nur hielt *ich* das Kind auf dem Schoß.

Bei einer dieser Sitzungen hatte ich das Kind auf den Knien und beobachtete es. Es machte einen verstohlenen Versuch, mich in den Fingerknöchel zu beißen. Drei Tage später hatte ich das Kind wieder auf dem Schoß und wartete, was es tun würde. Es biss mich dreimal so heftig in den Fingerknöchel, dass die Haut fast aufriss. Dann spielte es 15 Minuten lang unablässig das Spiel, den Spatel auf den Boden zu werfen. Während der ganzen Zeit schrie es, als wäre es in Wirklichkeit unglücklich. Zwei Tage später hatte ich das Kind eine halbe Stunde lang auf dem Schoß. Es hatte in den vergangenen zwei Tagen vier Krampfanfälle gehabt. Zunächst schrie es wie gewöhnlich. Dann biss es mich wieder sehr heftig in den Fingerknöchel, diesmal, ohne Schuldgefühle zu zeigen, und dann spielte es das Spiel, auf dem Spatel herumzubeißen und ihn wegzuschmeißen. Das Kind wurde fähig, das Spiel zu genießen, während es auf meinem Schoß saß. Nach einiger Zeit begann es, mit seinen Zehen zu spielen.

Später kam die Mutter und sagte, seit der letzten Sitzung sei das Mädchen »wie ausgewechselt« gewesen. Es habe nicht nur keine Anfälle gehabt, sondern sogar nachts gut geschlafen – den ganzen Tag sei es fröhlich gewesen, auch ohne Beruhigungsmittel. Elf Tage später hielt die Besserung immer noch an, ohne dass ein Medikament verabreicht worden wäre. 14 Tage lang waren keine Anfälle vorgekommen, und die Mutter bat um Beendigung der Behandlung.

Ein Jahr später besuchte ich das Kind und stellte fest, dass seit der letzten Konsultation überhaupt kein Symptom aufgetreten war. Ich fand ein völlig gesundes, fröhliches, intelligentes und freundliches Kind vor, das gerne spielte und keins der üblichen Angstsymptome aufwies.

Der Umstand, dass die Entwicklung der Persönlichkeit des Kleinkindes noch völlig im Fluss ist, und die Tatsache, dass die Gefühle und die unbewussten

Prozesse den Frühstadien des Säuglingsalters noch so nahe stehen, lassen es zu, dass schon im Laufe von wenigen Sitzungen Veränderungen herbeigeführt werden können. Diese Bildbarkeit bedeutet jedoch auch, dass ein Kind, das mit einem Jahr normal ist oder das in diesem Alter durch eine Behandlung günstig beeinflusst wird, keineswegs alle Gefahren überstanden hat. Es kann in einem späteren Stadium immer noch eine Neurose bekommen und krank werden, wenn es ungünstigen Umgebungsfaktoren ausgesetzt ist. Es ist jedoch ein gutes prognostisches Zeichen, wenn das erste Lebensjahr eines Kindes reibungslos verläuft.

Abweichungen vom Normalen

Ich habe schon gesagt, dass jede Abweichung von dem, was ich als Normalverhalten in der vorgegebenen Situation anzusehen gelernt habe, etwas zu bedeuten hat.

Die häufigste und interessanteste Abweichung liegt in dem anfänglichen Zögern, das entweder übertrieben auftreten oder ganz fehlen kann. Ein Baby scheint sich gar nicht für den Spatel zu interessieren und braucht lange Zeit, bevor es sein eigenes Interesse bemerkt, oder ehe es genug Mut aufbringt, es zu zeigen. Ein anderes Kind wiederum ergreift vielleicht den Spatel innerhalb einer Sekunde und steckt ihn in den Mund. In beiden Fällen haben wir es mit einer Abweichung von der Norm zu tun. Wenn die Hemmung ausgeprägt ist, pflegt das Kind meistens mehr oder weniger stark zu leiden, und dieses Leiden kann wirklich sehr heftig sein.

Bei einer anderen Abweichung von der Norm ergreift das Kind den Spatel und wirft ihn sofort auf den Boden; dies wiederholt es, sooft der Beobachter ihm den Spatel wieder aufhebt.

Zwischen diesen und anderen Abweichungen von der Norm und der Beziehung des Säuglings zur Nahrung und zu anderen Menschen besteht fast mit Sicherheit ein Zusammenhang.

Die Anwendung der Technik am Beispiel einer Falldarstellung

Die von mir beschriebene »vorgegebene Situation« ist ein Instrument, das jeder Beobachter benützen und seinen Bedürfnissen bei der Beobachtung jedes Kleinkindes, das in seine Sprechstunde kommt, anpassen kann. Bevor ich die Theorie des Normalverhaltens von Kleinkindern in dieser Situation erörtere, will ich zur Veranschaulichung einen Fall anführen, den Fall eines Babys mit Asthma. Das Auftreten des Asthmas, das zweimal einsetzte und wieder verschwand, während das Baby unter Beobachtung stand, hätte vielleicht zufällig wirken können, wäre das Baby nicht routinemäßig beobachtet worden, und könnte man nicht die Einzelheiten seines Verhaltens mit dem Verhalten anderer Kinder unter den gleichen Bedingungen vergleichen. Dank der angewandten Technik war der Zusammenhang zwischen dem Asthma und den Gefühlen des Babys nicht unbestimmt, sondern man konnte sehen, dass es mit einer bestimmten Art von Gefühl und mit einem bestimmten, klar definierten Stadium in einer wohlbekannten Abfolge von Ereignissen zusammenhing.

Margaret, ein sieben Monate altes Mädchen, wird von ihrer Mutter zu mir gebracht, weil sie die ganze vergangene Nacht keuchend geatmet hat. Sonst ist sie ein sehr fröhliches Kind, das gut schläft und isst. Sie hat gute Beziehungen zu beiden Eltern, besonders zum Vater, einem Nachtarbeiter, der viel Kontakt zu ihr hat. Sie sagt schon »Papa«, aber nicht »Mama«. Als ich frage: »Zu wem geht sie, wenn ihr etwas fehlt?«, sagt die Mutter: »Sie geht zum Vater; bei ihm schläft sie ein.« Margaret hat eine 16 Monate alte, gesunde Schwester; die beiden Kinder spielen miteinander und haben einander gern, wenn auch die Geburt des Babys das ältere Kind etwas eifersüchtig machte.

Die Mutter erklärt, sie selbst habe Asthma bekommen, als sie wieder schwanger wurde, während das andere Kind doch erst sieben Monate alt war. Bis vor einem Monat ging es ihr sehr schlecht, seitdem hat sie aber kein Asthma mehr gehabt. Ihre Mutter war auch Asthmatikerin, und auch sie hatte das Asthma bekommen, als sie ihre Kinder zur Welt brachte. Die Beziehung zwischen Margaret und ihrer Mutter ist gut, und auch mit dem Stillen geht es zufriedenstellend.

Das Asthma-Symptom hat sich nicht gänzlich aus heiterem Himmel eingestellt. Die Mutter berichtet, Margaret habe seit drei Tagen unruhig geschlafen, immer nur zehn Minuten auf einmal, und sei dann schreiend und zitternd aufgewacht. Seit einem Monat drücke sie die Fäuste an den Mund, und dies Verhalten sei in letzter Zeit etwas zwanghaft und angstvoll geworden. Sie habe seit drei Tagen einen leichten Husten, aber das Keuchen sei erst in der letzten Nacht deutlich wahrzunehmen gewesen.

Es ist interessant, das Verhalten des Kindes in der vorgegebenen Situation zu beobachten. Ich habe damals Folgendes ausführlich aufgeschrieben: »Ich stellte einen rechtwinklig abgebogenen Spatel auf dem Tisch hin, und das Kind war sofort interessiert, sah ihn an, sah mich an und ließ seufzend und mit großen Augen seinen Blick lange auf mir ruhen. Das dauerte fünf Minuten lang; das Kind konnte sich nicht entschließen, den Spatel zu nehmen. Als sie ihn schließlich ergriff, war sie zuerst innerlich nicht frei dafür, ihn in den Mund zu stecken, obwohl ganz deutlich war, dass sie das wollte. Nach einer Weile bemerkte sie, dass sie ihn nehmen konnte, als sei sie allmählich durch unsere unveränderte Gegenwart beruhigt worden. Als das kleine Mädchen den Spatel an sich nahm, bemerkte ich den üblichen Speichelfluss; dann folgten einige Minuten, in denen es das Mund-Erlebnis genoss.« Wie man sieht, entsprach dieses Verhalten der von mir beobachteten Norm.

»Bei der zweiten Sitzung griff Margaret nach dem Spatel, zögerte aber wieder, genau wie beim ersten Besuch, und wieder war sie erst allmählich in der Lage, mit Selbstvertrauen den Spatel in den Mund zu stecken und sich an ihm zu freuen. Sie bearbeitete ihn eifriger mit dem Mund, als sie es beim letzten Mal getan hatte, und gab Laute von sich, während sie auf ihm herumkaute. Bald ließ sie ihn absichtlich fallen, und als sie ihn wiederbekam, spielte sie lärmend und erregt mit ihm, wobei sie ihre Mutter und mich ansah, offensichtlich vergnügt war und mit den Beinen strampelte. Sie spielte herum, dann warf sie den Spatel hinunter, und als sie ihn wieder hatte, führte sie ihn noch einmal an den Mund, machte wilde Handbewegungen und begann sich dann für andere Gegenstände zu interessieren, die in der Nähe lagen, unter anderem auch für eine Schale. Schließlich ließ sie die Schale fallen, und da sie anscheinend hinunter wollte, setzten wir sie zu der Schale und dem Spatel auf den Boden, und sie schaute zu uns auf, schien sehr zufrieden mit dem Leben, spielte mit den Zehen und dem Spatel und der Schale, brachte aber beim Spielen Spatel und Schale nicht zusammen. Am Ende griff sie nach dem Spatel, und es schien so, als würde sie sie zusammenbringen, aber sie stieß den Spatel genau in die Richtung, wo die Schale nicht war. Als man ihr den Spatel wiedergab, schlug sie schließlich mit ihm auf die Schale und machte einen großen Lärm.«

(Das, was an diesem Fall für unsere Erörterung wichtig ist, steht im ersten Teil der Beschreibung, aber ich habe die ganze Niederschrift wiedergegeben, weil jede Einzelheit höchst wichtig sein könnte, wenn wir das Thema unserer Erörterung erweitern. Beispielsweise brachte das Kind die beiden Gegenstände nur ganz allmählich zusammen. Dies ist sehr interessant und bezeichnend für das Problem des Kindes, ebenso auch für seine wachsende Fähigkeit, mit *zwei Menschen* zur gleichen Zeit umzugehen. Um den Kernpunkt, der uns an dieser Stelle beschäftigt, so deutlich wie möglich herauszustellen, spare ich mir die Erörterung dieser Einzelheiten für eine spätere Gelegenheit auf.[5]

In dieser Beschreibung von Margarets Verhalten in der vorgegebenen Situation habe ich noch nicht gesagt, in welchem Augenblick sie ihren Asthmaanfall bekam. Sie saß auf dem Schoß ihrer Mutter; der Tisch war zwischen ihnen und mir. Die Mutter hatte das Kind mit beiden Händen um die Brust gefasst und hielt seinen Körper so aufrecht. Darum war es sehr leicht zu sehen, als das Kind in einem bestimmten Augenblick einen Bronchialkrampf bekam. An den Händen der Mutter ließ sich die übertriebene Bewegung des Brustkorbs ablesen, sowohl die tiefe Einatmung als auch die verlängerte, behinderte Ausatmung, und man konnte das geräuschvolle Ausatmen hören. Die Mutter konnte ebenso gut erkennen wie ich, in welchem Moment das Baby Asthma bekam. *Das Asthma trat beide Male in dem Zeitraum auf, in dem das Kind zögerte, ob es den Spatel nehmen sollte oder nicht.* Sie legte ihre Hand auf den Spatel, und in dem Augenblick, als sie ihren Körper, ihre Hand und ihre Umgebung zu beherrschen versuchte, bekam sie den Asthmaanfall, der eine unwillkürliche Beherrschung der Ausatmung einschließt. Sobald sie anfing, sich in Bezug auf den Spatel, der in der Nähe ihres Mundes war, sicher zu fühlen, als der Speichel floss, als der Schwebezustand in den Genuss der eigenen Aktivität umschlug und das Kind von der Beobachtung zum Selbstvertrauen überging – in diesem Augenblick hörte das Asthma auf. In den folgenden 14 Tagen hatte das Kind, abgesehen von den zwei Anfällen anlässlich der beiden Besuche in der Sprechstunde, kein Asthma mehr[6]. Als ich es vor Kurzem, d.h. 21 Monate nach der von mir beschriebenen Episode wiedersah, hatte das Kind inzwischen kein Asthma mehr gehabt, wenn es natürlich auch immer noch dafür anfällig ist[7].

Dank meiner Beobachtungsmethode kann ich aus diesem Fall bestimmte Schlussfolgerungen über die Asthmaanfälle und ihre Beziehung zu den Gefühlen des kleinen Mädchens ziehen. Meine Hauptthese ist, dass in diesem Fall eine hinreichend enge Verbindung zwischen dem Bronchialkrampf und einer gewissen Angst bestand, um darauf Annahme einer Beziehung zwischen beiden zu gründen. Da das Baby unter den bekannten Bedingungen beobachtet wurde, kann man sehen, dass für dieses Kind das Asthma mit dem Augenblick verbunden war, in dem normalerweise gezögert wird, und Zögern weist auf einen inneren Konflikt hin. Ein Triebimpuls ist geweckt worden. Dieser Triebimpuls wird vorübergehend beherrscht, und zweimal tritt der Asthmaanfall in dem Zeitraum auf, in dem der Triebimpuls in Schach gehalten wird. Diese Beobachtung würde, besonders, wenn sie durch ähnliche

Beobachtungen bestätigt würde, eine gute Grundlage für die Erörterung der emotionalen Aspekte des Asthmas abgeben, vor allem dann, wenn man noch Beobachtungen hinzunehmen würde, die bei der psychoanalytischen Behandlung von Asthma-Patienten gemacht worden waren.

Erörterung der Theorie

Das anfängliche Zögern ist zweifellos ein Zeichen von Angst, auch wenn es im Normalfall auftritt.

Wie Freud (1926) sagte, ist Angst »immer Angst *vor* etwas«. Wir müssen daher zweierlei besprechen: das, was in Leib und Seele während eines Angstzustands geschieht, und das Etwas, auf das sich die Angst bezieht.

Wenn wir uns fragen, warum das Kind nach der ersten impulsiven Geste zögert, müssen wir wohl annehmen, dass es sich hier um eine Manifestation des Über-Ichs handelt. Was den Ursprung dieser Erscheinung angeht, bin ich zu dem Schluss gekommen, dass man im Allgemeinen das normale Zögern des Kindes nicht durch einen Hinweis auf die elterliche Haltung erklären kann. Aber ich vernachlässige deswegen keineswegs die Möglichkeit, dass das Kind zögert, weil es zu erwarten gelernt hat, die Mutter werde es missbilligen oder sogar böse werden, wenn es etwas anfasst oder in den Mund steckt. Die elterliche Haltung macht in manchen Fällen *wirklich* sehr viel aus.

Ich kann mittlerweile die Mütter ziemlich rasch erkennen, die tief verwurzelte Bedenken dagegen haben, dass das Kind Dinge in die Hand oder in den Mund nimmt, aber im Allgemeinen kann ich sagen, dass die Mütter, die zu mir in die Sprechstunde kommen, nicht etwas unterbinden, was sie als ein normales interessiertes Verhalten ihrer Kinder ansehen. Es gibt unter ihnen sogar Mütter, die mit ihren Kindern in die Sprechstunde kommen, weil sie bemerkt haben, dass die Kinder *aufgehört* haben, nach Dingen zu greifen und sie in den Mund zu stecken – und das als beunruhigend ansehen.

Außerdem ist in diesem zarten Alter, bevor das Kind, sagen wir, 14 Monate alt ist, seine Charakterentwicklung noch so im Fluss, dass es in der Lage ist, sich in bestimmtem Umfang über die Tendenz der Mutter, ein derartiges lustvolles Verhalten zu verhindern, hinwegzusetzen. Ich sage zu der Mutter: »Er kann das hier machen, wenn er will, aber spornen Sie ihn nicht dazu an.« Ich habe festgestellt, dass die Kinder, soweit sie nicht von Angst bestimmt sind, sich an diese veränderte Umgebung anpassen können.

Aber ob es nun die Einstellung der Mutter ist, die das Verhalten des Kindes bestimmt, oder nicht – ich nehme an, das Zögern bedeutet, dass das Kind *erwartet,* durch seine Impulsivität die Mutter wütend und vielleicht rachsüchtig zu machen. Damit ein Kind sich bedroht fühlen kann, sogar von einer wirklich und offensichtlich wütenden Mutter, muss es eine Vorstellung von einer wütenden Mutter haben. Wie Freud (1926) sagt: »Andererseits muss die äußere (Real-)Gefahr eine Verinnerlichung gefunden haben, wenn sie für das Ich bedeutsam werden soll.«

Wenn die Mutter wirklich wütend gewesen ist, und wenn das Kind wirklich Grund hat zu erwarten, sie werde in der Sprechstunde wütend werden, falls es nach dem Spatel greift, stoßen wir auf die angstvollen Phantasien des Kindes, genau wie im Normalfall, wo das Kind zögert, obwohl die Mutter ein solches Verhalten gewöhnlich zulässt und es sogar erwartet. Das »Etwas«, dem die Angst gilt, ist eine Vorstellung von möglichem Unheil oder möglicher Strenge im Geiste des Kindes, und alles, was den Geist des Kindes beherrscht, kann in die ungewohnte Situation projiziert werden. Wenn dem Kind noch keine Verbote auferlegt worden sind, weist das Zögern auf einen Konflikt hin oder darauf, dass im Geist des Kindes eine *Phantasie* besteht, die der *Erinnerung* des anderen Kindes an seine wirklich strenge Mutter entspricht. Infolgedessen muss das Kind in jedem Fall zunächst sein Interesse und seinen Wunsch zügeln, und es wird erst dann wieder fähig, zu seinem Wunsch zurückzufinden, wenn seine Prüfung der Umgebung zufriedenstellend ausgefallen ist. Ich stelle den Rahmen für eine solche Prüfung zur Verfügung. Man kann also folgern, dass das »Etwas«, auf das die Angst sich bezieht, für das Kind von ungeheurer Bedeutung ist. Um dieses »Etwas« besser zu verstehen, müssen wir auf das zurückgreifen, was wir aus der Analyse von zwei- bis vierjährigen Kindern wissen. Ich erwähne dieses Alter, weil Melanie Klein herausgefunden hat – ebenso wie alle anderen, die Zweijährige analysiert haben –, dass man bei solchen Analysen Erfahrungen macht, die man bei dreieinhalbjährigen und vierjährigen Kindern nicht erwarten kann, gewiss auch nicht bei der Analyse von Kindern in der Latenzperiode. Es ist ein Charakteristikum des zweijährigen Kindes, dass die primären oralen Phantasien und die zu ihnen gehörigen Ängste und Abwehrmechanismen gegenüber den Sekundärvorgängen und hoch entwickelten geistig-seelischen Prozessen deutlich zu unterscheiden sind.

Die Vorstellung, dass Kleinkinder Phantasien haben, leuchtet nicht jedem ein, aber wahrscheinlich haben alle diejenigen, die zweijährige Kinder analysiert haben, es für notwendig gehalten vorauszusetzen, dass ein Kleinkind, selbst ein Kleinkind von sieben Monaten, wie das Asthma-Baby, dessen Fall ich schon zitiert habe, Phantasien hat. Diese sind noch nicht an Wortvorstellungen gebunden, aber reich an Inhalten und Gefühlen, und man kann behaupten, dass sie die Grundlage darstellen, auf der alles spätere Phantasieleben sich aufbaut.

Diese Phantasien des Kleinkindes betreffen nicht nur die äußere Umgebung, sondern auch das Schicksal und die Wechselbeziehungen der Menschen und Teile von Menschen, die das Kind phantasierend in sich hineinnimmt – zunächst gleichzeitig mit der Nahrungsaufnahme, später unabhängig davon – und die die Bausteine seiner inneren Realität sind. Ein Kind hat das Gefühl, dass die Dinge in ihm gut oder schlecht sind, genau wie äußere Dinge gut oder schlecht sind. Die Qualitäten von Gut und Böse hängen von der entsprechenden Annehmbarkeit der Ziele des In-sich-Aufnehmens ab. Das wiederum ist davon abhängig, wie stark der Zerstörungsdrang im Verhältnis zum Liebesimpuls ist und in welchem Ausmaß das einzelne Kind aus Zerstörungstendenzen herrührende Ängste ertragen kann. Auch müssen im Zusammenhang mit diesen beiden Faktoren die Art der Abwehrmechanismen des Kindes und das Maß der Entwicklung seiner Fähigkeit zur Wiedergutmachung berücksichtigt werden. Man könnte dies alles zusammenfassen und sagen, die Fähigkeit des Kindes, das am Leben zu halten, was es liebt, und sich den Glauben an seine eigene Liebe zu erhalten, sei wichtig dafür, wie gut oder schlecht ihm die Dinge innen und außen vorkommen; das gilt in gewissem Maß sogar schon für den Säugling, der erst einige Monate alt ist. Außerdem stehen, wie Melanie Klein gezeigt hat, innere und äußere Realität in einem ständigen wechselseitigen Austausch; die eine wird ständig an der anderen überprüft; die innere Realität wird fortwährend durch Trieberfahrungen im Zusammenhang mit äußeren Objekten und durch Beiträge von diesen äußeren Objekten (insofern, als solche Beiträge wahrgenommen werden können) aufgebaut und bereichert; die äußere Welt wird ständig wahrgenommen und die Beziehung des Individuums zu ihr bereichert, weil in ihm eine lebendige innere Welt vorhanden ist.

Die aus der Analyse von kleinen Kindern gewonnenen Einsichten und Ansichten lassen sich rückwirkend auf das erste Lebensjahr anwenden, genau wie Freud das, was er bei Erwachsenen beobachtete, für das Verständnis von Kindern verwendete – nicht nur, um den jeweiligen Patienten als Kind zu verstehen, sondern Kinder im Allgemeinen.

Die unmittelbare Beobachtung von Säuglingen ist aufschlussreich, und wir müssen solche Beobachtungen durchführen. In mancher Hinsicht jedoch sagt uns die Analyse von Zweijährigen viel mehr über den Säugling, als wir jemals aus der direkten Beobachtung von Säuglingen entnehmen können. Das ist kein Wunder; die Einzigartigkeit der Psychoanalyse als Forschungsinstrument liegt, wie wir wissen, in ihrer Fähigkeit, den *unbewussten* Bereich der Seele aufzudecken und ihn mit dem bewussten zu verknüpfen: So vermittelt sie uns ein ziemlich weitgehendes Verständnis des Menschen, der in Analyse ist. Dies gilt sogar für den Säugling und das Kleinkind, obwohl die unmittelbare Beobachtung viel erbringen kann, wenn wir wirklich wissen, wie wir hinsehen müssen und nach was wir Ausschau halten sollen. Wir müssen natürlich versuchen, sowohl aus der Beobachtung als auch aus der Analyse alles herauszuholen, was sich herausholen lässt, und beide sich gegenseitig befruchten lassen.

Ich möchte jetzt etwas über die Physiologie der Angst sagen. Wird nicht die Entwicklung der deskriptiven Psychologie dadurch gestört, dass nur selten, wenn überhaupt, festgestellt wird, die Physiologie der Angst lasse sich nicht mit einfachen Worten beschreiben, weil sie bei verschiedenen Fällen und zu verschiedenen Zeiten immer wieder anders sei? Man lehrt uns, Angst könne durch Erblassen, Schwitzen, Erbrechen, Durchfall und Herzrasen gekennzeichnet sein. Interessanterweise fand ich in meiner Praxis jedoch, dass es in Wirklichkeit, um welches Organ oder welche Funktion es sich auch handeln mag, jeweils mehrere mögliche Begleiterscheinungen der Angst gibt. Während einer körperlichen Untersuchung beim Internisten kann ein ängstliches Kind Herzklopfen haben, manchmal steht das Herz fast still, oder es rast oder tickt vielleicht wie eine Uhr. Um zu verstehen, was geschieht, wenn wir diese Symptome beobachten, müssen wir, wie ich glaube, etwas über die Gefühle und Phantasien des Kindes wissen, also auch über die Menge von Erregung und Wut, die ihnen beigemischt sind, und über die Abwehr gegen diese Affekte.

Durchfall ist, wie wir sehr gut wissen, nicht immer nur eine Frage körperlicher Vorgänge. Die analytische Erfahrung mit Kindern und Erwachsenen zeigt, dass er oft eine Begleiterscheinung von unbewusster Angst vor bestimmten Dingen ist, Dingen im Inneren des Patienten, die ihm schaden, wenn er sie in sich behält. Der betreffende Mensch mag wissen, dass er Angst vor irgendeinem Triebimpuls hat, aber das ist, obwohl es zutrifft, noch nicht alles, denn es ist auch wahr, dass er unbewusst ganz bestimmte schlimme Dinge fürchtet, die für ihn irgendwo existieren. »Irgendwo« bedeutet entweder außerhalb oder innerhalb seiner selbst – gewöhnlich sowohl außerhalb als auch innerhalb seiner selbst. Diese Phantasien können natürlich in bestimmten Fällen und in gewissem Umfang bewusst sein – den Beschreibungen, die der Hypochonder von seinen Schmerzen und Empfindungen gibt, verleihen sie Farbe.

Wenn wir das Zögern eines Kleinkindes in meiner vorgegebenen Situation untersuchen, können wir sagen, dass die psychischen Prozesse, die dem Zögern zugrunde liegen, denen ähnlich sind, auf die der Durchfall zurückgeht, wenn sie auch die entgegengesetzte Wirkung haben. Ich habe den Durchfall gewählt, aber ich hätte mich auch für jeden anderen physiologischen Vorgang entscheiden können, der in Übereinstimmung mit der unbewussten Phantasie, die zufällig gerade die betreffende Funktion oder das betreffende Organ in Mitleidenschaft zieht, verstärkt oder gehemmt werden kann. Ebenso kann man bei der Betrachtung des Zögerns, das das Kind in der vorgegebenen Situation an den Tag legt, sagen, dass selbst dann, wenn das Verhalten des Kindes ein

Zeichen von Angst ist, immer noch die Möglichkeit besteht, das gleiche Zögern als eine Folge unbewusster Phantasien zu bezeichnen. Was wir sehen, ist das Ergebnis der Tatsache, dass der Impuls des Kindes, die Hand auszustrecken und zu nehmen, einer Hemmung unterworfen wird, die bis zur vorübergehenden Verleugnung des Impulses gehen kann. Wenn wir weitergehen und beschreiben wollen, was sich in der Seele des Kindes abspielt, kann es sich nicht mehr um unmittelbare Beobachtung handeln, aber das bedeutet, wie gesagt, nicht, dass in der Seele des Kindes nichts vorhanden wäre, was der unbewussten Phantasie entspricht, deren Existenz im Seelenleben eines älteren Kindes oder eines Erwachsenen, der in einer ähnlichen Situation zögert, wir mit Hilfe der Psychoanalyse nachweisen können.

In dem Fall, den ich angeführt habe, um die Anwendung meiner Technik zu veranschaulichen, erstreckt sich die Beherrschung und Behinderung auf die Bronchien. Es wäre interessant, zu erörtern, was wichtiger ist: die Beherrschung der Bronchien als Organ (die Verschiebung der Beherrschung, sagen wir, der Blase) oder die Beherrschung der Ausatmung oder des Atems, der ausgestoßen worden wäre, wenn man ihn nicht zurückgehalten hätte. Das Kind hätte das Ausatmen vielleicht als gefährlich empfunden, wenn es mit einer gefährlichen Vorstellung verbunden gewesen wäre – beispielsweise der Vorstellung eines *Hinein*greifens, um etwas zu rauben. Für den Säugling, der in so engem Kontakt mit dem Körper seiner Mutter und dem Inhalt der Brust steht, den er tatsächlich »nimmt«, liegt die Vorstellung, in die Brust hineinzugreifen, keineswegs fern, und die Angst vor dem Hineingreifen in das Innere des Körpers der Mutter könnte im Geiste des Kindes leicht mit dem Nicht-Atmen zusammengebracht werden[8].

Man kann erkennen, dass die Vorstellung vom gefährlichen Atem, von einer gefährlichen Atmung oder von einem gefährlichen Atmungsorgan uns wieder auf die Phantasien des Säuglings stoßen lässt.

Ich behaupte, der Säugling könne einen Asthmaanfall nicht rein zufällig bei zwei verschiedenen Gelegenheiten im Zusammenhang mit der Hemmung eines Impulses entwickelt und wieder überwunden haben. Ich halte es daher für höchst angebracht, jede Einzelheit der Beobachtungen zu untersuchen.

Verlassen wir den besonderen Fall des Asthma-Kindes und kehren wir zum normalen Zögern eines beliebigen Kindes zurück, bevor es den Spatel ergreift, so sehen wir, dass die Gefahr in der Psyche des Kindes existiert und nur unter der Voraussetzung zu erklären ist, dass es Phantasien hat oder etwas, das Phantasien entspricht.

Was bedeutet denn nun der Spatel? Die Antwort darauf ist kompliziert, denn der Spatel symbolisiert verschiedene Dinge.

Dass der Spatel an die Stelle der Brust treten kann, ist gewiss. Man kann leicht sagen, der Spatel bedeute einen Penis, aber das ist etwas ganz anderes, als wenn man sagt, er bedeute eine Brust, denn das Baby, das immer entweder mit einer Brust oder mit einer Flasche vertraut ist, hat wirklich nur sehr selten irgendein reales Wissen, das auf der Erfahrung von dem beruht, was der Penis eines Erwachsenen ist. In den allermeisten Fällen muss ein Penis die Phantasievorstellung des Säuglings von dem sein, was ein Mann vielleicht haben könnte. Mit anderen Worten: Wenn wir es einen Penis nennen, haben wir nicht mehr gesagt, als dass der Säugling eine Phantasie haben mag, es könne etwas geben wie eine Brust und doch anders, denn es hängt mehr mit dem Vater zusammen als mit der Mutter. Man nimmt an, beim Aufbau der Phantasievorstellung gehe das Kind von seinen eigenen genitalen Empfindungen und von den Ergebnissen seiner Selbsterforschung aus.

Ich glaube jedoch, dass das Baby in Wirklichkeit das, was es später als Penis erkennt, zu Beginn als eine Eigenschaft der Mutter wahrnimmt, wie z.B. Munterkeit, Pünktlichkeit beim Stillen, Zuverlässigkeit usw., oder als ein Ding in ihrer Brust, das mit ihrem Hervorstehen oder mit ihrem »Sich-Füllen« gleichgesetzt wird, oder als etwas in ihrem Körper, das mit ihrer aufrechten Haltung gleichgesetzt wird, oder 100 andere Dinge, die mit ihr zu tun haben, aber nicht eigentlich sie selbst sind. Es ist gleichsam, als ob das Baby, wenn es die Brust fasst und Milch trinkt, in der Phantasie mit der Hand in den Körper seiner Mutter hineingriffe oder hineintauche oder ein Loch hineinreiße, entsprechend der Stärke und Wildheit seines Triebimpulses, und aus der Brust raube, was dort gut ist. Im Unbewussten wird dieses Objekt des Impulses, zu ergreifen, dem gleichgesetzt, was später als Penis erkannt wird.

Außer für Brust und für Penis steht der Spatel auch für Menschen, denn Beobachtungen haben deutlich gezeigt, dass schon das Kind von vier bis fünf Monaten fähig sein kann, mit Hilfe der Augen Menschen als Gesamtheit aufzunehmen, ihre Stimmungen, ihre Billigung oder Missbilligung wahrzunehmen oder zwei Menschen voneinander zu unterscheiden[9].

Ich möchte darauf hinweisen, dass ich, wenn ich die Periode des Zögerns mit einer wirklichen Erfahrung der Missbilligung durch die Mutter in Zusammenhang bringe, von der Annahme ausgehe, das betreffende Kind sei normal oder genügend entwickelt, Menschen als ganze in sich aufzunehmen. Das ist aber keineswegs immer der Fall, und manche Säuglinge, die sich für den Spatel zu interessieren und vor ihm Angst zu haben scheinen, sind trotzdem nicht in der Lage, sich eine Vorstellung von einem ganzen Menschen zu machen.

Die alltägliche Beobachtung zeigt, dass Babys von einem Alter an, das sicherlich unter dem der Altersgruppe liegt, von der wir hier sprechen

(5–13 Monate), gewöhnlich nicht nur Menschen wiedererkennen, sondern auch verschiedenen Menschen gegenüber verschiedene Verhaltensweisen an den Tag legen.

In der vorgegebenen Situation gibt mir das Kind, das ich gerade beobachte, wichtige Hinweise auf den Stand seiner emotionalen Entwicklung. Vielleicht sieht es in dem Spatel nur ein Ding, das es nimmt oder liegen lässt und das es nicht mit einem Menschen in Verbindung bringt. Das bedeutet, dass es noch nicht die Fähigkeit entwickelt oder wieder verloren hat, sich in der Vorstellung aus dem Teilobjekt den ganzen Menschen aufzubauen. Vielleicht zeigt es auch, dass es mich oder seine Mutter hinter dem Spatel sieht, und verhält sich so, als sei dieser ein Teil von mir (oder von der Mutter). In diesem Fall ist es, wenn es den Spatel nimmt, als nehme es die Brust seiner Mutter. Schließlich sieht es vielleicht auch die Mutter und mich und begreift den Spatel als etwas, das mit der Beziehung zwischen der Mutter und mir zu tun hat. Wenn das der Fall ist, drückt es, indem es den Spatel nimmt oder nicht nimmt, seine Einstellung zu der Beziehung von zwei Menschen aus, die für Vater und Mutter stehen.

Es gibt Zwischenstadien. Manche Säuglinge sehen offensichtlich den Spatel lieber als etwas, das zu der Schale gehört, und sie nehmen ihn wiederholt aus der Schale heraus und legen ihn wieder hinein, wobei sie deutlich Interesse, Vergnügen und vielleicht Erregung zeigen. Sie finden anscheinend ein Interesse an zwei Objekten zugleich natürlicher als ein Interesse an dem Spatel als einem Ding, das man mir wegnehmen, mit dem man die Mutter füttern oder mit dem man auf den Tisch schlagen kann. Nur die tatsächlichen Beobachtungen können dem Reichtum an Varianten gerecht werden, den eine Reihe von Säuglingen in dem einfachen Rahmen zum Ausdruck bringen, den man so leicht bereitstellen kann.

Falls der Säugling dazu fähig ist, findet er sich in einer Situation, in der er mit zwei Menschen zugleich, der Mutter und mir, umgeht. Das erfordert einen höheren Grad von emotionaler Entwicklung als das Erkennen eines ganzen Menschen, und tatsächlich gelingt es vielen Neurotikern niemals, eine Beziehung zu zwei Menschen gleichzeitig mit Erfolg zu handhaben. Man hat darauf hingewiesen, dass der neurotische Erwachsene oft zu einem Elternteil allein eine gute Beziehung haben kann, aber in seiner Beziehung zu beiden Eltern zugleich in Schwierigkeiten gerät. Dieser Schritt in der Entwicklung des Kindes, der es befähigt, mit seiner Beziehung zu zwei ihm wichtigen Menschen (im Grunde also zu seinen beiden Eltern) zur gleichen Zeit umzugehen, ist sehr wichtig, und solange das Kind ihn nicht getan hat, kann es seinen Platz in der Familie oder in einer sozialen Gruppe nicht zufriedenstellend einnehmen. Nach meiner Beobachtung wird dieser wichtige Schritt innerhalb des ersten Lebensjahres zum ersten Mal vollzogen.

Wenn es noch nicht ein Jahr alt ist, hat das Kind vielleicht das Gefühl, mit der durch seine Liebe erzeugten Gier anderen Dinge wegzunehmen, die gut oder sogar lebenswichtig sind. Dieses Gefühl entspricht seiner Furcht, die leicht durch Erfahrung bestätigt werden kann, dass, wenn ihm selbst die Brust oder die Flasche und die Liebe und die Aufmerksamkeit seiner Mutter entzogen wird, jemand anders häufiger in den Genuss ihrer Gesellschaft kommt. In der Wirklichkeit kann dies der Vater oder ein neugeborenes Baby sein. Eifersucht und Neid, in ihren ersten Zusammenhängen im wesentlichen oral, steigern die Gier, regen jedoch auch genitale Wünsche und Phantasien an und tragen so zu einer Erweiterung der libidinösen Wünsche und der Liebe, aber auch des Hasses bei. All diese Gefühle begleiten die ersten Schritte des Säuglings bei der Herstellung einer Beziehung zu beiden Eltern; diese Schritte bedeuten auch die Anfangsstadien der ödipalen Situation, und zwar der direkten wie der invertierten. Der Konflikt zwischen Liebe und Hass, das daraus erwachsende Schuldgefühl und die Angst vor dem Verlust dessen, was es liebt, wie sie zunächst nur in Bezug auf die Mutter erlebt werden, gehen nun auch in die Beziehung des Kindes zu beiden Eltern und bald auch der zu Brüdern und Schwestern ein. Die durch die Zerstörungsimpulse und -phantasien erzeugten Angst- und Schuldgefühle (zu denen Erlebnisse von Frustration und Unglücklichsein beitragen) sind verantwortlich für die Vorstellung, der Säugling beraube, wenn er die Brust seiner Mutter zu sehr begehre, den Vater und die anderen Kinder dieser Brust, und wenn es einen Körperteil seines Vaters, der der Brust der Mutter entspricht, begehre, beraube es die Mutter und andere dieses Körperteils. Darin liegt eine der Schwierigkeiten bei der Herstellung einer guten Beziehung zwischen einem Kind und seinen beiden Eltern. Ich kann hier auf das komplizierte Thema des Wechselspiels zwischen der Gier des Kindes und seinen verschiedenen Weisen, diese Gier zu beherrschen oder ihren Folgen durch Wiedergutmachung und Wiederherstellung entgegenzuwirken, nicht näher eingehen; aber man kann leicht sehen, dass diese Dinge kompliziert werden, wenn das Kind eine Beziehung zu zwei Menschen hat, anstatt zur Mutter allein.

Der Leser wird sich erinnern, dass ich in meiner Fallbeschreibung des Säuglings mit Asthma (vgl. S. 35) von der Beziehung gesprochen habe, die zwischen der wachsenden Fähigkeit des Kindes, am Ende des Spiels den Spatel und die Schale zusammenzubringen, und dem Gemisch von Wünschen und Ängsten in Bezug auf die Handhabung eines Verhältnisses zu zwei Menschen zugleich, besteht.

Diese Lage also, in der der Säugling zögert, ob er seine Gier befriedigen kann oder nicht, ohne bei mindestens einem der beiden Eltern Wut und Unzufriedenheit hervorzurufen, wird in der vorgegebenen Situation meiner

Beobachtungen auf eine für jedermann deutliche Weise veranschaulicht. Sofern das Baby normal ist, ist eines seiner Hauptprobleme der Umgang mit zwei Menschen zur gleichen Zeit. In dieser vorgegebenen Situation bin ich anscheinend manchmal Zeuge des ersten Erfolgs bei der Bewältigung dieses Problems. Ein andermal sehe ich, wie sich im Verhalten des Säuglings die Erfolge und Fehlschläge widerspiegeln, die es bei seinen Versuchen zu Hause erlebt, eine Beziehung zu zwei Menschen gleichzeitig aufzunehmen. Manchmal erlebe ich mit, wie in dieser Hinsicht eine Phase der Schwierigkeiten beginnt, manchmal aber auch eine spontane Genesung[10].

Es ist, als erlaubten die beiden Eltern dem Säugling die Befriedigung von Wünschen, denen er selbst ambivalent gegenübersteht, und als duldeten sie, dass er seinen Gefühlen ihnen gegenüber Ausdruck verleiht. In meiner Gegenwart kann er es sich nicht immer zunutze machen, dass ich auf seine Interessen Rücksicht nehme, oder er kann nur allmählich dazu fähig werden.

Das Erlebnis, sich das Wollen zu erlauben und den Spatel zu nehmen und ihn sich zu eigen zu machen, ohne die Stabilität der unmittelbaren Umgebung tatsächlich zu verändern, wirkt auf das Kind wie eine Art Objekt-Unterrichtsstunde, die therapeutischen Wert hat.

In dem Alter, über das wir hier sprechen, aber auch im Verlauf der gesamten Kindheit, wirkt eine derartige Erfahrung nicht nur vorübergehend beruhigend: Die kumulative Wirkung positiver Erfahrungen und einer stabilen und freundlichen Atmosphäre im Umfeld eines Kindes wird sein Vertrauen zu Menschen in der Außenwelt und sein allgemeines Gefühl innerer Sicherheit aufbauen. Auch der Glaube des Kindes an die guten Dinge und Beziehungen in seinem eigenen Inneren wird gestärkt. Solche kleinen Schritte bei der Lösung der großen Probleme kommen im Leben des Säuglings und des kleinen Kindes alle Tage vor, und jedesmal, wenn das Problem gelöst wird, wird die allgemeine Stabilität des Kindes verstärkt und das Fundament seiner emotionalen Entwicklung gekräftigt. Es wird also nicht überraschen, wenn ich behaupte, dass ich, während ich meine Beobachtungen mache, auch Veränderungen in die Wege leite, die zur Gesundung führen.

Vollständige Erlebnisse

Das Therapeutische an diesem Vorgehen liegt, wie ich glaube, in dem Umstand, dass dem Kind ein *vollständiges Gesamterlebnis zugestanden wird.* Daraus kann man einige Schlüsse über einen der Faktoren ziehen, die notwendig sind, um eine gute Umwelt für den Säugling zu schaffen. Bei ihrem intuitiven Umgang mit einem Säugling lässt die Mutter natürlicherweise den ungestörten

Ablauf der verschiedenen Erlebnisse zu; sie tut dies solange, bis der Säugling alt genug ist, sie zu verstehen. Sie verabscheut es, die Erfahrungen ihres Säuglings zu unterbrechen, wie das Gefüttertwerden, Schlafen oder Defäzieren. Bei meinem Beobachtungssetting gebe ich dem Säugling künstlich das Recht, eine Erfahrung bis zu Ende zu erleben, was für ihn als Objekt-Unterrichtsstunde von besonderem Wert ist.

In der eigentlichen Psychoanalyse gibt es etwas Ähnliches. Der Analytiker lässt den Patienten das Tempo bestimmen, und er geht fast so weit, den Patienten bestimmen zu lassen, wann er kommen und gehen will, abgesehen davon, dass er den Zeitpunkt und die Dauer der Sitzung festlegt und sich an diese festgelegte Zeit hält. Die Psychoanalyse unterscheidet sich von der Arbeit mit Säuglingen darin, dass der Analytiker sich stets vorantasten muss, dass er sich den Weg durch die Fülle von angebotenem Material bahnen muss und herauszufinden versucht, was im Augenblick die wesentliche Gestalt ist und daraus zu formen, was er dem Patienten anzubieten hat, nämlich das, was er die Deutung nennt. Manchmal wird es der Analytiker für wertvoll betrachten, hinter die große Vielfalt von Einzelheiten zu blicken und sich darüber klar zu werden, inwieweit man die von ihm durchgeführten Analysen in der gleichen Begrifflichkeit betrachten kann wie die, in der man sich die relativ einfache vorgegebene Situation denken kann, die ich beschrieben habe. Jede Deutung ist ein glitzerndes Objekt, das die Gier des Patienten erregt.

Eine Anmerkung zum dritten Stadium

Ich habe den Verlauf der Beobachtungen ziemlich künstlich in drei Phasen eingeteilt. Der größte Teil meiner Erörterung betraf die erste Phase und das in ihr auftretende Zögern, das auf einen Konflikt hinweist. Auch die zweite Phase bietet viel Interessantes. Hier hat der Säugling das Gefühl, den Spatel in Besitz zu haben, ihn jetzt nach seinem Willen einsetzen oder als eine Erweiterung seiner Persönlichkeit benützen zu können (siehe Kapitel XVII, S. 257ff.). Dieses Thema führe ich in der vorliegenden Abhandlung nicht weiter aus. In der dritten Phase übt der Säugling, wie er sich wieder von dem Spatel befreien kann, und ich möchte eine Anmerkung zur Bedeutung dieses Übens machen.

In dieser dritten Phase wird er mutig genug, den Spatel hinunter zu werfen und es zu genießen, dass er sich von ihm befreit, und ich möchte zeigen, welchen Zusammenhang mir dies mit dem von Freud (1920) beschriebenen Spiel zu haben scheint, in dem ein Junge mit seinen Gefühlen beim Weggehen seiner Mutter fertig wurde. Viele Jahre lang habe ich in diesem Rahmen Säuglinge beobachtet, ohne die Bedeutung der dritten Phase zu sehen oder zu erkennen. Es war von praktischem Wert für mich, als ich die Bedeutung dieser Phase entdeckte, denn während das Kind, das in der zweiten Phase entlassen wird, sich über den Verlust des Spatels grämt, kann man es, sobald die dritte erreicht ist, fortbringen, und es kann den Spatel zurücklassen, ohne dass es zu weinen anfängt.

Obwohl ich Freuds Beschreibung des Spiels mit der Garnrolle schon lange kenne, und obwohl sie mich immer schon zur eingehenden Beobachtung des Spiels kleiner Kinder angeregt hat, habe ich erst in den letzten Jahren den engen Zusammenhang zwischen meiner »dritten Phase« und Freuds Bemerkungen erkannt.

Heute hat es für mich den Anschein, dass man meine Beobachtungen als Erweiterung dieser Beobachtung Freuds auf eine frühere Entwicklungsstufe ansehen könnte. Ich glaube, dass die Garnrolle, die für die Mutter des Kindes steht, weggeworfen wird, um ein Loswerden der Mutter anzuzeigen, denn die Garnrolle im Besitz des Kindes hatte die Mutter *in seinem Besitz* repräsentiert. Da ich mit dem vollständigen Ablauf von Einverleibung, Zurückhaltung und Loswerden vertraut geworden bin, sehe ich heute das Wegwerfen der Garnrolle als Teil eines Spiels an, dessen anderer Teil in einem früheren Stadium angedeutet oder gespielt worden ist. Mit anderen Worten: Wenn die Mutter weggeht, bedeutet das für das Kind nicht nur einen Verlust der äußerlich realen Mutter, sondern auch eine Prüfung für die Beziehung des Kindes zu seiner *inneren* Mutter. Diese innere Mutter spiegelt weitgehend seine eigenen Gefühle wider; sie kann liebevoll oder schreckenerregend sein oder rasch zwischen beiden Haltungen hin- und herschwanken. Wenn das Kind feststellt, dass es seine Beziehung zur inneren Mutter beherrschen kann – einschließlich seiner aggressiven Selbstbefreiung von ihr (Freud bringt dies deutlich zum Ausdruck) – kann es das Verschwinden seiner *äußeren* Mutter zulassen und braucht ihre Rückkehr nicht allzusehr fürchten.

Insbesondere habe ich in den letzten Jahren (während ich das bei Melanie Klein Erarbeitete angewendet habe) immer besser die Rolle verstehen gelernt, die die Angst vor dem Verlust der Mutter oder beider Eltern als wertvoller innerer Besitztümer sogar schon im Seelenleben des Säuglings spielt. Wenn die Mutter das Kind verlässt, hat es das Gefühl, nicht nur eine wirkliche Person, sondern auch ihr Abbild in seiner Vorstellung verloren zu haben, denn die Mutter in der Außenwelt und die Mutter in der Innenwelt sind in der Vorstellung des Kindes noch sehr eng miteinander verbunden und mehr oder weniger voneinander abhängig. Der Verlust der inneren Mutter, die für den Säugling die Bedeutung einer inneren Quelle von Liebe und Schutz und sogar Leben angenommen hat, verschlimmert die Bedrohung durch den Verlust der wirklichen Mutter sehr. Außerdem wird der Säugling, der den Spatel wegwirft (und ich glaube, das Gleiche gilt für den Jungen mit der Garnrolle), nicht nur eine äußere und innere Mutter los, die seine Aggression geweckt hat, hinausgeworfen wird und dennoch zurückgeholt werden kann; nach meiner Ansicht projiziert er auch eine innere Mutter nach außen, deren Verlust er fürchtet, gleichsam, als wolle er sich selbst beweisen, dass diese innere Mutter, wie sie jetzt durch das Spielzeug auf dem Fußboden dargestellt wird, nicht aus seiner inneren Welt verschwunden, durch den Akt der Einverleibung nicht zerstört worden und immer noch freundlich und bereitwillig ist, mit sich spielen zu lassen. Und damit überprüft und überarbeitet das Kind seine Beziehungen zu Dingen und Menschen sowohl innerhalb als auch außerhalb seiner selbst.

Eine der tiefsten Bedeutungen der dritten Phase in der vorgegebenen Situation besteht also darin, dass das Kind Beruhigung in Bezug auf das Schicksal seiner inneren Mutter und ihrer Haltung erfährt; eine niedergeschlagene Stimmung, die mit der Angst um die innere Mutter einhergeht, wird behoben, und das Kind wird wieder fröhlich. Zu diesen Schlussfolgerungen könnte man natürlich niemals allein aufgrund von Beobachtungen kommen, aber auch Freud wäre zu seiner tief greifenden Erklärung des Spiels mit der Garnrolle nicht ohne das durch die eigentliche Analyse gewonnene Wissen in der Lage gewesen. In den Spiel-Analysen kleiner Kinder können wir sehen, dass die destruktiven Tendenzen, die den vom Kind geliebten Menschen in der äußeren Realität und in seiner inneren Welt gefährlich werden, zu Angst, Schuldgefühlen und Sorge führen. Es fehlt solange etwas, bis das Kind das Gefühl hat, dass es durch seine Spielhandlungen etwas wiedergutgemacht und die Menschen wieder zum Leben erweckt hat, deren Verlust es fürchtet.

Zusammenfassung

In dieser Abhandlung habe ich versucht, eine Methode der objektiven Beobachtung von Säuglingen zu beschreiben, eine Methode, deren Grundlage die objektive Beobachtung von Patienten in der Analyse ist, und die zur gleichen Zeit eng mit einer gewöhnlichen häuslichen Situation verwandt ist. Ich habe eine vorgegebene Situation beschrieben, und ich habe das geschildert, was ich in dieser vorgegebenen Situation für einen normalen (damit meine ich gesunden) Ablauf der Ereignisse halte. In diesem Ablauf gibt es viele Stellen, an denen sich offen oder versteckt Angst zeigen kann, und auf einen dieser Punkte, den ich den Augenblick des Zögerns genannt habe, habe ich besonders aufmerksam gemacht, indem ich den Fall eines sieben Monate alten Mädchens anführte, das in diesem Augenblick zweimal Asthma bekam. Ich habe gezeigt, dass das Zögern auf Angst und auf die Existenz eines Über-Ichs im Seelenleben des

Kindes hinweist, und ich habe darauf hingewiesen, dass sich das Verhalten von Säuglingen nicht erklären lässt, wenn man nicht von der Annahme ausgeht, dass Säuglinge Phantasien haben.

Man könnte leicht weitere vorgegebene Situationen entwerfen, die andere Interessen des Säuglings deutlich machen und andere Ängste veranschaulichen würden. Der Rahmen, den ich beschreibe, scheint mir deshalb von besonderem Wert zu sein, weil jeder Arzt ihn verwenden kann, sodass meine Beobachtungen bestätigt oder modifiziert werden können. Er stellt auch eine praktische Methode dar, mittels derer man einige Grundsätze der Psychologie klinisch und ohne den Patienten zu schaden demonstrieren kann.

II. Die primitive Gefühlsentwicklung[11]

Aus dem Titel meiner Abhandlung wird sofort ersichtlich, dass mein Thema sehr umfassend ist. Ich kann hier nur versuchen, eine vorläufige persönliche Darstellung zu geben, so, als schriebe ich das Einführungskapitel eines Buches.

Ich werde nicht damit beginnen, einen historischen Überblick zu geben und zu zeigen, wie sich meine Ideen aus den Theorien anderer entwickelt haben, denn meine Gedanken gehen andere Wege. Ich nehme dies und das hier und dort auf, vertiefe mich in meine klinischen Erfahrungen, und dann, zuallerletzt, schaue ich interessiert nach, um herauszubekommen, wo ich was gestohlen habe. Vielleicht ist diese Methode nicht schlechter als irgendeine andere.

An der primitiven Gefühlsentwicklung ist noch sehr vieles undurchschaut oder nicht richtig verstanden, zumindest von mir, und man könnte mit einigem Recht sagen, es wäre besser, diese Erörterung noch fünf oder zehn Jahre aufzuschieben. Dagegen spricht, dass bei den wissenschaftlichen Zusammenkünften unserer Gesellschaft gewisse Missverständnisse immer wiederkehren, und vielleicht werden wir feststellen, dass wir heute schon genug wissen, um durch eine Erörterung dieser primitiven Gefühlszustände einige dieser Missverständnisse zu verhindern.

Da ich mich in erster Linie für das Kind als Patienten und für den Säugling interessiere, habe ich beschlossen, ich müsse die Psychose in der Analyse untersuchen. Ich habe etwa ein Dutzend erwachsene psychotische Patienten gehabt und mit etwa der Hälfte von ihnen eine ziemlich gründliche Analyse durchgeführt. Das geschah während des Krieges, und ich kann sagen, dass ich die Luftangriffe kaum bemerkt habe, da ich die ganze Zeit mit der Analyse psychotischer Patienten beschäftigt war, die, wie man weiß, Bomben, Erdbeben und Überschwemmungen so wenig wahrnehmen, dass es einen verrückt machen könnte.

Aufgrund dieser Arbeit habe ich sehr viel mitzuteilen und mit gängigen

Theorien in Übereinstimmung zu bringen, und vielleicht kann diese Abhandlung der Anfang dazu sein.

Indem Sie dem zuhören, was ich zu sagen habe, und es kritisieren, helfen Sie mir, den nächsten Schritt zu tun, der auf das Studium der Quellen meiner Vorstellungen, sowohl in der klinischen Arbeit als auch in den veröffentlichten Schriften von Analytikern, hinausläuft. Es ist mir außerordentlich schwergefallen, klinisches Material aus dieser Abhandlung herauszuhalten, die ich so kurz wie möglich fassen wollte, um reichlich Zeit für Diskussionen übrig zu lassen.

Zuerst muss ich den Weg bereiten. Ich möchte versuchen, verschiedene Arten von Psychoanalyse zu beschreiben. Man kann einen geeigneten Patienten analysieren, indem man fast ausschließlich die persönlichen Beziehungen dieses Menschen zu anderen Menschen im Verein mit den bewussten und unbewussten Phantasien berücksichtigt, die diese Beziehungen zwischen ganzen Menschen bereichern und komplizieren. Das ist der Urtypus der Psychoanalyse. In den letzten zwei Jahrzehnten hat man uns gelehrt, wie unser Interesse an Phantasien weiterzuentwickeln ist, und dass die eigene Phantasie des Patienten in Bezug auf seine innere Welt und ihr Ursprung in Trieberlebnissen als solche wichtig sind[12]. Man hat uns ferner gezeigt, dass in bestimmten Fällen die Phantasie des Patienten in Bezug auf seine innere Welt von ausschlaggebender Bedeutung ist, sodass die Analyse der Depression und der Abwehr gegen Depression nicht allein auf der Grundlage der Beziehungen des Patienten zu wirklichen Menschen und seiner Phantasien in Bezug auf sie durchgeführt werden kann. Diese neue Gewichtung der Phantasievorstellung des Menschen von sich selbst hat uns das weite Feld der Analyse der Hypochondrie erschlossen. Bei der Hypochondrie schließt die Phantasie des Patienten in Bezug auf seine innere Welt die Phantasie mit ein, diese Welt habe ihren Ort in seinem eigenen Körper. Es wurde uns möglich, in der Analyse die qualitativen Veränderungen der inneren Welt des Individuums mit seinen Trieberlebnissen zu verknüpfen. Die Art dieser Trieberlebnisse machte deutlich, ob das im Inneren Vorhandene gut oder schlecht war, und dass es überhaupt existierte.

Diese Arbeit bedeutete einen natürlichen Fortschritt der Psychoanalyse; ihr lag ein neues Verständnis zugrunde, aber keine neue Technik. Sie führte bald zur Untersuchung und Analyse noch primitiverer Beziehungen, und von diesen möchte ich in dieser Abhandlung sprechen. Das Vorhandensein dieser primitiveren Arten von Objektbeziehungen ist nie bezweifelt worden.

Ich habe gesagt, es habe keiner Abwandlung der Freudschen Technik bedurft, damit die Analyse auf die Behandlung von Depression und Hypochondrie erweitert werden konnte. Nach meiner Erfahrung kann die gleiche Technik uns noch primitivere Elemente erfassen lassen, vorausgesetzt natürlich, dass wir die Veränderungen in der Übertragungssituation berücksichtigen, die zu einer solchen Arbeit gehören.

Ich meine damit, dass ein Patient, der eine Analyse seiner Ambivalenz in äußeren Beziehungen braucht, eine andere Phantasie von seinem Analytiker und von der Arbeit seines Analytikers hat als ein depressiv Erkrankter. Im ersten Fall wird die Arbeit des Analytikers als etwas aufgefasst, das aus Liebe zum Patienten getan wird, wobei der Hass auf hassenswerte Dinge verschoben wird. Der depressive Patient verlangt von seinem Analytiker die Vorstellung, dass seine Arbeit bis zu einem gewissen Grade seine Bemühung ist, mit seiner eigenen (des Analytikers) Depression fertig zu werden, oder soll ich sagen: mit den Schuldgefühlen und dem Kummer, die die Folge der destruktiven Elemente in seiner eigenen Liebe sind. Gehen wir auf diesem Weg noch etwas weiter: Der Patient, der in Bezug auf seine primitive, prä-depressive Beziehung zu Objekten Hilfe braucht, hat einen Analytiker nötig, der seine (des Analytikers) eigenen unverschobenen und gleichzeitig auftretenden Gefühle von Liebe und Hass dem Patienten gegenüber erkennen kann. In solchen Fällen sind das Ende der Stunde, die Beendigung der Analyse und die Regeln und Vorschriften allesamt wichtige Ausdrucksformen von Hass, genau wie die guten Deutungen Ausdrucksformen von Liebe und Symbole für gute Nahrung und Fürsorge sind. Man könnte dieses Thema mit Gewinn ausführlich weiterentwickeln.

Bevor ich unmittelbar mit einer Beschreibung der primitiven Gefühlsentwicklung beginne, möchte ich klarstellen, dass man die Analyse dieser primitiven Beziehungen nur dann durchführen kann, wenn man sie als Erweiterung der Analyse der Depression betrachtet. Sicherlich können diese primitiven Beziehungsformen, sofern sie bei Kindern und Erwachsenen in Erscheinung treten, eine Flucht vor den Schwierigkeiten darstellen, die aus den nächsten Entwicklungsstadien erwachsen, im Sinne der klassischen Auffassung von Regression. Es ist durchaus richtig, wenn ein Ausbildungskandidat der Psychoanalyse zunächst lernt, mit der Ambivalenz in äußeren Beziehungen und mit der einfachen Regression fertig zu werden und erst dann zur Analyse der Phantasien des Patienten über das Innere und Äußere seiner Person und zu dem ganzen Bereich seiner Abwehrmechanismen gegen Depression überzugehen, einschließlich der Ursprünge der verfolgenden Elemente. Diese zuletzt erwähnten Dinge kann der Analytiker gewiss in jeder beliebigen Analyse vorfinden, aber es wäre nutzlos oder schädlich, wollte er mit hauptsächlich depressiven Beziehungen umgehen, bevor er richtig gelernt hat, offenkundige

Ambivalenz zu analysieren. Es ist gleichermaßen nutzlos und sogar gefährlich, die primitiven prä-depressiven Beziehungen zu analysieren und sie so zu deuten, wie sie in der Übertragung in Erscheinung treten, falls der Analytiker noch nicht hinreichend darauf vorbereitet ist, mit der depressiven Position, den Abwehrmechanismen gegen Depression und den Verfolgungsvorstellungen fertig zu werden, die sich zur Deutung anbieten, wenn der Patient in seiner Analyse voranschreitet.

Ich muss noch weitere vorbereitende Bemerkungen machen. Man hat schon oft festgestellt, dass bei Säuglingen im Alter von fünf bis sechs Monaten eine Veränderung eintritt, die es uns erleichtert, ihre Gefühlsentwicklung mit den Ausdrücken zu beschreiben, die wir für den Menschen im Allgemeinen zu verwenden gewöhnt sind. Anna Freud unterstreicht das ziemlich deutlich und gibt zu verstehen, dass der Säugling in den ersten Monaten ihrer Ansicht nach stärker auf bestimmte Aspekte der Versorgung angewiesen ist als auf bestimmte Menschen. Bowlby hat vor Kurzem die Ansicht geäußert, Säuglinge seien vor dem Alter von sechs Monaten nicht wählerisch, sodass die Trennung von der Mutter sie nicht in der gleichen Weise berühre wie später. Ich selbst habe schon früher festgestellt, dass Säuglinge mit sechs Monaten eine bestimmte Stufe erreichen, sodass zwar viele Kinder von fünf Monaten nach einem Gegenstand greifen und ihn an den Mund führen, dass aber der durchschnittliche Säugling erst von sechs Monaten an den Gegenstand absichtlich so fallen lässt, dass das ein Teil seines Spiels mit dem Gegenstand ist.

Mit der Angabe »fünf bis sechs Monate« brauchen wir es nicht zu genau zu nehmen. Wenn ein Baby von drei oder zwei Monaten oder sogar noch weniger das Entwicklungsstadium erreicht, das man in einer allgemeinen Beschreibung dem Alter von fünf Monaten zuweist, ist das kein Problem.

Meiner Meinung nach ist das Stadium, das wir beschreiben – und ich glaube, man kann diese Beschreibung akzeptieren – sehr wichtig. In gewissem Maß ist es von der körperlichen Entwicklung abhängig, denn der Säugling ist mit fünf Monaten geschickt genug, einen Gegenstand, den er sieht, zu ergreifen und ihn alsbald an den Mund zu führen. Vorher wäre er nicht dazu in der Lage gewesen. (Natürlich mag er es sich gewünscht haben. Zwischen Geschicklichkeit und Wunsch gibt es keine genaue Entsprechung, und wir wissen, dass viele körperliche Fortschritte wie z.B. das Gehenkönnen oft so lange aufgeschoben werden, bis die emotionale Entwicklung den physischen Vollzug möglich macht. Was auch der körperliche Aspekt dabei sein mag, es gibt immer auch den seelischen.) Wir können sagen, dass das Baby fähig wird, mit diesem Spiel zu zeigen, dass es begreifen kann, dass es ein Inneres hat und dass Dinge von außen kommen. Es zeigt, dass es weiß, dass es durch das bereichert wird, was es sich einverleibt (physisch und psychisch). Ferner zeigt es, dass es weiß, wie es sich eines Gegenstandes (einer Sache) entledigen kann, wenn es das von ihm bekommen hat, was es wollte. Das alles stellt einen großen Fortschritt dar. Er lässt sich zunächst nur zeitweise verwirklichen, und jedes Teilstück dieses Fortschritts kann aufgrund einer angstbedingten Regression verloren gehen.

Die logische Folge daraus ist, dass das Kleinkind jetzt annimmt, dass seine Mutter auch ein Inneres hat, das reich oder arm, gut oder schlecht, geordnet oder wirr sein kann. Darum beginnt es, sich um die Mutter und ihre geistige Gesundheit und ihre Stimmungen zu sorgen. Bei vielen Kleinkindern gibt es schon im Alter von sechs Monaten eine Beziehung wie zwischen ganzen Menschen. Wenn aber ein Mensch sich als Person empfindet, die eine Beziehung zu anderen Personen hat, hat er in der primitiven Entwicklung schon einen langen Weg zurückgelegt.

Wir haben die Aufgabe, zu untersuchen, was in den Gefühlen und in der Persönlichkeit des Säuglings vor diesem Stadium vor sich geht, das wir bei Fünf- bis Sechsmonatigen erkennen, das aber auch später oder früher erreicht werden kann.

Es erhebt sich auch noch folgende Frage: Wie früh geschehen wichtige Dinge? Muss man z.B. schon das ungeborene Kind berücksichtigen? Und wenn ja, in welchem Alter nach der Empfängnis kommt die Psychologie ins Spiel? Meiner Ansicht nach gibt es, wenn mit fünf oder sechs Monaten ein wichtiges Stadium erreicht wird, ein weiteres wichtiges Stadium etwa zum Zeitpunkt der Geburt. Ich sage das, weil man große Unterschiede bemerken kann, wenn das Baby zu früh oder zu spät auf die Welt kommt. Ich glaube, dass der Säugling nach den neun Monaten der Schwangerschaft für die Gefühlsentwicklung reif wird; falls ein Säugling zu spät auf die Welt kommt, hat er dieses Stadium im Mutterleib erreicht, und man muss deshalb seine Gefühle vor und während der Geburt berücksichtigen. Andererseits erlebt ein zu früh geborenes Kind nicht viel Wesentliches, bis es das Alter erreicht hat, in dem es hätte auf die Welt kommen sollen, d.h. erst einige Wochen nach der Geburt. Jedenfalls lässt sich das als Diskussionsgrundlage annehmen.

Eine andere Frage lautet: Macht in psychischer Hinsicht vor dem Alter von fünf bis sechs Monaten irgendetwas einen *Unterschied*? Ich weiß, dass man in manchen Kreisen fest davon überzeugt ist, die Antwort sei »nein«. Man muss diese Anschauung gelten lassen, aber ich teile sie nicht.

Das Hauptziel dieser Abhandlung liegt darin, die These zu vertreten, dass die frühe Gefühlsentwicklung des Säuglings, bevor er sich selbst (und daher andere) als die ganze Person kennt, die er ist (und die sie sind), von wesentlicher Bedeutung ist, ja, dass hier der Schlüssel zu einer Psychopathologie der Psychose zu finden ist.

Frühe Entwicklungsprozesse

Es gibt drei Prozesse, die meiner Meinung nach sehr früh einsetzen: 1) Integration, 2) Personalisierung und 3) auf diese folgend, Würdigung von Zeit und Raum und anderen Eigenschaften der Realität – kurzum, das Erfassen der Wirklichkeit.

Sehr vieles, was wir als selbstverständlich ansehen, hat einen Anfang und Umstände gehabt, aus denen es sich entwickelt hat. Beispielsweise segeln manche Analysen unaufhaltsam ihrer Beendigung entgegen, ohne dass die Zeit jemals thematisiert und infrage gestellt wird. Aber ein Junge von neun Jahren, der gern mit der zweijährigen Ann spielte, interessierte sich eingehend für das Baby, das gerade unterwegs war. Er sagte: »Wenn das neue Kind geboren wird, wird es vor Ann auf die Welt kommen?« Sein Zeitgefühl ist noch sehr wackelig. Und eine psychotische Patientin wiederum konnte sich keine regelmäßige Zeiteinteilung zu eigen machen, denn wenn sie es versuchte, hatte sie dienstags keine Ahnung, ob es der Dienstag der vergangenen Woche, dieser Woche oder der Dienstag der nächsten Woche war.

Die Lokalisierung des Selbst im eigenen Körper wird oft als selbstverständlich angenommen, aber in der Analyse erkannte eine psychotische Patientin, dass sie als Baby geglaubt hatte, ihre Zwillingsschwester am anderen Ende des Kinderwagens sei sie selbst. Sie war sogar überrascht, wenn man ihre Zwillingsschwester aufnahm und sie doch blieb, wo sie war. Ihr Gefühl für sich selbst und für das Nicht-Selbst hatte sich noch nicht entwickelt.

Eine andere psychotische Patientin entdeckte in der Analyse, dass sie meistens in ihrem Kopf, hinter den Augen, lebte. Sie konnte aus ihren Augen nur wie aus Fenstern hinausschauen, merkte also nicht, was ihre Füße taten, und infolgedessen fiel sie leicht in Löcher und stolperte über Gegenstände. Sie hatte »keine Augen in den Füßen«. Sie empfand ihre Persönlichkeit nicht als etwas, das seinen Ort in ihrem Körper hatte; der war wie eine komplizierte Maschine, die sie mit bewusster Sorgfalt und Geschicklichkeit lenken musste. Eine andere Patientin lebte manchmal in einer Kiste, die 20 Meter hoch in der Luft schwebte, wobei sie mit ihrem Körper nur durch einen dünnen Faden verbunden war. In unseren Praxen kommen Beispiele für diesen Ausfall der primitiven Entwicklung jeden Tag vor, und anhand ihrer werden wir an die Wichtigkeit solcher Prozesse wie Integration, Personalisierung und Erfassung der Wirklichkeit erinnert.

Wir können annehmen, dass, theoretisch gesehen, die Persönlichkeit anfangs unintegriert ist, und dass es bei der regressiven Desintegration einen Primärzustand gibt, auf den die Regression hinführt. Wir postulieren eine primäre Unintegriertheit.

Die Desintegration der Persönlichkeit ist für den Psychiater ein wohlbekannter Zustand; ihre Psychopathologie ist höchst kompliziert. Eine Untersuchung dieser Erscheinungen in der Analyse zeigt jedoch, dass der primäre Zustand der Unintegriertheit eine Grundlage für die Desintegration bietet, und dass eine Verzögerung oder ein Ausfall der primären Integration die Voraussetzungen für eine Desintegration als Regression oder als Ergebnis des Versagens anderer Abwehrmöglichkeiten schafft.

Die Integration setzt unmittelbar mit Beginn des Lebens ein, aber bei unserer Arbeit können wir sie nie als selbstverständlich voraussetzen. Wir müssen bewusst darauf achten, ob sie vorhanden ist, und ihre Schwankungen beobachten.

Ein Beispiel für Phänomene von Unintegriertheit liefert die sehr häufige Erfahrung mit dem Patienten, der einem in allen Einzelheiten erzählt, wie er das Wochenende verbracht hat, und der am Ende zufrieden ist, wenn alles gesagt worden ist, obgleich der Analytiker das Gefühl hat, es sei keinerlei analytische Arbeit geleistet worden. Manchmal müssen wir dies als das Bedürfnis des Patienten deuten, von einem Menschen, dem Analytiker, in all seinen kleinen Eigenheiten und Einzelheiten erkannt zu werden. Erkannt zu werden bedeutet, dass der Patient sich wenigstens in der Person des Analytikers integriert fühlt. Das ist im Leben des Säuglings ein alltägliches Erlebnis, und ein Säugling, für den es nicht eine Person gab, die seine Einzelbestandteile zusammengesammelt hätte, ist in seiner eigenen Integrationsaufgabe behindert, und vielleicht kann er sie nicht erfolgreich lösen oder jedenfalls die Integration nicht zuversichtlich aufrechterhalten.

Die Integrationstendenz wird durch zwei Erfahrungsbereiche unterstützt: die Technik der Säuglingspflege, mit der ein Säugling warm gehalten, angefasst, gebadet, geschaukelt und angeredet wird, und die heftigen Trieberlebnisse, die meistens die Persönlichkeit von innen her zusammenhalten. Viele Säuglinge sind während bestimmter Perioden in den ersten 24 Stunden ihres Lebens auf dem Weg zur Integration schon einigermaßen fortgeschritten. Bei anderen verzögert sich dieser Vorgang oder es treten Rückschläge ein, und zwar wegen einer frühen Hemmung des »gierigen Angriffs«. Im Leben eines normalen Säuglings gibt es lange Phasen, in denen es ihm gleichgültig ist, ob er aus vielen Teilen besteht oder ein ganzes Wesen ist, ob er im Gesicht seiner Mutter lebt oder in seinem eigenen Körper, vorausgesetzt, dass er sich von Zeit zu Zeit als integrierte Einheit erlebt und etwas fühlt. Später werde ich versuchen zu erklären, warum Desintegration Angst erregt, während das bei der Unintegriertheit nicht der Fall ist.

Im Hinblick auf die Umwelt werden Teile der Säuglingspflegetechnik, der Anblick von Gesichtern, gehörte Klänge und wahrgenommene Gerüche nur ganz allmählich zu einem Wesen zusammengefügt, das später Mutter genannt wird. In der Übertragungssituation bei der Analyse von Psychotikern erhalten wir die deutlichsten Beweise dafür, dass der psychotische Zustand der Unintegriertheit auf einer primitiven Stufe der Gefühlsentwicklung des Individuums seinen natürlichen Ort hatte.

Manchmal wird angenommen, dass das Individuum im gesunden Zustand immer integriert sei, immer in seinem eigenen Körper lebe und immer fühlen könne, dass die Welt wirklich ist. Es gibt jedoch viel geistige Gesundheit, die die Qualität eines Symptoms hat, weil sie mit Angst belastet ist oder mit der Verleugnung von Verrücktheit, mit der Angst vor der angeborenen Fähigkeit jedes Menschen, unintegriert, entpersönlicht zu werden und die Welt als unwirklich zu empfinden (oder der Verleugnung dieser Fähigkeit). Jeder kann in diesen Zustand geraten, wenn er sehr lange nicht geschlafen hat[13].

Ebenso wichtig wie die Integration ist die Entwicklung des Gefühls, dass man als Person im eigenen Körper lebt. Auch hier sind es wieder die Trieberlebnisse und die wiederholte ruhige Erfahrung des Gepflegtwerdens, die allmählich das aufbauen, was man als zufriedenstellende Personalisierung bezeichnen kann. Wie bei der Desintegration sind auch bei der Depersonalisierung die psychotischen Erscheinungen mit Verzögerungen der Personalisierung in der frühesten Kindheit verknüpft.

Depersonalisierung kommt bei Erwachsenen und Kindern häufig vor; sie verbirgt sich beispielsweise oft in dem, was man Tiefschlaf nennt, und in schweren Erschöpfungszuständen mit Leichenblässe; die Leute sagen: »Sie ist meilenweit fort«, und sie haben recht.

Ein Problem, das mit dem der Personalisierung zusammenhängt, ist das der imaginären Gefährten der Kindheit. Sie sind keine einfachen Phantasiegeschöpfe. Die Untersuchung der Zukunft dieser imaginären Gefährten (in der Analyse) zeigt, dass sie manchmal ein »anderes Selbst« höchst primitiver Art sind. Ich kann das, was ich meine, hier nicht hinreichend klar formulieren, und es wäre auch nicht angebracht, dieses Detail jetzt ausführlich zu erklären. Ich möchte aber sagen, dass diese sehr primitive und magische Erschaffung imaginärer Gefährten sich leicht als Abwehr verwenden lässt, da sie auf magische Weise all die Ängste umgeht, die mit Einverleibung, Verdauung, Zurückhalten und Ausstoßen verbunden sind.

Dissoziation

Aus dem Problem der Unintegriertheit erwächst ein anderes, das der Dissoziation. Es ist nützlich, die Dissoziation in ihren anfänglichen oder natürlichen Formen zu studieren. Meiner Meinung nach erwächst aus der Unintegriertheit eine Reihe von Erscheinungen, die man dann Dissoziationen nennt, weil die Integration unvollständig oder bruchstückhaft geblieben ist. Es gibt etwa die Zustände von Ruhe und Erregung. Ich glaube, man kann nicht sagen, ein Säugling sei sich von Anfang an dessen bewusst, dass er, während er in seinem Bettchen dies oder jenes fühlt oder die Hautreize des Gebadetwerdens genießt, der gleiche ist, wie der, der nach unmittelbarer Befriedigung schreit und von dem Drang erfüllt ist, an etwas heranzukommen und es zu zerstören, wenn er nicht durch Milch befriedigt wird. Das bedeutet, dass er zunächst nicht weiß, dass die Mutter, die er durch seine ruhigen Erfahrungen aufbaut, das Gleiche ist wie die Macht hinter den Brüsten, die er zerstören möchte.

Ich glaube auch, dass nicht notwendigerweise ein integrierter Zusammenhang zwischen dem schlafenden und dem wachen Kind bestehen muss. Diese Integration kommt erst im Lauf der Zeit zustande. Sobald Träume in der Erinnerung haften bleiben und sogar auf irgendeine Weise einem Dritten mitgeteilt werden, nimmt die Dissoziation geringfügig ab; aber manche Leute erinnern sich niemals genau an ihre Träume, und Kinder sind sehr stark von Erwachsenen abhängig, um ihre Träume kennenlernen zu können. Bei kleinen Kindern ist es normal, dass sie Angst- und Schreckensträume haben. Bei solchen Gelegenheiten brauchen die Kinder jemanden, der ihnen hilft, sich an das zu erinnern, was sie geträumt haben. Es ist eine sehr nützliche Erfahrung, wenn ein Traum sowohl geträumt als auch behalten wird, gerade weil das eine Verminderung der Dissoziation bedeutet. Wie komplex eine solche Dissoziation bei einem Kind oder einem Erwachsenen auch sein mag, es bleibt eine Tatsache, dass sie ihren Ausgang von der natürlichen Abwechslung von Schlafen und Wachen nehmen kann, die von Geburt an vorhanden ist.

Tatsächlich kann man das Leben eines Säuglings im Wachzustand vielleicht als eine sich allmählich entwickelnde Dissoziation vom Schlafzustand bezeichnen.

Das künstlerische Schaffen tritt allmählich an die Stelle von Träumen oder ergänzt sie, und es ist für das Wohlbefinden des Individuums und daher für die Menschheit von wesentlicher Bedeutung.

Dissoziation ist ein außerordentlich weit verbreiteter Abwehrmechanismus, der zu überraschenden Ergebnissen führt. Das Stadtleben beispielsweise ist eine Dissoziation, die für die Kultur schwerwiegende Folgen hat. Ebenso steht es mit Krieg und Frieden. Die Extremformen bei Geisteskrankheiten sind wohlbekannt. In der Kindheit zeigt sich die Dissoziation z.B. in so häufig vorkommenden Zuständen wie Schlafwandeln, Stuhlinkontinenz, in manchen Formen des Schielens und so fort. Bei der Beurteilung einer Persönlichkeit kann man die Dissoziation sehr leicht übersehen.

Realitätsanpassung

Nehmen wir nun an, die Integration sei erreicht. Damit kommen wir zu einem weiteren, sehr umfangreichen Thema, dem der primären Beziehung zur äußeren Realität. Bei gewöhnlichen Analysen können wir das Erreichen dieser Stufe der emotionalen Entwicklung, das sehr vielgestaltig ist, als selbstverständlich voraussetzen, und tun dies auch. Das Erreichen dieser Stufe stellt einen großen Fortschritt in der emotionalen Entwicklung dar, der aber nie endgültig und nie abgeschlossen ist. Viele Fälle, die wir als ungeeignet für eine Analyse ansehen, sind tatsächlich ungeeignet, wenn wir nicht mit den Übertragungsschwierigkeiten fertig werden können, die mit dem Fehlen einer echten Beziehung zur äußeren Realität verbunden sind. Wenn wir eine Analyse von Psychotikern für möglich halten, stellen wir fest, dass bei manchen Analysen dieser grundlegende Mangel an echter Beziehung zur äußeren Realität nahezu das ganze Problem ist.

Ich will versuchen, diese Erscheinung auf die einfachste mögliche Weise zu beschreiben, wie ich sie sehe. Was das Baby und die Mutterbrust anbelangt (ich behaupte nicht, dass die Brust zur Übermittlung der Mutterliebe unentbehrlich ist), hat das Baby Triebregungen und räuberische Vorstellungen. Die Mutter hat eine Brust, kann Milch produzieren und hat die Vorstellung, sie würde sich gern von einem hungrigen Baby angreifen lassen. Diese beiden Erscheinungen treten nicht zueinander in Beziehung, bis Mutter und Kind eine *gemeinsame lebendige Erfahrung miteinander* machen. Die Mutter muss, da sie reif und körperlich voll ausgewachsen ist, diejenige sein, die Toleranz und Verständnis aufbringt, sodass sie es ist, die eine Situation schafft, die unter günstigen Umständen dazu führt, dass der Säugling eine erste Bindung an ein äußeres Objekt herstellt, ein Objekt, das vom Standpunkt des Säuglings aus außerhalb seines Selbst liegt.

Ich stelle mir den Prozess so vor, als ob sich aus entgegengesetzten Richtungen zwei Linien einander näherten, die sich wahrscheinlich berühren werden. Wenn sie sich schneiden, entsteht ein Augenblick der *Illusion* – ein Stückchen Erfahrung, das der Säugling *entweder* als seine eigene Halluzination *oder* als ein Ding nehmen kann, das zur äußeren Realität gehört.

Mit anderen Worten: Der Säugling kommt zur Brust, wenn er erregt und bereit ist, etwas zu halluzinieren, was man angreifen kann. In eben diesem Augenblick tritt die wirkliche Brustwarze in Erscheinung, und er kann das Gefühl haben, er habe gerade diese Brustwarze halluziniert. So werden seine Vorstellungen durch wirkliche Einzelheiten von Gesehenem, Gefühltem und Gerochenem bereichert, und beim nächsten Mal wird dieses Material in der Halluzination benützt. Auf diese Weise beginnt der Säugling sich die Fähigkeit aufzubauen, das herbeizuzaubern, was tatsächlich verfügbar ist. Die Mutter muss dem Säugling fortgesetzt diese Art von Erfahrungen verschaffen. Der Vorgang wird unendlich vereinfacht, wenn der Säugling von einer Person und mit Hilfe einer gleich bleibenden Technik versorgt wird. Es scheint, als sei der Säugling tatsächlich darauf angelegt, von Geburt an von seiner eigenen Mutter versorgt zu werden, oder, falls das nicht möglich ist, von einer Adoptivmutter und nicht von verschiedenen Pflegerinnen.

Besonders zu Anfang sind Mütter lebenswichtig, und es ist tatsächlich die Aufgabe der Mutter, ihren Säugling vor Komplikationen zu schützen, die er noch nicht verstehen kann, und ständig weiterhin den vereinfachten Ausschnitt der Welt zur Verfügung zu stellen, den der Säugling durch sie kennenlernt. Nur auf einer solchen Grundlage lässt sich Objektivität oder eine wissenschaftliche Einstellung aufbauen. Jeder Mangel an Objektivität, gleichgültig, zu welchem Zeitpunkt er auftritt, hängt mit einem Versagen auf dieser Stufe der primitiven emotionalen Entwicklung zusammen. Nur auf einer Grundlage der Gleichförmigkeit kann eine Mutter gewinnbringend Vielfalt bieten.

Eine Folge der Anerkennung der äußeren Realität sind die Vorteile, die man aus ihr gewinnen kann. Wir hören oft von den als sehr hart empfundenen Versagungen, die die äußere Realität Menschen auferlegt, aber weniger oft von der Erleichterung und Befriedigung, die sie zu bieten hat. Im Vergleich zur imaginären Milch ist die wirkliche Milch befriedigend, aber darauf kommt es nicht an. Es kommt darauf an, dass in der Phantasie die Dinge durch Zauber bewirkt werden: Die Phantasie kennt keine Bremsen, und Liebe und Hass rufen höchst beunruhigende Wirkungen hervor. Die äußere Realität hat eingebaute Bremsen; man kann sie untersuchen und kennenlernen, und die Phantasie ist in ihrer vollen Stärke wirklich nur zu ertragen, wenn die objektive Realität richtig eingeschätzt wird. Das Subjektive ist ungeheuer wertvoll, aber so beunruhigend und magisch, dass man es nur als Parallele zum Objektiven genießen kann.

Man wird sehen, dass die Phantasie nicht etwas ist, was das Individuum sich erschafft, um mit den Versagungen der äußeren Realität fertig zu werden. Das trifft nur für das Phantasieren zu. Die Phantasie geht der Realität voraus, und die Bereicherung der Phantasie durch die Reichtümer der Welt ist abhängig vom Erlebnis der Illusion.

Es ist interessant, die Beziehung des Individuums zu den Objekten in der selbst geschaffenen Phantasiewelt zu untersuchen. Tatsächlich sind in dieser selbst geschaffenen Welt alle Stufen von Entwicklung und Verfeinerung vorhanden, und zwar gemäß dem Umfang der erlebten Illusion, also auch entsprechend dem Maß, in dem die selbst geschaffene Welt wahrgenommene Objekte der äußeren Welt als Material benutzen konnte oder nicht. Dieser Sachverhalt muss in einem anderen Rahmen offensichtlich noch sehr viel ausführlicher behandelt werden.

Auf der primitivsten Stufe, die bei Krankheit erhalten bleiben und bis zu der eine Regression hinabreichen kann, verhält sich das Objekt gemäß magischen Gesetzen, d.h. es existiert, wenn es gewünscht wird, es nähert sich, wenn man sich ihm nähert und es verletzt, wenn es verletzt wird. Zuletzt verschwindet es, wenn es nicht gebraucht wird.

Dieses letztere erregt das größte Entsetzen und ist nichts als völlige Vernichtung. Als Folge von Befriedigung das Objekt nicht mehr zu brauchen, bedeutet, es zu vernichten. Das ist ein Grund, warum Säuglinge nach einer befriedigenden Fütterung nicht immer fröhlich und zufrieden sind. Einer meiner Patienten nahm diese Angst bis in sein Erwachsenenleben mit herüber und entwuchs ihr erst in der Analyse; er war ein Mann, der mit seiner Mutter und in seinem Elternhaus außerordentlich gute frühe Erfahrungen gemacht hatte[14]. Am meisten fürchtete er die Befriedigung.

Mir ist klar, dass ich das große Problem der ersten Schritte in der Entwicklung einer Beziehung zur äußeren Realität und die Beziehung der Phantasie zur Realität nur in groben Umrissen dargestellt habe. Sehr bald müssen wir Vorstellungen von Einverleibung hinzufügen. Aber zu Anfang muss ein einfacher *Kontakt* zur äußeren oder mit anderen geteilten Realität hergestellt werden; das geschieht, indem der Säugling halluziniert und die Welt sich ihm darbietet, wobei der Säugling Augenblicke der Illusion erlebt, in denen er beides für identisch hält, was in Wirklichkeit niemals der Fall ist.

Damit diese Illusion im Seelenleben des Säuglings erzeugt werden kann, muss sich ein Mensch ständig die Mühe machen, dem Baby die Welt in verstehbarer Form und in eben der eingeschränkten Weise, die seinen Bedürfnissen entspricht, nahezubringen. Aus diesem Grund kann ein Baby psychisch oder physisch nicht allein existieren, und es braucht zunächst wirklich einen Menschen, der es versorgt.

Das Thema »Illusion« ist sehr weit gespannt und muss erforscht werden; man wird feststellen, dass es den Schlüssel für das Interesse der Kinder an Seifenblasen und Wolken und Regenbogen und allen geheimnisvollen Erscheinungen liefert, ebenso für ihr Interesse an Staubflocken, das aus der Triebtheorie äußerst schwierig direkt zu erklären ist. Hier liegt auch irgendwo das Interesse am Atem begründet, bei dem niemals eine Entscheidung darüber fällt, ob er in erster Linie von innen oder von außen kommt, und der eine Basis für die Vorstellung von Geist, Seele und Anima bietet.

Primitive Erbarmungslosigkeit (das Stadium vor der Besorgnis)

Wir sind jetzt in der Lage, uns die früheste Art der Beziehung zwischen einem Baby und seiner Mutter anzusehen.

Wenn man davon ausgeht, dass das Individuum im Begriff steht, sich zu integrieren und zu personalisieren, und im Bereich des Erfassens der Wirklichkeit einen guten Anfang gemacht hat, muss es noch einen langen Weg zurücklegen, bevor es als ganze Person zu einer ganzen Mutter in Beziehung tritt und in Bezug auf die Wirkung seiner Gedanken und Handlungen um sie besorgt ist.

Wir müssen eine frühe erbarmungslose Objektbeziehung annehmen. Das mag auch wieder nur eine theoretische Phase sein, und gewiss kann niemand nach dem Stadium der Besorgnis erbarmungslos sein, es sei denn in einem dissoziierten Zustand. Aber Zustände erbarmungsloser Dissoziation kommen in der frühen Kindheit häufig vor; sie treten bei bestimmten Arten von Verwahrlosung zutage, ebenso in der Verrücktheit, und müssen auch im gesunden Zustand verfügbar sein. Das normale Kind genießt eine erbarmungslose Beziehung zu seiner Mutter, die meistens im Spiel zum Vorschein kommt, und es braucht seine Mutter, weil man nur von ihr erwarten kann, dass sie seine erbarmungslose Beziehung zu ihr – gerade im Spiel – erträgt, denn sie wird dadurch wirklich verletzt und erschöpft. Ohne dieses Spiel mit ihr kann das Kind sein erbarmungsloses Selbst lediglich verstecken und es in einem Zustand von Dissoziation ans Licht kommen lassen[15].

Hier kann ich die große Angst vor der Desintegration anführen, die im Gegensatz zur einfachen Hinnahme der primären Unintegriertheit steht. Sobald das Individuum das Stadium der Besorgnis erreicht hat, kann es den Folgen seiner Triebimpulse gegenüber nicht mehr blind sein, ebenso wenig den Handlungen von Teilen seines Selbst gegenüber wie denen des beißenden Mundes, der durchbohrenden Augen, des durchdringenden Geschreis, der gierenden Kehle usw. usw. Desintegration bedeutet ein Sich-Überlassen an die Triebimpulse, die unkontrolliert sind, weil sie aus sich heraus agieren, und außerdem beschwört das die Vorstellung von gleichermaßen ungesteuerten (weil dissoziierten) Impulsen herauf, die sich gegen das Individuum selbst richten[16].

Primitive Vergeltung

Gehen wir um die Hälfte eines Stadium zurück: Es ist, glaube ich, üblich, eine noch primitivere Objektbeziehung zu postulieren, in der das Objekt rachsüchtig handelt. Sie geht einer echten Beziehung zur äußeren Realität voraus. In diesem Fall ist das Objekt oder die Umwelt ebenso sehr Teil des Selbst wie der Triebimpuls, der das Objekt hervorzaubert[17].

In einfacher Umkehrung der frühen Ursprünge und ihrer daher primitiven Qualität lebt das Individuum in einer Umgebung, die es selbst ist, und das ist wirklich ein armseliges Leben. Es gibt keine Weiterentwicklung, weil keine Bereicherung durch die äußere Realität stattfindet.

Um die Anwendung dieser Ideen zu veranschaulichen, füge ich eine Bemerkung über das Daumenlutschen (das Lutschen an der Faust und am Finger eingeschlossen) hinzu. Man kann es von Geburt an beobachten und daher annehmen, dass es eine Bedeutung hat, die sich von der äußersten Einfachheit bis hin zur höchsten Verfeinerung entwickelt, und es ist sowohl als normale Betätigung als auch als Symptom von emotionalen Störungen wichtig.

Wir sind vertraut mit dem Aspekt des Daumenlutschens, der mit dem Begriff »autoerotisch« erfasst wird. Der Mund ist eine erogene Zone, die im Säuglingsalter eine besondere Rolle spielt, und das daumenlutschende Kind empfindet Lust. Es hat auch lustvolle Vorstellungen.

Wenn das Kind seine Finger durch zu starkes oder fortwährendes Lutschen beschädigt, kommt auch Hass zum Ausdruck, und es nimmt auf jeden Fall bald auch das Nägelbeißen zu Hilfe, um mit diesem Teil seiner Gefühle fertig zu werden. Es verletzt sich auch leicht am Mund. Aber es ist nicht sicher, dass all der Schaden, der auf diese Weise einem Finger oder einem Mund zugefügt werden kann, auf Hass zurückzuführen ist. Es scheint auch das Bestandteil darin enthalten zu sein, dass irgendetwas leiden muss, wenn der Säugling Lust erleben soll: Das Objekt der primitiven Liebe leidet dadurch, dass es geliebt wird; abgesehen von möglichem Hass.

Wir können im Daumenlutschen, im Lutschen am Finger und besonders im Nägelbeißen sehen, wie Liebe und Hass gegen die eigene Person gekehrt werden, etwa aus dem Bedürfnis heraus, das äußere Objekt des Interesses zu schonen. Eine Wendung gegen das eigene Selbst kommt auch dann vor, wenn die Liebe zu einem äußeren Objekt frustriert wird.

Mit einer solchen Aussage wird das Thema nicht erschöpfend behandelt; es verlangt vielmehr nach weiterer Untersuchung.

Ich nehme an, jedermann wäre mit mir der Meinung, dass das Daumenlutschen auch zur Tröstung dient, nicht nur zum Lustgewinn; die Faust oder der Finger vertritt die Brust oder die Mutter oder jemand anderes. Ein Kind von ungefähr vier Monaten reagierte z.B. auf den Verlust seiner Mutter mit der Tendenz, sich die Faust bis in die Kehle zu stecken, sodass es gestorben wäre, wenn man es nicht davon abgehalten hätte.

Während das Daumenlutschen normal und überall verbreitet ist und in die Verwendung des Schnullers übergeht – wie auch in verschiedene Betätigungen normaler Erwachsener – trifft es ebenso zu, dass das Daumenlutschen von Schizoiden beibehalten wird, und in solchen Fällen ist es außerordentlich zwanghaft. Bei einem meiner Patienten verwandelte es sich, als dieser zehn Jahre alt war, in den Zwang, ständig zu lesen.

Diese Erscheinungen kann man nur aufgrund der Annahme erklären, dass die Handlung ein Versuch ist, das Objekt (die Brust usw.) zu lokalisieren, es auf halbem Wege zwischen drinnen und draußen zu halten. Dies ist entweder eine Abwehr gegen einen Objektverlust in der äußeren Welt oder im Körperinneren, d.h. gegen einen Verlust der Kontrolle des Objekts.

Ich zweifle nicht daran, dass auch das normale Daumenlutschen diese Funktion hat.

Das autoerotische Element ist nicht immer von besonderer Bedeutung, und der Gebrauch des Schnullers und der Faust wird sicherlich bald zu einer Form von deutlicher Abwehr gegen Gefühle der Unsicherheit und andere primitive Ängste.

Schließlich ermöglicht jedes Saugen an der Faust eine brauchbare Dramatisierung der primitiven Objektbeziehung, in der das Objekt ebenso sehr das Individuum wie der Wunsch nach einem Objekt ist, weil es aus dem Wunsch heraus geschaffen oder halluziniert wird, und anfänglich ist es unabhängig von jeglicher Mitwirkung der äußeren Realität.

Manche Babys stecken einen Finger in den Mund, während sie an der Brust trinken; sie halten auf diese Weise (gewissermaßen) an der selbst geschaffenen Realität fest, während sie sich der äußeren Realität bedienen.

Zusammenfassung

Es wurde der Versuch unternommen, die primitiven emotionalen Prozesse zu erklären, die im frühen Säuglingsalter normal sind und bei Psychosen als Regressionserscheinungen zutage treten.

III. Hass in der Gegenübertragung[18]

In dieser Abhandlung möchte ich einen Teilaspekt des Gesamtproblems der Ambivalenz untersuchen, den Hass in der Gegenübertragung. Ich glaube, dass die Aufgabe des Analytikers (man mag ihn einen Forschungs-Analytiker nennen), der die Analyse eines Psychotikers durchführt, durch dieses Phänomen stark erschwert wird, und dass die Analyse von Psychotikern unmöglich wird, wenn dem Analytiker sein eigener Hass nicht ganz bewusst ist und er ihn nicht außerordentlich gut im Griff hat. Dies bedeutet das Gleiche, als würde man sagen, dass der Analytiker selber analysiert sein müsse; es unterstreicht aber auch, dass die Analyse eines Psychotikers im Vergleich zu der eines Neurotikers beschwerlich ist, und das liegt in der Natur der Sache.

Auch außerhalb der psychoanalytischen Behandlung ist der Umgang mit einem Psychotiker notwendigerweise beschwerlich. Ich habe von Zeit zu Zeit äußerst kritische Bemerkungen über die modernen Tendenzen in der Psychiatrie gemacht, die allzu schnell zur Elektroschocktherapie und zur drastischen Leukotomie greift (Winnicott 1947, 1949). Wegen dieser von mir geäußerten Kritik möchte ich auch der erste sein, der die extremen Schwierigkeiten, die die Aufgabe des Psychiaters und insbesondere der Krankenschwester in der Psychiatrie mit sich bringt, anerkennt. Geisteskranke Patienten sind für jene, die sie pflegen, notwendigerweise eine schwere emotionale Belastung. Man kann Nachsicht mit denen, die solche Arbeit tun, haben, wenn sie schreckliche Dinge tun. Das bedeutet jedoch nicht, dass wir alles, was Psychiater und Neurochirurgen unternehmen, als etwas akzeptieren müssen, das nach wissenschaftlichen Prinzipien vernünftig ist.

Was ich im Folgenden sagen möchte, betrifft zwar die Psychoanalyse, ist aber in Wirklichkeit auch für den Psychiater nützlich, selbst wenn seine Art des Arbeitens ihn in keinerlei analytisch orientierte Beziehung zum Patienten führt.

Wenn der Psychoanalytiker dem Psychiater helfen will, muss er nicht nur die primitiven Stadien der Gefühlsentwicklung des kranken Individuums für ihn untersuchen, sondern auch die Natur der emotionalen Belastung, die der Psychiater bei seiner Arbeit zu tragen hat. Was wir Analytiker als Gegenübertragung bezeichnen, muss auch der Psychiater verstehen. Auch wenn er seine Patienten noch so sehr liebt, kann er es nicht vermeiden, sie zu hassen und zu fürchten, und je besser er sich dessen bewusst ist, desto weniger werden Hass und Furcht die bestimmenden Beweggründe für seinen Umgang mit seinen Patienten sein.

Man kann die Gegenübertragungsphänomene folgendermaßen klassifizieren:

1. Abnorme Gegenübertragungs-Gefühle und verfestigte Beziehungen und Identifizierungen, die der Analytiker bei sich selbst verdrängt hat. Dazu ist zu sagen, dass der Analytiker mehr eigene Analyse braucht, und wir glauben, dass dieses Problem weniger die Psychoanalytiker als die Psychotherapeuten im Allgemeinen betrifft.
2. Die Identifizierungen und Tendenzen, die zu den persönlichen Erfahrungen und zur persönlichen Entwicklung des Analytikers gehören und den positiven Rahmen für seine analytische Arbeit liefern und zur Folge haben, dass seine Arbeit von anderer Qualität ist als die jedes anderen Analytikers.
3. Von diesen beiden unterscheide ich die wirklich objektive Gegenübertragung oder – wenn das zu schwierig ist – die Liebe und den Hass des Analytikers, mit denen er auf die wirkliche Persönlichkeit und das wirkliche Verhalten des Patienten reagiert, wie sie sich ihm bei objektiver Beobachtung darstellen.

Ich bin der Meinung, dass jeder Analytiker, der Psychotiker oder Antisoziale analysieren will, sich seiner Gegenübertragung so deutlich bewusst sein muss, dass er seine *objektiven* Reaktionen gegenüber dem Patienten davon trennen und untersuchen kann. Darunter ist auch Hass. Manchmal sind die Gegenübertragungsphänomene das Wichtigste in der Analyse.

Ich glaube, dass der Patient am Analytiker nur das schätzen kann, was er selber zu fühlen in der Lage ist. In Bezug auf die Antriebe: Der *Zwanghafte* wird wahrscheinlich vermuten, der Analytiker vollziehe seine Arbeit auf eine sinnlose und zwanghafte Weise. Der *hypomanische* Patient, der nicht deprimiert sein kann, außer in einem schwerwiegenden Stimmungsumschwung, und in dessen Gefühlsentwicklung die depressive Position nicht sicher etabliert worden ist, der kein tiefes Schuldgefühl empfinden kann, dem auch das Gefühl für Besorgnis oder Verantwortlichkeit fehlt, kann die Arbeit des Analytikers nicht als einen Versuch sehen, Wiedergutmachung in Bezug auf seine eigenen

Schuldgefühle (des Analytikers) zu leisten. Der *neurotische* Patient neigt dazu, den Analytiker als dem Patienten gegenüber ambivalent zu sehen und zu erwarten, er werde eine Spaltung von Liebe und Hass zeigen; wenn er Glück hat, bekommt dieser Patient die Liebe, weil der Analytiker seinen Hass gegen jemand anders richtet. Müsste daraus nicht folgen, dass ein *Psychotiker*, der in einem Gefühlszustand verharrt, in dem Liebe und Hass zusammenfallen, zutiefst überzeugt wäre, dass auch der Analytiker nur zu einer Beziehung fähig ist, der der gleiche rohe und gefährliche Zustand der Gleichzeitigkeit von Liebe und Hass zugrunde liegt? Falls der Analytiker Liebe zeigt, tötet er gewiss im gleichen Augenblick den Patienten.

Diese Gleichzeitigkeit von Liebe und Hass ist ein ständig wiederkehrendes Merkmal der Analyse von Psychotikern und verursacht Schwierigkeiten im Umgang mit dem Patienten, die die Kräfte des Analytikers leicht überfordern können. Diese Gleichzeitigkeit von Liebe und Hass, von der ich hier spreche, ist etwas anderes als die aggressive Komponente, die den primitiven Liebesimpuls kompliziert; sie weist darauf hin, dass in der Geschichte des Patienten zur Zeit der ersten Triebimpulse in Richtung einer Objektfindung die Umwelt versagt haben muss.

Wenn der Analytiker damit rechnen muss, dass ihm ungehobelte Gefühle zugeschrieben werden, ist er vorgewarnt und damit gewappnet, denn er muss es ertragen, dass er in diese Lage gebracht wird. Vor allem darf er nicht den Hass leugnen, der wirklich in ihm vorhanden ist. Ein Hass, der im aktuellen Rahmen *gerechtfertigt* ist, muss ausgesondert, »auf Eis gelegt« und für eine Deutung zu gegebener Zeit aufbewahrt werden.

Wenn wir fähig werden sollen, psychotische Patienten zu analysieren, müssen wir in uns selbst bis zu sehr primitiven Verhältnissen hinuntergestiegen sein, und dies ist nur ein weiteres Beispiel für die Tatsache, dass die Lösung vieler undurchschaubarer Probleme der psychoanalytischen Praxis in einer Fortführung der Analyse des Analytikers liegt. (Psychoanalytische Forschung ist vielleicht immer in gewissem Maß ein Versuch des betreffenden Analytikers, die Arbeit seiner eigenen Analyse weiter voranzutreiben, als es mit seinem eigenen Analytiker möglich war.)

Eine Hauptaufgabe des Analytikers besteht bei jedem Patienten darin, in Bezug auf alles, was der Patient vorbringt, Objektivität zu bewahren; eine besondere Variante davon ist der Umstand, dass der Analytiker fähig sein muss, den Patienten objektiv zu hassen.

Gibt es in unserer gewöhnlichen analytischen Arbeit nicht viele Situationen, in denen der Hass des Analytikers gerechtfertigt ist? Ich hatte einmal einen Patienten, einen sehr schlimmen Zwangsneurotiker, der mir einige Jahre lang fast ekelhaft war. Ich kam mir deswegen schäbig vor, bis die Analyse eine Wendung nahm und der Patient liebenswert wurde, und dann wurde mir klar, dass seine Nichtliebenswürdigkeit ein unbewusst determiniertes aktives Symptom gewesen war. Es war wirklich ein großartiger Tag für mich, als ich (sehr viel später) dem Patienten tatsächlich sagen konnte, dass seine Freunde und ich uns von ihm abgestoßen gefühlt hatten, dass er aber zu krank gewesen sei, als dass wir es ihn hätten wissen lassen können. Auch für ihn war es ein wichtiger Tag, ein ungeheurer Fortschritt in seiner Anpassung an die Realität.

In der gewöhnlichen Analyse hat der Analytiker im Umgang mit seinem eigenen Hass keine Schwierigkeiten. Dieser Hass bleibt latent. Die Hauptsache ist natürlich, dass er durch seine eigene Analyse von allzu gewaltigen Ansammlungen von unbewusstem Hass, die zur Vergangenheit und zu inneren Konflikten gehören, befreit worden ist. Es gibt andere Gründe, warum Hass nicht geäußert und nicht einmal als solcher empfunden wird:

> Die Analyse ist die Arbeit, die ich mir erwählt habe, die Art und Weise, durch die ich nach meinem Gefühl mit meiner eigenen Schuld am besten fertig werden kann, die Art und Weise, wie ich mich konstruktiv ausdrücken kann.
> Ich werde bezahlt oder ich bin in der Ausbildung, um mir durch psychoanalytische Arbeit einen Platz in der Gesellschaft zu schaffen.
> Ich bin mit Entdeckungen beschäftigt.
> Ich bekomme meine unmittelbare Belohnung durch die Identifizierung mit dem Patienten, der Fortschritte macht, und weiter in der Ferne, nach dem Ende der Behandlung habe ich noch größere Belohnung zu erwarten.
> Außerdem habe ich als Analytiker Möglichkeiten, Hass auszudrücken. Hass kommt darin zum Ausdruck, dass es ein »Ende der Stunde« gibt.
> Ich glaube, dies trifft zu, selbst wenn es überhaupt keine Schwierigkeiten gibt und der Patient zufrieden geht. In vielen Analysen kann man diese Dinge als selbstverständlich voraussetzen, sodass sie kaum jemals erwähnt werden, und die analytische Arbeit vollzieht sich mittels verbaler Deutung der entstehenden unbewussten Übertragung des Patienten. Der Analytiker übernimmt die Rolle der einen oder anderen hilfreichen Gestalt aus der Kindheit des Patienten. Er kassiert für die Erfolge jener, die die Drecksarbeit getan haben, als der Patient noch ein kleines Kind war.

Diese Dinge gehören zur Beschreibung der gewöhnlichen psychoanalytischen Arbeit, bei der es meistens um Patienten geht, deren Symptome neurotischer Art sind.

Bei der Analyse von Psychotikern hingegen muss der Analytiker eine nach

Grad und Zuschnitt ganz anders geartete Anstrengung auf sich nehmen, und genau diese versuche ich zu beschreiben.

Vor kurzer Zeit hatte ich ein paar Tage lang das Gefühl, schlechte Arbeit zu leisten. Bei jedem meiner Patienten machte ich Fehler. Die Schwierigkeit lag in mir selbst; sie war zum Teil persönlicher Art, hing aber hauptsächlich damit zusammen, dass ich in meiner Beziehung zu einer bestimmten psychotischen (Forschungs-)Patientin einen Kulminationspunkt erreicht hatte. Die Schwierigkeit verschwand, nachdem ich einen Traum von der Art gehabt hatte, die man manchmal als »heilende Träume« bezeichnet. (Nebenbei möchte ich bemerken, dass ich während meiner Analyse und in den Jahren seit ihrem Ende eine lange Reihe von derartigen heilenden Träumen gehabt habe, die zwar häufig unangenehm waren, jedoch jedesmal meine Ankunft auf einer neuen Stufe in der emotionalen Entwicklung bezeichneten.)

Bei der eben erwähnten Gelegenheit war ich mir schon beim Aufwachen oder sogar schon vorher über die Bedeutung des Traumes klar. Der Traum hatte zwei Phasen. In der ersten war ich auf dem »Olymp« in einem Theater und schaute auf die Leute hinunter, die tief unter mir im Parkett saßen. Ich fühlte große Angst, als könnte mir ein Körperteil abhanden kommen. Das entsprach meinem Gefühl, das ich auf der Spitze des Eiffelturms hatte, wo ich meinte, wenn ich meine Hand über das Geländer hinaus hielte, würde sie abfallen und bis auf den Boden hinunterstürzen. Das wäre gewöhnliche Kastrationsangst.

In der nächsten Phase des Traumes merkte ich, dass die Leute im Parkett einem Schauspiel zusahen, und ich war nun durch sie mit dem verbunden, was sich auf der Bühne ereignete. Jetzt entwickelte sich eine neue Art von Angst. Ich wusste plötzlich, dass mein Körper überhaupt keine rechte Seite hatte. Dies war kein Kastrationstraum. Es war die Empfindung, jenen Teil des Körpers nicht zu haben. Beim Erwachen wurde ich mir bewusst, dass ich auf einer sehr tiefen Ebene verstanden hatte, was zu jener Zeit meine Schwierigkeit war. Der erste Teil des Traumes stellte die gewöhnlichen Ängste dar, die sich in Bezug auf unbewusste Phantasien meiner neurotischen Patienten entwickeln konnten. Wenn sich diese Patienten für meine Hand oder für meine Finger interessierten, geriete ich in Gefahr, sie zu verlieren. Diese Art von Angst war mir vertraut, und sie war einigermaßen erträglich.

Der zweite Teil des Traumes hingegen bezog sich auf meine Beziehung zu der psychotischen Patientin. Diese Patientin forderte von mir, ich sollte überhaupt keine Beziehung zu ihrem Körper haben, nicht einmal in der Vorstellung; es gab keinen Körper, den sie als den ihren erkannte, und wenn sie überhaupt existierte, konnte sie sich nur als einen denkenden Geist empfinden. Jede Bezugnahme auf ihren Körper rief paranoide Ängste hervor, denn wenn man behauptete, sie habe einen Körper, verfolgte man sie schon. Was sie dringend von mir benötigte, war, dass ich meinerseits auch nur einen Geist haben sollte, der zu dem ihren sprach. Auf dem Höhepunkt meiner Schwierigkeiten am Abend vor dem Traum war ich ärgerlich geworden und hatte gesagt, was sie von mir brauche, sei nur wenig besser als Haarspalterei. Das hatte eine katastrophale Wirkung, und es dauerte viele Wochen, bis sich die Analyse von meinem Schnitzer erholte. Das Wesentliche war jedoch, dass ich meine eigene Angst begriff, und dies wurde in dem Traum durch das Fehlen meiner rechten Körperseite repräsentiert, die ich vermisste, als ich mich zu dem Stück in Beziehung setzen wollte, das die Leute im Parkett sich ansahen. Diese rechte Seite meines Körpers war die Seite, die zu dieser Patientin in Beziehung stand, und sie wurde daher durch ihr Bedürfnis berührt, selbst eine imaginäre Beziehung zwischen unseren Körpern absolut zu leugnen. Diese Verleugnung brachte in mir diesen psychotischen Typus von Angst hervor, der viel weniger erträglich war als gewöhnliche Kastrationsangst. Welche anderen Deutungen man in Bezug auf diesen Traum auch geben könnte: Die Folge des Umstandes, dass ich ihn geträumt und behalten hatte, war, dass ich diese Analyse wieder aufnehmen und sogar den Schaden beheben konnte, der ihr durch meine Reizbarkeit zugefügt worden war, die ihren Ursprung in reaktiver Angst von eben der Art hatte, die meinem Kontakt mit einer Patientin ohne Körper entsprach.

Der Analytiker muss darauf vorbereitet sein, Anstrengungen zu ertragen, ohne zu erwarten, dass der Patient irgendetwas von dem erkennt, was er tut, und das vielleicht über einen langen Zeitraum. Um dazu in der Lage zu sein, muss er sich seiner eigenen Furcht und seines eigenen Hasses deutlich bewusst sein. Er ist in der Lage der Mutter eines ungeborenen oder neugeborenen Kindes. Irgendwann einmal sollte er fähig sein, seinem Patienten zu sagen, was er um des Patienten willen durchgemacht hat, aber die Analyse gedeiht vielleicht nie so weit. Vielleicht gibt es in der Vergangenheit des Patienten zu wenig gute Erfahrungen, als dass man damit arbeiten könnte. Was kann man tun, wenn im frühen Säuglingsalter keine zufriedenstellende Beziehung bestanden hat, die der Analytiker in der Übertragung benützen könnte?

Es besteht ein großer Unterschied zwischen den Patienten mit befriedigenden frühkindlichen Erfahrungen, die man in der Übertragung entdecken kann, und jenen, deren allerfrüheste Erfahrungen so mangelhaft oder so gestört waren, dass der Analytiker der erste Mensch im Leben des Patienten sein muss, der ihn mit bestimmten grundlegenden, unentbehrlichen Umweltelementen versorgt. Bei der Behandlung eines Patienten der letzteren Art werden viele Faktoren in der analytischen Technik höchst wichtig, die man bei der Behandlung von Patienten des ersten Typus als selbstverständlich voraussetzen kann.

Ich habe einmal einen Kollegen gefragt, ob er im Dunkeln analysiert, und er sagte: »Aber nein! Es ist doch gewiss unsere Aufgabe, eine normale Umwelt zu bieten, und die Dunkelheit wäre unnormal.« Er war überrascht von meiner Frage. Er war auf die Analyse von Neurotikern eingestellt. Aber diese Bereitstellung und Aufrechterhaltung einer normalen Umwelt kann bei der Analyse eines Psychotikers an sich schon eine lebenswichtige Sache sein, sie kann tatsächlich manchmal noch wichtiger sein als die verbalen Deutungen, die auch gegeben werden müssen. Für den Neurotiker können die Couch, die Wärme und die Behaglichkeit *symbolisch* für die Liebe der Mutter stehen; beim Psychotiker wäre es angemessener zu sagen, diese Dinge *seien* physischer Ausdruck der Liebe des Analytikers. Die Couch *ist* der Schoß oder der Mutterleib des Analytikers, und die Wärme *ist* die lebendige Körperwärme des Analytikers. Und so weiter.

Ich hoffe, dass in meinen Äußerungen zu diesem meinem Thema ein Fortschritt festzustellen ist. Der Hass des Analytikers ist normalerweise latent und lässt sich auch leicht latent halten. Bei der Analyse von Psychotikern fällt es dem Analytiker schwerer, seinen Hass latent zu halten, und er kann das nur dadurch zustande bringen, dass er sich seines Hasses deutlich bewusst ist. Ich möchte hinzufügen, dass in bestimmten Phasen bestimmter Analysen der Patient den Hass des Analytikers tatsächlich sucht, und dann wird ein objektiver Hass gebraucht. Wenn der Patient objektiven oder gerechtfertigten Hass sucht, muss er an ihn herankommen können, sonst kann er nicht das Gefühl bekommen, objektive Liebe erreichen zu können.

Hier ist es vielleicht angebracht, den Fall des Kindes aus der zerbrochenen Ehe oder des elternlosen Kindes anzuführen. Ein solches Kind verbringt seine Zeit damit, unbewusst nach seinen Eltern zu suchen. Wir wissen alle, dass es nicht ausreicht, ein solches Kind in die eigene Familie aufzunehmen und es zu lieben. Es geschieht vielmehr Folgendes: Nach einiger Zeit fasst ein auf diese Weise adoptiertes Kind Hoffnung, und dann fängt es an, die Umgebung, die es gefunden hat, auf die Probe zu stellen und Beweise für die Fähigkeit seiner Adoptiveltern zu suchen, objektiv zu hassen. Anscheinend kann es ans Geliebtwerden erst glauben, nachdem es ihm gelungen ist, gehasst zu werden.

Während des Zweiten Weltkriegs kam ein neunjähriger Junge in ein Heim für evakuierte Kinder, der nicht wegen der Bomben aus London fortgeschickt worden war, sondern weil er ein Ausreißer war. Ich hoffte, ihm während seines Aufenthalts im Heim eine Behandlung angedeihen lassen zu können, aber sein Symptom trug den Sieg davon, und er lief weg, wie er schon immer überall weggelaufen war, seitdem er im Alter von sechs Jahren zum ersten Mal von zu Hause durchgebrannt war. Ich hatte jedoch in einem Gespräch Kontakt zu ihm bekommen, bei dem ich aus einer Zeichnung, die er gemacht hatte, ersehen und deuten konnte, dass er durch sein Weglaufen unbewusst das Innere seines Elternhauses rettete und seine Mutter vor Attacken bewahrte, aber auch versuchte, seiner eigenen inneren Welt zu entkommen, die voller Verfolger war.

Ich war nicht sehr überrascht, als er in dem Polizeirevier auftauchte, das nicht weit von meiner Wohnung entfernt ist. Es war eins der wenigen Polizeireviere, wo er noch nicht bekannt war wie ein bunter Hund. Meine Frau nahm ihn sehr großzügig bei uns auf und behielt ihn drei Monate lang; diese drei Monate waren die Hölle. Er war das liebenswürdigste und zermürbendste Kind und oft starrte er vor sich hin wie ein vollkommen Verrückter. Aber glücklicherweise wussten wir, was wir zu erwarten hatten. Mit der ersten Phase wurden wir fertig, indem wir ihm völlige Freiheit gewährten und ihm jedesmal, wenn er wegging, einen Schilling gaben. Er brauchte nur anzurufen, dann holten wir ihn in jedem Polizeirevier ab, das ihn in Verwahrung genommen hatte.

Bald trat die erwartete Wendung ein, das Symptom des Weglaufens kehrte sich um, und der Junge fing an, die Stürme in seiner inneren Welt zu dramatisieren. Wir waren eigentlich beide mit dieser Aufgabe voll beschäftigt, und wenn ich nicht zu Hause war, ereigneten sich die schlimmsten Zwischenfälle.

Zu jeder Minute, am Tag oder in der Nacht, musste gedeutet werden, und oft war eine Krise nur dadurch zu lösen, dass man die richtige Deutung gab, als sei der Junge in Analyse. Die richtige Deutung schätzte er über alles.

Das aus der Perspektive dieser Abhandlung wichtige Element ist die Art und Weise, wie die Entfaltung der Persönlichkeit des Jungen in mir Hass erzeugte und was ich damit anfing.

Ob ich ihn geschlagen habe? Die Antwort lautet: »Nein, ich habe niemals zugeschlagen. Aber ich hätte es tun müssen, wenn ich nicht über meinen Hass genau Bescheid gewusst hätte und ihn nicht auch von diesem Hass hätte wissen lassen. In Krisenfällen pflegte ich ihn ohne Wut oder Tadel einfach hochzuheben und vor die Haustür zu stellen, ohne Rücksicht auf das Wetter oder die Tages- oder Nachtzeit. Es gab eine besondere Glocke, die er in Gang setzen konnte, und er wusste, wenn er diese Glocke läutete, würde er wieder eingelassen werden, und über das Vergangene würde niemand ein Wort verlieren. Er bediente sich dieser Glocke, sobald er sich von seinem Anfall von Raserei erholt hatte.

Das Wichtigste ist, dass ich ihm immer dann, wenn ich ihn vor die Tür brachte, etwas sagte; ich sagte, was geschehen sei, habe in mir Hass gegen ihn erzeugt. Das war leicht, weil es so wahr war.

Ich glaube, dass diese Worte unter dem Gesichtspunkt seines Fortschritts wichtig waren, aber sie waren hauptsächlich deswegen wichtig, weil sie mich befähigten, die Situation zu ertragen, ohne zuzuschlagen, ohne in Zorn zu geraten und ohne ihn ab und zu umzubringen.

Ich kann hier nicht die ganze Geschichte des Jungen erzählen. Er besuchte eine Schule für jugendliche Delinquenten *(Approved School).* Seine tief verwurzelte Beziehung zu uns ist einer der wenigen stabilen Faktoren in seinem Leben geblieben. Diese Geschichte aus dem Alltagsleben kann dazu dienen, das allgemeine Thema des in der Gegenwart gerechtfertigten Hasses zu veranschaulichen; dieser ist von der Art von Hass zu unterscheiden, der nur in einem anderen Rahmen gerechtfertigt wäre, aber durch irgendeine Handlung eines Patienten ausgelöst wird.

Aus der ganzen wirren Problematik des Hasses und seiner Wurzeln möchte ich einen Gesichtspunkt herausgreifen, weil ich glaube, dass er für den Analytiker psychotischer Patienten von Bedeutung ist. Ich bin der Meinung, dass die Mutter das Baby hasst, bevor das Baby die Mutter hasst und bevor es wissen kann, dass die Mutter es hasst. Bevor ich dieses Thema weiter entwickle, möchte ich auf Freud Bezug nehmen. In *Triebe und Triebschicksale* (1915), wo Freud so viel Originelles und Erhellendes über den Hass schreibt, sagt er: »Man könnte zur Not von einem Trieb aussagen, dass er das Objekt ›liebt‹, nach dem er zu seiner Befriedigung strebt. Dass ein Trieb ein Objekt ›hasst‹, klingt uns aber befremdend, sodass wir aufmerksam werden, die Beziehungen Liebe und Hass seien nicht für die Relationen der Triebe zu ihren Objekten verwendbar, sondern für die Relation des Gesamt-Ichs zu den Objekten reserviert.« Ich glaube, dies ist wahr und wichtig. Bedeutet es nicht, dass die Persönlichkeit integriert sein muss, bevor man von einem Säugling sagen kann, er hasse? Wie früh auch die Integration erreicht werden mag – vielleicht tritt die früheste Integration auf dem Höhepunkt von Erregung oder Wut ein –: Es gibt immer ein theoretisch früheres Stadium, in dem alles, womit der Säugling Schmerz zufügt, nicht im Hass getan wird. Bei der Beschreibung dieses Stadiums habe ich den Ausdruck »erbarmungslose Liebe« benützt. Ist das annehmbar? In dem Maße, wie der Säugling fähig wird, sich als ganze Person zu fühlen, bekommt auch das Wort Hass seine Bedeutung als Bezeichnung für eine bestimmte Gruppe seiner Gefühle.

Die Mutter jedoch hasst ihren Säugling von Anfang an. Ich glaube, Freud hielt es für möglich, dass eine Mutter unter bestimmten Umständen für ihren männlichen Säugling nur Liebe empfinden könne; aber wir dürfen dies bezweifeln. Wir kennen die Mutterliebe und wir schätzen ihr Vorhandensein und ihre Macht. Ich möchte einige der Gründe nennen, warum eine Mutter ihr Baby hasst, selbst wenn es ein Junge ist:

> Das Baby ist nicht ihres eigenen Geistes Kind.
> Es ist nicht das Baby des Kinderspiels, das Kind des Vaters, das Kind des Bruders usw.
> Das Baby ist nicht auf magische Weise zustande gekommen. Das Baby bedeutet während der Schwangerschaft und bei der Geburt eine Gefahr für ihren Körper.
> Das Baby ist eine Störung ihres Privatlebens; sie kann sich um nichts anderes mehr kümmern.
> In größerem oder geringerem Maß fühlt die Mutter, ihre eigene Mutter fordere ein Baby, sodass ihr Baby zur Welt gebracht wird, um ihre Mutter zu besänftigen.
> Selbst beim Saugen, das zunächst eine Kaubewegung ist, tut das Baby ihren Brustwarzen weh.
> Es ist erbarmungslos, behandelt sie wie Dreck, wie eine unbezahlte Magd, eine Sklavin.
> Sie muss es lieben, selbst seine Exkremente, zumindest am Anfang, bis es Bedenken bezüglich seines Handelns bekommt.
> Es versucht, ihr weh zu tun, beißt sie von Zeit zu Zeit, und das alles in Liebe.
> Es zeigt Enttäuschung über sie.
> Seine erregte Liebe ist unaufrichtig und gewinnsüchtig, sodass es, wenn es bekommen hat, was es wollte, sie wegwirft wie eine Orangenschale.
> Das Baby muss am Anfang alles beherrschen, es muss vor dem Zusammenfallen [von Liebe und Hass] geschützt werden, das Leben muss sich in einem ihm gemäßen Tempo entfalten, und auf dies alles muss seine Mutter ständig und aufmerksam bedacht sein. Sie darf z.B. keine Angst haben, wenn sie es hält usw.
> Zunächst weiß es überhaupt nicht, was sie tut oder was sie für es opfert. Es kann insbesondere ihren Hass nicht in Betracht ziehen.
> Es ist misstrauisch, verweigert die gute Nahrung, die sie ihm bietet, und erweckt in ihr Zweifel an sich selbst, isst aber bei der Tante mit gutem Appetit. Nach einem grauenhaften Morgen mit ihm geht sie aus dem Haus, und es lächelt einen Fremden an, und der sagt: »Ist es nicht süß?«
> Wenn sie am Anfang ihm gegenüber versagt, weiß sie, dass es sie auf ewig dafür zahlen lassen wird.
> Es erregt sie, frustriert sie aber auch – sie darf es nicht vor Liebe auffressen oder sich sexuell mit ihm befassen.

Ich glaube, dass sich der Analytiker bei der Analyse von Psychotikern und in den tiefsten Stadien der Analysen, sogar von normalen Personen, in einem

Zustand befinden muss, der mit dem vergleichbar ist, in dem sich die Mutter eines neugeborenen Kindes befindet. In der tiefen Regression kann sich der Patient nicht mit dem Analytiker identifizieren oder dessen Sichtweise anerkennen, ebenso wenig wie der Fötus oder das Neugeborene Mitgefühl mit der Mutter haben kann.

Eine Mutter muss fähig sein, ihren Hass auf ihr Baby zu ertragen, ohne ihn in ihre Handlungen einfließen zu lassen. Sie kann ihn dem Baby gegenüber nicht zum Ausdruck bringen. Wenn sie, aus Angst vor dem, was sie tun könnte, nicht angemessen hassen kann, falls das Kind sie verletzt, muss sie in die masochistische Position zurückfallen, und ich glaube, darauf beruht die falsche Theorie vom natürlichen Masochismus der Frau. Das Bemerkenswerteste an einer Mutter ist ihre Fähigkeit, sich von ihrem Baby so sehr verletzen zu lassen und so sehr zu hassen, ohne es dem Kind zu spüren zu geben, und ihre Fähigkeit, auf spätere Belohnungen zu warten, die eintreffen werden oder auch nicht. Vielleicht helfen ihr einige der Kinderlieder, die sie singt, und die das Kind genießt, aber glücklicherweise nicht versteht?

»Schlafe mein Kindchen, oben im Baum.
Wiegt dich der Wind, spürst du es kaum.
Bricht er den Ast, fällst du herab.
Schläfst du für immer im dunklen Grab.«[19]

Ich denke dabei an eine Mutter (oder an einen Vater), die mit einem kleinen Kind spielt; das Kind genießt das Spiel und erkennt nicht, dass die Mutter (der Vater) mit seinen Worten Hass ausdrückt, vielleicht in Begriffen von Geburtssymbolik. Dies ist kein sentimentaler Kinderreim. Sentimentalität ist für Eltern unangebracht, da sie eine Verleugnung des Hasses einschließt, und Sentimentalität der Mutter bringt aus der Sicht des Säuglings letztlich nichts Gutes.

Es erscheint mir zweifelhaft, ob ein sich entwickelndes Kind fähig ist, in einer sentimentalen Umgebung das ganze Ausmaß seines eigenen Hasses zu ertragen. Es braucht den Hass, um hassen zu können.

Wenn das zutrifft, kann man von einem psychotischen Patienten in der Analyse nicht erwarten, dass er seinen Hass auf den Analytiker ertragen kann, es sei denn, der Analytiker kann ihn hassen. Wenn man mir bis hierher gefolgt ist, bleibt noch die Frage zu erörtern, wie man den Hass des Analytikers dem Patienten übersetzen soll. Das ist natürlich eine gefährliche Angelegenheit, und man muss den Zeitpunkt dafür äußerst sorgfältig wählen. Aber ich glaube, eine Analyse ist unvollständig, wenn es selbst kurz vor ihrer Beendigung dem Analytiker nicht möglich wird, dem Patienten zu sagen, was er, der Analytiker, für den Patienten getan hat, ohne dass dieser es bemerkte, und zwar in den Anfangsstadien der Analyse, als der Patient noch sehr krank war. Solange diese Deutung noch nicht erfolgt ist, wird der Patient in gewissem Maß in der Position des Kindes belassen – dessen, der nicht verstehen kann, was er seiner Mutter verdankt.

Ein Analytiker muss all die Geduld und Toleranz und Zuverlässigkeit an den Tag legen, die eine Mutter aufbringt, die ihren Säugling hingebungsvoll liebt; er muss die Wünsche des Patienten als Bedürfnisse anerkennen, muss andere Interessen hintanstellen, um verfügbar und pünktlich und objektiv zu sein, und er muss den Anschein erwecken, das geben zu *wollen,* was in Wirklichkeit nur wegen der Bedürfnisse des Patienten gegeben wird.

Es kann eine lange Anfangsphase geben, in der der Patient den Standpunkt des Analytikers nicht richtig zu würdigen vermag (nicht einmal unbewusst). Anerkennung ist nicht zu erwarten, weil auf der primitiven Entwicklungsstufe des Patienten, um die es geht, keine Fähigkeit zur Identifizierung mit dem Analytiker besteht, und sicherlich kann der Patient nicht sehen, dass der Hass des Analytikers oft gerade durch die Dinge geweckt wird, die der Patient in seiner rohen Liebe tut.

In der Analyse (Forschungsanalyse) oder im gewöhnlichen Umgang mit dem psychotischeren Patiententypus wird dem Analytiker (dem Psychiater, der Krankenschwester in der Psychiatrie) eine schwere Belastung auferlegt, und es ist wichtig zu untersuchen, auf welche Weise psychotische Angst und auch Hass bei denen erzeugt werden, die in der Psychiatrie mit schwerkranken Patienten arbeiten. Nur so können wir hoffen, eine Therapie zu vermeiden, die mehr an die Bedürfnisse des Therapeuten als an die Bedürfnisse des Patienten angepasst ist.

IV. Die Beziehung zwischen Aggression und Gefühlsentwicklung[20]

I. Beitrag zum Symposium

Der Hauptgedanke, der hinter dieser Studie über Aggression steht, lautet: Wenn die Gesellschaft in Gefahr ist, liegt das nicht an der Aggressivität des Menschen, sondern an der Unterdrückung der persönlichen Aggressivität bei jedem Einzelnen.

Beim Studium der Psychologie der Aggression wird dem Studenten eine starke Anstrengung abverlangt, und zwar aus folgendem Grund. In der Allgemeinen Psychologie ist das Bestohlenwerden das Gleiche wie Stehlen, und es ist ebenso aggressiv. Schwachsein ist ebenso aggressiv wie der Angriff des Starken auf den Schwachen. Mord und Selbstmord sind im Grunde das Gleiche. Vielleicht am allerschwierigsten: Besitz ist ebenso aggressiv wie habgierige Bereicherung; tatsächlich bilden Aneignung und Besitz ein psychologisches Ganzes, jedes ist unvollständig ohne das andere. Das heißt nicht, dass Aneignung und Besitzen gut oder schlecht sind.

Diese Überlegungen sind schmerzhaft, weil sie die Aufmerksamkeit auf Dissoziationen lenken, die hinter dem verborgen liegen, was heute gesellschaftlich gebilligt wird; in einer Studie über Aggression kann man sie nicht weglassen. Die Grundlage für eine Untersuchung der aktuellen Aggression muss eine Untersuchung der Wurzeln aggressiver Absichten sein.

Aggression[21] geht der Integration der Persönlichkeit voraus. Das Baby stößt im Mutterleib mit den Füßen; man kann nicht annehmen, es versuche, sich den Weg hinauszubahnen. Ein Baby von ein paar Wochen schlägt mit den Armen um sich; man kann nicht vermuten, es wolle schlagen. Das Baby kaut mit seinem zahnlosen Kiefer an der Brustwarze herum; man kann nicht annehmen, es habe die Absicht, zu zerstören oder zu verletzen. Zu Anfang ist die Aggressivität fast das Gleiche wie Aktivität; sie tritt als Teilfunktion in Erscheinung.

Während es zu einer Person wird, organisiert das Kind diese Teilfunktionen allmählich so, dass daraus Aggression entsteht. In seiner Krankheit zeigt der Patient möglicherweise Aktivität und Aggressivität, die er gar nicht »so meint«. Die Integration einer Persönlichkeit kommt nicht zu einem bestimmten Zeitpunkt an einem bestimmten Tag zustande. Sie kommt und geht wieder, und selbst wenn sie schon recht gefestigt war, kann sie durch unglückselige Umgebungsverhältnisse wieder verloren gehen. Trotzdem kann der Gesunde sich schließlich zielgerichtetes Verhalten zu eigen machen. Soweit das Verhalten zielgerichtet ist, ist die Aggression beabsichtigt. Hier kommen wir unmittelbar der Hauptquelle der Aggression nahe, dem Trieberleben. Aggression ist Teil des primitiven Liebesausdrucks. Es ist angemessen, diese Aggression mit Bezug auf die Oralität zu beschreiben, da ich mich hier mit den ersten Liebesimpulsen befasse.

Die orale Liebe nimmt aggressive Komponenten in sich auf, und beim Gesunden bildet die orale Liebe die Grundlage für den größeren Teil der tatsächlichen Aggressivität – d.h. der vom Individuum beabsichtigten Aggression, die auch von den Menschen der Umwelt als solche empfunden wird.

Jedes Erleben hat sowohl eine physische als auch eine nicht-physische Dimension. Vorstellungen begleiten und bereichern Körperfunktionen, und Körperfunktionen begleiten und verwirklichen[22] Vorstellungsbilder. Man muss außerdem von der Gesamtheit der Vorstellungen und Erinnerungen sagen, dass sie sich allmählich zu dem ausdifferenzieren, was dem Bewusstsein verfügbar ist, was ihm nur unter bestimmten Umständen verfügbar ist und was im verdrängten Unbewussten bleibt und nicht verfügbar, weil es mit einem unerträglichen Affekt belastet ist.

Es ist mir klar, dass ich das Thema der tatsächlichen Aggressivität mit dem der aggressiven Triebimpulse vermische. Ich bin jedoch der Ansicht, dass man das eine nicht ohne das andere untersuchen kann. Kein einziger aggressiver Akt kann als isoliertes Phänomen vollständig verstanden werden, und tatsächlich erfordert die Untersuchung jeder einzelnen Handlung eines Kindes die Berücksichtigung der folgenden Faktoren:

Das Kind in seiner Umwelt, mit Erwachsenen, die es versorgen.
Die Reife des Kindes gemäß seinem chronologischen und seinem emotionalen Alter.
Das Kind, das zwar seinem Alter gemäß reif ist, aber in sich doch alle Grade von Unreife bis zurück zum primären Stadium enthält.
Das Kind als kranker Mensch, mit Fixierungen an unreife Stufen.
Das Kind in einem relativ unorganisierten emotionalen Zustand, das

immer noch mehr oder weniger leicht regrediert und sich spontan von der Regression erholt.

Aggression in verschiedenen Stadien

Es wäre nützlich, wenn wir beim Lebensanfang des Individuums einsetzen könnten, aber da gibt es vieles, was wir nicht mit Sicherheit wissen. Eine vollständige Untersuchung würde die Aggressivität in der Weise zurückverfolgen, wie sie in den verschiedenen Stadien der Ich-Entwicklung in Erscheinung tritt:

Früh	vor der Integration zielgerichtet ohne Besorgnis
Zwischenstufe	Integration zielgerichtet mit Besorgnis Schuldgefühl
Gesamtperson	interpersonale Beziehungen Dreieckssituationen usw. bewusster und unbewusster Konflikt

Ich möchte hier hauptsächlich eine Ausarbeitung des zweiten dieser drei Themen, das des Zwischenstadiums, versuchen[23].

Vor der Besorgnis

Man muss ein theoretisches Stadium der Unbekümmertheit oder Erbarmungslosigkeit beschreiben, in dem man vom Kind sagen kann, dass es als Person existiert und absichtsvoll ist, dass aber die Ergebnisse ihm noch gleichgültig sind. Es kann die Tatsache noch nicht würdigen, dass das, was es in der Erregung zerstört, das Gleiche ist wie das, was es in Ruhepausen zwischen den Erregungen wertschätzt. Zu seiner erregten Liebe gehört ein imaginärer Angriff auf den Körper der Mutter. Hier tritt Aggression als Teilaspekt von Liebe[24] in Erscheinung.

Man kann ein gewisses Ausmaß dieser Erscheinung als Dissoziation von ruhigen und erregten Teilen der Persönlichkeit betrachten, sodass Kinder, die gewöhnlich nett und lieb sind, »aus der Rolle fallen« und sich gegenüber Leuten, die sie lieben, aggressiv verhalten, wobei sie sich für ihre Handlungen nicht voll verantwortlich fühlen.

Wenn in diesem Stadium der Gefühlsentwicklung die Aggression verloren geht, geht in gewissem Grad auch die Liebesfähigkeit verloren, d.h. die Fähigkeit, Beziehungen zu Objekten herzustellen.

Das Stadium der Besorgnis

Dann kommt das Stadium, das Melanie Klein als die »depressive Position« in der Gefühlsentwicklung bezeichnet hat. Für meine Zwecke möchte ich es das Stadium der Besorgnis nennen. Die Ich-Integration des Individuums reicht aus, die Persönlichkeit der Mutterfigur wertzuschätzen, und das hat die ungeheuer wichtige Folge, dass es in Bezug auf die Ergebnisse seiner tatsächlichen und seiner vorgestellten Trieberfahrungen besorgt wird.

Das Stadium der Besorgnis bringt die Fähigkeit zu Schuldgefühlen mit sich. Von nun an tritt ein Teil der Aggression klinisch als Kummer oder als Schuldgefühl oder irgendeine körperliche Entsprechung wie z.B. Erbrechen in Erscheinung. Das Schuldgefühl bezieht sich auf den Schaden, den das Kind seiner Meinung nach in der erregten Beziehung dem geliebten Menschen zugefügt hat. Das gesunde Kind kann das Schuldgefühl aushalten und ist so mithilfe einer persönlichen und lebendigen Mutter (die einen Zeitfaktor verkörpert) fähig, seinen eigenen persönlichen Drang zu entdecken, zu geben, aufzubauen und wiedergutzumachen. Auf diese Weise wird eine Menge Aggression in soziale Funktionen verwandelt und tritt in dieser Form in Erscheinung. In Zeiten der Hilflosigkeit (so z.B. wenn niemand zu finden ist, der eine Gabe annehmen oder eine Wiedergutmachungsbemühung anerkennen kann) bricht diese Umwandlung zusammen, und die Aggression taucht wieder auf. *Soziales Handeln kann nicht befriedigend sein*, wenn es nicht auf einem Gefühl *persönlicher* Schuld im Hinblick auf die Aggression beruht.

Wut

Nun ist in meiner Beschreibung die Wut angesichts von Frustration an der Reihe. Frustration, die für jedes Erleben in gewissem Maße unvermeidlich ist, legt die folgende Zweiteilung nahe: 1) schuldfreie aggressive Impulse gegenüber frustrierenden Objekten und 2) aggressive Impulse gegenüber guten Objekten, die Schuldgefühle hervorrufen. Frustration verführt zum Abrücken von Schuldgefühlen und begünstigt die Entstehung eines Abwehrmechanismus, nämlich der Kanalisierung von Liebe und Hass in verschiedene Richtungen. Wenn die Objekte auf diese Weise in gute und böse[25] aufgespalten werden, nehmen die Schuldgefühle ab; leider verliert dabei die Liebe einige ihrer wertvollen aggressiven Bestandteile, und der Hass wird umso explosiver.

Die Entwicklung der inneren Welt

Von nun an wird die Psychologie des Kindes komplizierter. Das einzelne Kind macht sich nicht nur Sorgen über die Wirkungen seiner Impulshandlungen auf die Mutter, sondern bemerkt auch die Folgen seiner Erfahrungen im eigenen Selbst. Triebbefriedigungen erzeugen in ihm ein angenehmes Gefühl, und ebenso wie physisches Geben und Nehmen nimmt es nun auch psychisches Geben und Nehmen wahr. Es wird von dem erfüllt, was es als gut empfindet, und das gibt den Anstoß für sein Vertrauen zu sich selbst und zu dem, was es seinem Gefühl nach vom Leben erwarten darf; ebenso erhält es Selbstvertrauen und Zuversicht aufrecht. Zur gleichen Zeit muss es mit seinen eigenen wütenden Angriffen rechnen, als einem Ergebnis seines Gefühls, dass es von dem erfüllt wird, was schlecht oder bösartig oder verfolgend ist. Diese üblen Dinge oder Kräfte, die nach seinem Empfinden in seinem Inneren sind, stellen eine Drohung dar, die sich von innen her gegen seine eigene Person und gegen das Gute richten, das die Grundlage seiner Zuversicht in das Leben bildet.

Es beginnt jetzt mit der lebenslangen Aufgabe des Umgehens mit seiner inneren Welt, einer Aufgabe, die jedoch nicht begonnen werden kann, ehe es sich nicht in seinem Körper ganz daheim fühlt und fähig ist, zwischen dem zu unterscheiden, was in seinem Inneren, und dem, was draußen ist, sowie zwischen dem, was wirklich ist, und dem, was nur in seiner eigenen Phantasie besteht. Sein Umgang mit der Außenwelt ist abhängig von seinem Umgang mit der Innenwelt.

Es entwickelt sich eine außerordentlich komplizierte Reihe von Abwehrmechanismen, die bei jedem Versuch, die Aggression eines Kindes auf dieser Stufe der Gefühlsentwicklung zu verstehen, untersucht werden sollte. Ich kann hier nur andeutungsweise aufzählen, wie dieser Teil der innerseelischen Vorgänge mit unserem Thema zusammenhängt.

Zuerst möchte ich die Abkehr von der Wendung nach Innen beschreiben, da diese eine wichtige und allgemein verbreitete Ursache wirklicher Aggressionen ist.

Das Interesse des gesunden Kindes richtet sich sowohl auf die äußere Realität als auch auf die innere Welt, und das Kind verfügt über Brücken zwischen beiden Welten (Träume, Spiel usw.). Ein krankes Kind stellt seine Beziehungen möglicherweise so um, dass das Gute im Inneren konzentriert wird, während es das Böse projiziert. Es lebt nun in seiner Innenwelt. Man kann sagen, es sei introvertiert (oder pathologisch introvertiert).

Eine Genesung von pathologischer Introversion bedeutet eine neue Wendung nach außen, hin zu dem, was für ein solches Kind eine äußere Welt voller Verfolger ist, *und an dieser Stelle seiner Genesung wird das Kind regelmäßig aggressiv.* Dies ist eine wichtige Ursache aggressiven *Verhaltens.* Wenn während der Genesung eines Kindes von der Introversion der »Verteidigungsangriff« von den Angegriffenen falsch behandelt wird, fällt das Kind leicht in die Introversion zurück. Auch wenn keine Krankheit vorliegt, kommen derartige Zustände im Leben jedes kleinen Kindes bis zu einem gewissen Grade alle Tage vor, und diese Vorstellung ist keineswegs rein theoretischer Art. Bei der Rückkehr ins Alltagsleben nach einer Periode der Konzentration auf die persönliche Herausforderung ist jeder Mensch in einem empfindlichen Zustand.

Man darf nicht vergessen, dass wir in der Kindheit dem Menschen dabei zusehen, wie er erst allmählich fähig wird, zwischen dem Subjektiven und dem Objektiven zu unterscheiden. Dadurch, dass das Kind Erfahrungen seiner inneren Welt nach außen projiziert, entsteht leicht ein Zustand, der aussieht wie wahnhafte Verrücktheit. Selbst das gesunde Kind von zwei oder drei Jahren pflegt manchmal nachts mit dem Gefühl aufzuwachen, in einer Welt zu sein, die (von unserem Blickwinkel aus) seine eigene innere Welt ist und nicht die äußere Realität, die wir mit ihm teilen können. Am Tage geben sich kleine Kinder im Spiel Illusionen hin, und man kann tatsächlich feststellen, dass Kinder hauptsächlich in ihrer inneren Welt leben, auch wenn sie sich für uns in unserer Welt befinden. Dies braucht nicht ungesund zu sein, aber im Umgang mit einem solchen Kind können wir keine Logik erwarten, die nur in der äußeren oder gemeinsamen Realität Gültigkeit besitzt. Selbst ein Großteil der Erwachsenen erlangt niemals eine zuverlässige Fähigkeit zur Objektivität, und diejenigen, die am zuverlässigsten objektiv sind, haben im Verhältnis dazu oft zum Reichtum ihrer eigenen inneren Welt recht wenig Zugang.

Ich will noch drei weitere Beispiele für die Art anführen, wie der Umgang des Kindes mit seiner eigenen inneren Welt aggressives Verhalten erklärt.

In der Phantasie des Kindes ist die innere Welt vor allem im Bauch oder aber im Kopf oder irgendeinem anderen bestimmten Körperbereich lokalisiert.

Ein Kind, das ein bestimmtes Maß von Persönlichkeitsorganisation erreicht hat, hat ein Erlebnis, mit dem es durch Identifizierung nicht mehr fertig werden kann. Zum Beispiel: Seine Eltern streiten sich in seiner Gegenwart und zu einem Zeitpunkt, in dem es von einem anderen Problem vollständig in Anspruch genommen wird. Es kann nur damit fertig werden, indem es das ganze Erlebnis in sich selbst hineinnimmt, um seiner Herr zu werden. Man kann dann sagen, dass ein fixiertes Bild seiner streitenden Eltern in seinem Inneren weiterlebt, und eine gewisse Menge von Energie wird von nun an zur Beherrschung der internalisierten schlechten Beziehung eingesetzt. Klinisch gesehen wird das Kind müde oder depressiv oder körperlich krank. Manchmal gewinnt die internalisierte schlechte Beziehung die Oberhand; dann verhält sich das Kind, als sei es von den streitenden Eltern »besessen«. Wir erleben es als zwanghaft aggressiv, ungezogen, unvernünftig und sich etwas vormachend[26].

Ein andermal zettelt das Kind mit introjizierten streitenden Eltern von Zeit zu Zeit Streitigkeiten unter den Menschen seiner Umwelt an; dann benützt es die reale äußere »Schlechtigkeit« als Projektionsmöglichkeit für das, was in seinem Inneren »schlecht« war. In einem solchen Fall kann es leicht vorkommen, dass Phasen von Verrücktheit mit echten Halluzinationen von streitenden Stimmen oder Leuten auftreten.

Beim Umgang des Kindes mit seiner eigenen inneren Welt und bei dem Versuch, sich dort das zu bewahren, was als gutartig empfunden wird, gibt es Augenblicke, in denen es das Gefühl hat, alles wäre gut, wenn ein bestimmter bösartiger Einfluss ausgeschaltet werden könnte. (Das entspricht der Vorstellung vom Sündenbock.)

Klinisch zeigt sich eine dramatische Zuspitzung im Ausstoßen von bösen Anteilen (Treten, Pupsen, Spucken usw.). Das Kind kann aber auch zu Unfällen neigen oder einen Selbstmordversuch machen – mit dem Ziel, das Schlechte im Innern des Selbst zu vernichten; in der vollständigen Phantasie des Selbstmordes steht am Ende ein Überleben, wobei die bösen Anteile vernichtet sind, aber zu diesem Überleben kommt es vielleicht nicht.

Der Umgang mit den Erscheinungen der inneren Welt, die das Kind im Bauch (oder im Kopf usw.) empfindet, ist von Zeit zu Zeit so schwierig, dass es den Weg einer umfassenden Kontrolle einschlägt – die klinische Folge ist eine Depression. Dies führt zu einem unerträglichen Zustand des inneren Totseins. Dann tritt häufig der Komplementärzustand der Manie auf. Dabei gewinnt die Lebendigkeit der inneren Welt die Oberhand und aktiviert das Kind, das klinisch gesehen eine gewalttätige Aggressivität zeigen kann, ohne dass ein offenkundiger äußerer Auslöser für die Wut erkennbar ist. Diese manischen Phasen sind nicht das Gleiche wie das, was wir als manische Abwehr bezeichnen, bei der das innere Totsein durch künstliche Aktivität geleugnet wird (die sogenannte manische Abwehr gegen Depression, Klein). Die klinische Folge der manischen Abwehr ist nicht ein aggressiver Ausbruch, sondern ein Zustand von gewöhnlicher ängstlicher Ruhelosigkeit, Hypomanie, bei der leichte Aggression in Form von Unordentlichkeit, Unsauberkeit und Reizbarkeit in Verbindung mit einem Mangel an konstruktiver Ausdauer auftritt.

Im gesunden Zustand kann das Individuum »Schlechtigkeit« im Inneren aufbewahren, um sie zum Angriff auf äußere Kräfte zu verwenden, die das zu bedrohen scheinen, was als bewahrenswert erscheint. Dann hat die Aggression sozialen Wert.

Der Wert dieser Aggression (im Vergleich zur verrückten oder wahnhaften Aggression) liegt in dem Umstand, dass die Objektivität erhalten bleibt, und dass man dem Feind mit sparsamem Kraftaufwand begegnen kann. Der Feind braucht dann nicht geliebt zu werden, damit man ihn angreifen kann.

Zusammenfassung

Im Vorangehenden wird hauptsächlich die Beziehung der Aggression zu dem beschrieben, was ich als *Zwischenstadium* der Gefühlsentwicklung bezeichnet habe. Dieses Stadium geht dem der *Gesamtperson* mit ihren Beziehungen zwischen ganzen Personen und den Dreieckssituationen des Ödipuskomplexes voraus, und es folgt auf die *frühen* Stadien der Erbarmungslosigkeit und die Zeit, bevor es eine Zielgerichtetheit und eine Integration der Persönlichkeit gibt.

Die Aggression, die zu dem Stadium gehört, das ich als das der *Gesamtperson* bezeichnet habe, ist der heutigen Generation durch die Arbeiten Freuds bereits vertraut.

Wichtige Ursprünge der Aggression liegen in den *sehr frühen* Entwicklungsstadien des Menschen, und einigen davon wollen wir im nächsten Teil dieses Kapitels nachgehen.

II. Sehr frühe Wurzeln der Aggression[27]

In ihrer einfachsten Form lautet die Frage, die wir uns stellen: Rührt die Aggression ursprünglich von einer durch Frustration erzeugten Wut her oder hat sie eine eigene Wurzel?

Die Antwort ist notwendigerweise höchst komplex, es sei denn, man bemüht sich um einen Befreiungsschlag, indem man einfach eine Schneise durch die große Masse klinischer Fakten, die unsere tägliche analytische Praxis ausmachen, schlägt. Wenn wir das tun, setzen wir uns jedoch dem Vorwurf aus, etwas übersehen zu haben, was wir in der Tat großzügig unbeachtet gelassen haben.

Wir können sagen, dass wir immer in der Lage sein werden, im primitiven Liebesimpuls reaktive Aggression zu entdecken, denn vollständige Es-Befriedigung gibt es praktisch nicht. Muss man also versuchen, bis auf die Knochen zu sezieren? Ich glaube, es ist nötig, weil Unklarheit entsteht, wenn man es unterlässt. Das gilt besonders angesichts der Tatsache, dass der primitive Liebesimpuls in einem Stadium wirksam ist, in dem die Ich-Entwicklung gerade erst beginnt, in dem z.B. die Integration noch nicht hergestellt ist. Eine primitive Liebe ist schon wirksam, wenn noch keine Fähigkeit zur Übernahme von Verantwortung vorhanden ist. Zu dieser Zeit gibt es noch nicht einmal Erbarmungslosigkeit; es ist eine Phase vor der, in der Erbarmen eine Rolle zu spielen beginnt, und wenn ein Teilziel des Es-Impulses Vernichtung ist, dann ist die Vernichtung für die Es-Befriedigung nur etwas Beiläufiges. Vernichtung wird nur dann zu etwas, wofür das Ich verantwortlich ist, wenn soviel Ich-Integration und Ich-Organisation vorhanden ist, dass Wut entstehen kann, und infolgedessen auch Angst vor der Vergeltung. So früh man auch Wut und Angst entdecken mag, es bleibt immer noch Raum für das Betrachten jener Ich-Entwicklungen, vor deren Eintritt man angemessen nicht von einer Wut des Individuums sprechen kann.

Hass ist eine relativ ausgefeilte Empfindung und man kann nicht behaupten, es gebe ihn schon in diesen frühen Stadien. Es ist daher notwendig, die Aggression ganz unabhängig von der reaktiven Aggression zu untersuchen. Diese folgt unvermeidlich einem Es-Impuls, wenn es im Zusammenhang mit der Wirksamkeit des Realitätsprinzips zu einem Scheitern des Es-Erlebnisses kommt.

Es ist also angebracht zu sagen, dass der primitive Liebesimpuls (das Es) eine destruktive Qualität hat, obwohl der Säugling nicht das Ziel hat, zu zerstören, da der Impuls in der Zeit vor dem Erbarmen erlebt wird.

Von dieser Annahme ausgehend können wir uns mit der Frage nach der Wurzel des destruktiven Elements im primitiven Liebes-(Es-)Impuls näher befassen.

Der Einfachheit halber lassen wir den sehr unterschiedlichen Faktor des Geburtstraumas beiseite und nehmen eine normale oder nicht traumatische Geburt als gegeben an. Mit »normal« meine ich hier, dass der Säugling die Geburt als Ergebnis seiner eigenen Bemühung empfindet. Weder Verzögerung noch Übereilung haben diesen Vorgang gestört.

Die frühen Es-Erlebnisse bringen für das Baby ein neues Element ins Spiel, nämlich Triebkrisen, wie sie durch eine Vorbereitungsperiode, einen Höhepunkt und eine Periode gekennzeichnet werden, die auf einen gewissen Grad von Befriedigung folgt. Jede dieser drei Phasen bringt für den Säugling ihre eigenen Probleme mit sich.

Unsere Aufgabe ist es, die Urformen der Aggression (die gegebenenfalls vernichtend sein können) im frühesten Es-Erleben zu untersuchen. Dafür stehen uns bestimmte Grundfakten zur Verfügung, die zeitlich mindestens bis zum Einsetzen der Bewegungen des Fötus – nämlich der Motilität – zurückreichen. Zweifellos wird man letzten Endes ein entsprechendes Element im sensorischen Bereich hinzufügen müssen. Lässt sich diese Motilität, die aus dem intrauterinen Leben stammt und im Säuglingsalter weiterbesteht (tatsächlich das ganze Leben lang), mit der Aktivität in Verbindung bringen, die dem Es-Erleben im eigentlichen Sinn innewohnt? Lässt sich diese Aktivität nun eindeutig als ein Es- oder als ein Ich-Element klassifizieren? Oder nehmen wir besser eine undifferenzierte Ich-Es-Phase (Hartmann 1952) an und unterlassen den Versuch, die Motilität näher zu klassifizieren, weil sie vor der Differenzierung von Ich und Es in Erscheinung tritt?

Jedem Säugling muss es möglich sein, soviel wie möglich von seiner primitiven Motilität in die Es-Erlebnisse einfließen zu lassen. Hier ist es zweifellos richtig, zu sagen, dass der Säugling der Versagungen der Realität bedarf – da der Säugling, falls eine vollständige und ungehinderte Es-Befriedigung möglich wäre, unbefriedigt bliebe mit dem, was aus der Wurzel der Motilität herstammt (Riviere 1936).

In der Struktur des Es-Erlebens, die jedem einzelnen Säugling zueigen ist, sind im Es-Erleben *x* Prozent primitiver Motilität enthalten. Also bleiben (100 – *x*) Prozent für andere Verwendungszwecke übrig – und hier haben wir tatsächlich einen Grund für die ungeheuren Unterschiede im Erleben der verschiedenen Menschen in Bezug auf ihre Aggressivität. Hier ist auch der Ursprung für eine bestimmte Art von Masochismus zu finden (davon später mehr).

Es lohnt sich, die Erfahrungsmuster zu untersuchen, die sich im Umkreis der Motilität herausbilden (Marty und Fain 1955).

Bei dem einen Muster wird die Umwelt infolge der Motilität ständig entdeckt und wiederentdeckt. Hier unterstreicht jedes Erlebnis im Rahmen des primären Narzissmus die Tatsache, dass das neue Individuum im Mittelpunkt der Entwicklung steht, und der Kontakt mit der Umwelt *ein Erlebnis des Individuums* ist (zunächst in seinem undifferenzierten Ich-Es-Zustand). Beim zweiten Muster erfolgen Übergriffe der Umwelt auf den Fötus (oder das Baby), und an die Stelle einer Reihe von Erlebnissen des Individuums tritt eine Reihe von *Reaktionen auf Übergriffe*. Hier setzt daraufhin ein innerer Rückzug in einen Ruhezustand ein, der allein ein (Weiter-)Existieren des Individuums möglich macht. Motilität wird dann nur als eine Reaktion auf Übergriffe erfahren.

Bei einem dritten Muster, das extrem ist, verschlimmert sich dieser Zustand in einem Maße, dass nicht einmal mehr ein Raum der Ruhe für individuelles Erleben übrig bleibt, und die Folge ist eine Störung im Zustand des primären Narzissmus, sodass sich kein eigentliches Individuum entfalten kann. Das »Individuum« entwickelt sich dann als eine Erweiterung der Schale, nicht des

Kerns, und als Erweiterung der übergriffigen Umwelt. Was von einem Kern übrig bleibt, wird versteckt und ist selbst in der tiefgreifendsten Analyse nur schwer aufzufinden. Das Individuum *existiert* dann dadurch, dass es *nicht gefunden wird.* Das Wahre Selbst ist verborgen, und das, womit wir klinisch umzugehen haben, ist das komplexe *Falsche Selbst,* dessen Funktion darin besteht, dieses Wahre Selbst verborgen zu halten. Das Falsche Selbst mag angepasst und gesellschaftssynton sein, aber das Fehlen des Wahren Selbst führt zu einer inneren Haltlosigkeit, die umso einleuchtender wird, je mehr die Gesellschaft zu dem Glauben verführt wird, das Falsche Selbst sei das Wahre Selbst. Der Patient leidet dabei unter einem Gefühl der Sinnlosigkeit.

Das erste Muster ist das, was wir als gesund bezeichnen. Damit es entstehen kann, bedarf das Kind einer hinreichend guten Bemutterung, bei der die Liebe körperlich zum Ausdruck kommt (wie sie zunächst ja nur zum Ausdruck kommen kann). Die Mutter hält das Baby (in ihrem Leib oder in den Armen), und aufgrund ihrer Liebe (Identifizierung) weiß sie, wie sie sich an die Ich-Bedürfnisse anpassen muss. Unter diesen Bedingungen, und nur unter diesen, kann das Individuum anfangen zu existieren, und beginnen zu leben, um Es-Erlebnisse zu machen. Der Boden ist bereitet, sodass ein Maximum an Motilität in die Es-Erlebnisse einfließen kann. Es findet eine Verschmelzung zwischen den x Prozent des Motilitätspotenzials und dem erotischen Potenzial statt (wobei x relativ groß ist). Trotzdem bleiben selbst hier $(100 - x)$ Prozent des Motilitätspotenzials außerhalb des Verschmelzungsmusters und so für einen bloßen Gebrauch der Motilität verfügbar.

Man darf nicht vergessen, dass die Verschmelzung Erlebnisse *außerhalb des Wirkens von Opposition* (Reaktion auf Frustration) ermöglicht. Das, was mit dem erotischen Potenzial verschmolzen wird, wird in der Triebbefriedigung zufriedengestellt. Im Gegensatz dazu sind die $(100 - x)$ Prozent des unverschmolzenen Motilitätspotenzials *darauf angewiesen, auf Widerstand zu stoßen.* Grob gesagt: Es braucht etwas, gegen das es stoßen kann, sonst bleibt es dem Erleben unzugänglich und wird zu einer Gefahr für das Wohlbefinden. Im gesunden Zustand kann das Individuum es per definitionem genießen, nach angemessenem Widerstand Ausschau zu halten.

Beim zweiten und dritten Muster wird das Motilitätspotenzial ausschließlich infolge der Übergriffe der Umwelt eine Erfahrungstatsache. Hier besteht ein Krankheitszustand. In größerem oder geringerem Maß *muss* dem Individuum Widerstand entgegengesetzt werden, und nur, wenn dies geschieht, kann das Individuum sich diese wichtige Motilitätsquelle erschließen. Dies hat eine gewisse Befriedigungsqualität solange die Umwelt beständig einwirkt, aber nur unter der Bedingung:

Die Übergriffe der Umwelt müssen andauern.
Die Übergriffe der Umwelt müssen ein eigenes Muster haben, sonst bricht das Chaos aus, da das Individuum kein persönliches Muster entwickeln kann.
Das bedeutet Abhängigkeit, aus der das Individuum möglicherweise nicht herauswächst.
Rückzug wird zum wesentlichen Charakteristikum im Verhaltensrepertoire. (Außer im Extrem, in dem das Wahre Selbst verborgen ist; dann ist nicht einmal der innere Rückzug als primitive Abwehr möglich.)

Wenn das zweite und das dritte Muster wirksam sind, kann das Individuum nicht gesund sein, und keine Behandlung nützt etwas, es sei denn, sie verändert das Grundmuster in Richtung auf das von mir zuerst beschriebene Muster. Patienten, die sich gemäß dem zweiten und dem dritten Muster entwickelt haben, kommen jedoch in die Analyse, und es mag zunächst den Anschein haben, dass sie sich die Arbeit des Analytikers besonders gut zunutze machen können, aufgrund der falschen Annahme, der Patient existiere wirklich.

Hier möchte ich eine besondere Bemerkung über den positiven Wert der Widerstände des neurotischen Patienten einschalten. Das Vorhandensein dieser Widerstände, die man analysieren kann, ermöglicht eine gute Prognose. Das Fehlen von Widerständen führt zur Diagnose von Störungen in der frühen Bildung von Erlebensmustern von der Art, wie ich sie beschrieben habe.

Aus diesen Überlegungen folgt, dass es nicht möglich ist, durch Analyse ein größeres Maß an Fusion von Motilitätspotenzial und erotischem Potenzial herbeizuführen, außer bei denen, die nach diesem Klassifikationssystem als normal zu bezeichnen sind. Wo das erste Muster nicht zustande gekommen ist, kann es keine Verschmelzung geben, außer auf sekundäre Weise, durch die »Erotisierung« aggressiver Anteile. Hier liegt eine Wurzel für zwanghafte sadistische Neigungen, die sich in Masochismus verkehren können. Das Individuum fühlt sich nur dann wirklich, wenn es zerstörerisch und erbarmungslos ist. Es versucht, durch Zusammenspiel mit einem anderen Individuum Beziehungen zustande zu bringen, indem es eine erotische Komponente findet, die mit der Aggression verschmelzen kann, die ihrerseits an sich nicht viel mehr ist als pure Motilität. Hier erreicht das erotische Element eine Verschmelzung mit der Motilität, während man beim Gesunden eher sagen muss, Motilität verschmelze mit dem erotischen Element.

Wahrscheinlich lassen sich bei den Perversionen zwei Arten von Masochismus unterscheiden; die eine Art stammt aus einem Sadismus, der die Erotisierung eines rohen Motilitätsdrangs ist; die andere Art ist eine unmittelbarere Erotisierung der passiven Seite der aktiven Motilität, und es hat den Anschein, als ob die Entwicklung die eine oder die andere Richtung nimmt, je nachdem, ob der erste Partner masochistisch oder sadistisch war. Die Partnerschaft bringt eine Beziehung hervor, die umso höher geschätzt wird, weil die Beziehungen, die aus dem erotischen Erleben heraus entwickelt wurden, wenig tragfähig waren, und zwar, weil relativ wenige Elemente der Motilität mit der Erotik verschmolzen waren.

Das Gefühl, wirklich zu sein, entwickelt sich insbesondere aus den Wurzeln der Motilität (und entsprechender sensorischer Quellen), und erotische Erfahrungen unter schwacher Mitbeteiligung des Motilitätsanteils verstärken das Wirklichkeitsempfinden und das Gefühl, zu existieren, nicht. Tatsächlich werden derartige erotische Erlebnisse vielleicht gerade deswegen vermieden, weil sie dem Menschen das Gefühl geben, nicht zu existieren, d.h. bei Individuen, deren frühe Erlebensmuster nicht von der Art sind, die ich in meiner Beschreibung an die erste Stelle gesetzt habe.

Wir kommen zu dem Schluss, dass vor der ersten Fütterung schon sehr viel passiert, auch wenn die Ich-Organisation noch unreif ist. Die Anhäufung von Motilitätserlebnissen trägt zur Fähigkeit des Individuums bei, seine Existenz zu beginnen und aus primärer Identifizierung heraus die Schale zu verwerfen und zum Kern zu werden. Die hinreichend gute Umgebung macht diese Entwicklung möglich. Es ist für uns nur dann sinnvoll, uns mit der Psychologie des neugeborenen Säuglings zu befassen, wenn die Umwelt der frühesten Kindheit hinreichend gut ist, *denn nur wenn die Umwelt hinreichend gut gewesen ist, hat sich der Mensch differenziert, und nur dann ist er ein Diskussionsgegenstand der Psychologie des Normalen.* Wo ein Individuum existiert, können wir demnach sagen, dass Ich und Es, die nun differenziert sind, hauptsächlich dadurch eine Beziehung aufrechterhalten (trotz der Schwierigkeiten, die die Einwirkung des Realitätsprinzips bereitet), dass ein großer Anteil des primären Motilitätspotenzials mit dem erotischen Potenzial verschmolzen wird.

Aus diesen Gedankengängen folgen andere, die das Problem der äußeren Natur von Objekten betreffen. Dieses Thema wird im dritten Teil des vorliegenden Kapitels besprochen.

III. Die äußere Natur von Objekten[28]

In der psychoanalytischen Praxis bekommt der Analytiker, wenn eine Analyse sehr weit fortgeschritten ist, einen Einblick in die frühen Formen der Gefühlsentwicklung, wie er nur wenigen vergönnt ist.

Abgeleitet von der klinischen Arbeit bin ich vor Kurzem zu der folgenden Auffassung gekommen, dass der Analytiker, wenn ein Patient dabei ist, die aggressive Wurzel des Trieblebens zu entdecken, durch diesen Vorgang auf die eine oder andere Weise mehr erschöpft wird, als wenn der Patient die erotischen Wurzeln des Trieblebens entdeckt.

Man wird sofort bemerken, dass der Stoff, der mich hier beschäftigt, eben das ist, was in unserer Vorstellung mit dem Wort »Entmischung« verknüpft ist. Wir nehmen an, dass beim Gesunden eine Verschmelzung aggressiver und erotischer Komponenten stattgefunden hat, aber wir messen der Zeit vor der Verschmelzung und der Aufgabe des Verschmelzens nicht immer die Bedeutung bei, die ihnen zukommt. Es unterläuft uns leicht, die Verschmelzung zu sehr als selbstverständlich vorauszusetzen, und auf diese Weise verstricken wir uns in unnütze Auseinandersetzungen, sobald wir uns von der Betrachtung wirklicher Fälle entfernen.

Man muss einräumen, dass die Aufgabe des Verschmelzens sehr schwer ist, dass sie selbst beim Gesunden unvollendet bleibt, und dass man sehr häufig große Mengen unverschmolzener Aggression vorfindet, die die psychische Erkrankung eines Individuums, das sich in der Analyse befindet, komplizieren.

Trifft dies zu, müssen wir in der Analyse mit jeweils eigenen Ausdrucksformen der aggressiven und der erotischen Komponente umgehen und für den Patienten, der in der Übertragung eine Verschmelzung der beiden nicht zustande bringen kann, beide voneinander getrennt halten. Bei schweren Störungen, an denen ein Scheitern zum Zeitpunkt der Verschmelzung beteiligt ist, stellen wir fest, dass die Beziehung des Patienten zum Analytiker abwechselnd aggressiver und erotischer Natur ist. Und ich behaupte, dass der Analytiker durch die erste Art der Teilbeziehung wahrscheinlich mehr ermüdet wird als durch die zweite.

Aus dieser Beobachtung kann man unmittelbar schließen, dass es in den Frühstadien, wenn das *Ich* und das *Nicht-Ich* etabliert werden, die aggressive Komponente ist, die mit größerer Gewissheit das Individuum zu dem Bedürfnis treibt, ein *Nicht-Ich* oder ein Objekt zu haben, das als *äußeres* empfunden wird. Die erotischen Erfahrungen können vollständig erlebt werden, wenn das Objekt subjektiv vorgestellt oder persönlich geschaffen wird oder wenn das Individuum noch dem narzisstischen Zustand der primären Identifizierung nah ist.

Die erotischen Erfahrungen können mithilfe alles dessen zu einem vollständigen Erlebnis werden, was dem erotischen Trieb Erleichterung verschafft und was Vorlust, steigende Spannung der allgemeinen und der lokalen Erregung, einen Höhepunkt und ein Abschwellen oder dergleichen ermöglicht, worauf eine Zeitspanne ohne Begehren folgt (die wieder Angst hervorrufen kann, und zwar wegen der zeitweiligen Vernichtung des subjektiven Objekts, das erst durch das Verlangen geschaffen wird). Die aggressiven Impulse andererseits führen zu keiner befriedigenden Erfahrung, wenn nicht Opposition, Widerstand vorhanden ist. Der Widerstand muss aus der Umwelt kommen, vom *Nicht-Ich,* das allmählich vom *Ich* unterschieden wird. Man kann sagen, dass die erotische Regung in den Muskeln und anderen an der Anstrengung beteiligten Geweben erfahren wird, aber diese Erotik ist anderer Art als die Trieberotik, die mit spezifischen erogenen Zonen verbunden ist.

Patienten lassen uns wissen, dass sich die aggressiven Erlebnisse (mehr oder weniger entmischt) real anfühlen, viel wirklicher als die erotischen Erlebnisse (ebenfalls entmischt). Beide sind real, aber den ersteren wohnt ein Gefühl des Wirklichen inne, das sehr hochgeschätzt wird. Die Verschmelzung der Aggression mit der erotischen Komponente eines Erlebnisses erhöht das Gefühl der Wirklichkeit der Erfahrung.

Es trifft zu, dass aggressive Impulse in gewissem Maß ohne äußere Opposition ihren Widerstand finden können; dies zeigt sich normalerweise in den fischartigen Bewegungen der Wirbelsäule, die auf das vorgeburtliche Leben zurückgehen; eine abnorme Form sind die (nutzlosen) Hin- und Herbewegungen kranker Kinder (entweder Schaukeln oder eine Spannung, die auf ein magisches, inneres und unsichtbares Sich-Hin-und-Herbewegen hinweist). Kann man nicht trotz dieser Überlegungen sagen, dass in einer normalen Entwicklung ein Widerstand von außen die Entwicklung des aggressiven Impulses auslöst?

Bei der normalen Geburt ermöglicht der Widerstand, dem das Kind begegnet, eine Art von Erfahrung, die der Anstrengung eine Qualität des »Mit-dem-Kopf-Voraus« verleiht. Wenn auch die Geburt oft nicht normal verläuft, sodass sie zu großen Komplikationen führt, und wenn sie auch oft mit dem Steiß anstatt mit dem Kopf voraus erfolgt, scheint die Verbindung zwischen reiner Anstrengung und einer »Kopf-Voraus«-Beziehung zum Widerstand doch allgemeingültig zu sein. Das ließe sich nachprüfen durch die Beobachtung von Säuglingen, die sich bemühen, an die Nahrungsquelle heranzukommen – nach meiner Theorie könnte man ihnen durch ein gewisses Maß an Widerstand helfen, den man ihrem Scheitel bietet.

Dieser Gedanke wird gewöhnlich folgendermaßen ausgedrückt: »Der Säugling gedeiht nicht, wenn man sich seinen Bedürfnissen vollkommen anpasst. Eine Mutter, die den Wünschen des Babys zu genau entspricht, ist keine gute Mutter. Frustration ruft Wut hervor, und das hilft dem Säugling, intensiver zu erleben.« Das ist wahr und doch nicht wahr. Soweit es unwahr ist, lässt es zwei Faktoren unbeachtet – der eine ist der, dass der Säugling theoretisch zu Beginn doch vollkommene Anpassung und dann ein sorgfältig abgestuftes Nachlassen der Anpassung braucht; der andere, dass diese Aussage den Mangel an Verschmolzenheit zwischen der aggressiven und der erotischen Wurzel des Erlebens unberücksichtigt lässt, während man, zumindest in der Theorie, den entmischten Zustand (oder den Zustand vor der Verschmelzung) untersuchen muss.

Jene, die die Aussage mehr oder weniger so machen, wie wir sie hier zitiert haben, nehmen nur allzu leicht an, Aggression sei eine Reaktion auf Frustration, d.h. auf Frustration während der erotischen Erfahrung, während einer Phase der Erregung, in der die Triebspannung steigt. Dass in solchen Phasen Wut über Frustrationen entsteht, ist nur allzu offenkundig, aber in unserer Theorie der frühesten Gefühle und Zustände müssen wir auf eine Aggression vorbereitet sein, die jeder Ich-Integration *vorangeht,* die ihrerseits erst Wut über eine Triebfrustration möglich und das erotische Erlebnis zum Erlebnis macht.

Man kann sagen, dass jedes Baby über ein erotisches Triebpotenzial, das an erogene Zonen gebunden ist, verfügt und dass dieses Triebpotenzial biologisch festgelegt und bei allen Babys ungefähr gleich ist. Im Gegensatz dazu *muss die Aggressionskomponente außerordentlich variabel sein;* bis zu dem Zeitpunkt, in dem wir die Frustrationswut eines Babys über einen Aufschub der Fütterung beobachten, ist schon sehr viel geschehen, was das Aggressionspotenzial des Babys groß oder gering hat werden lassen. Um bei der Aggression auf etwas zu stoßen, das dem erotischen Potenzial entspricht, wäre es nötig, bis zu den Impulsen des Fötus zurückzugehen, zu dem, was Bewegung und nicht Stillhalten bewirkt, zur Lebendigkeit von Geweben und zu den ersten Anzeichen von Muskelerotik. Wir brauchen hier einen Ausdruck wie Lebenskraft.

Ohne Zweifel ist das Potenzial an Lebenskraft bei jedem einzelnen Fötus mehr oder weniger das gleiche, ebenso das erotische Potenzial eines jeden Babys. Die Komplikation liegt darin, dass der Umfang des aggressiven Potenzials, das einem Säugling zu eigen ist, von der Menge des Widerstands abhängt, dem er begegnet ist. Mit anderen Worten: Widerstand beeinflusst die Umwandlung von Lebenskraft in Aggressionspotenzial. Außerdem führt zu großer Widerstand zu Komplikationen, die es unmöglich machen, dass ein Individuum, das ein aggressives Potenzial besitzt, dessen Verschmelzung mit dem erotischen Potenzial zuwege bringen kann.

Wir können diese Erörterung nicht fortsetzen, ohne uns eingehend mit dem Schicksal der Lebenskraft des Ungeborenen zu befassen.

Bei einer gesunden Entwicklung führen die Impulse des Fötus zur Entdeckung der Mitwelt, wobei diese letztere der Widerstand ist, der sich der Bewegung bietet und während der Bewegung gespürt wird. Das Ergebnis hiervon ist ein frühes Erkennen der Nicht-Ich-Welt und eine frühe Konstituierung einer Art Ich. (Natürlich entwickeln sich diese Dinge in der Praxis ganz allmählich, kommen und gehen immer wieder, werden erreicht und gehen wieder verloren.)

Im Krankheitszustand ist es auf dieser sehr frühen Stufe die Umwelt, die Übergriffe vornimmt, und die Lebenskraft wird durch Reaktionen auf Übergriffe in Anspruch genommen – wobei das Ergebnis das Gegenteil einer frühen festen Konstituierung eines Ich-Vorläufers ist. Im Extremfall werden Impulse fast nur als *Reaktionen* erlebt, und ein »Ich« wird nicht etabliert. Stattdessen finden wir eine Entwicklung vor, die auf dem Erleben von Reaktionen auf Übergriffe beruht, und es entsteht ein Individuum, das wir als »falsch« bezeichnen, weil die persönliche Impulsivität fehlt. In diesem Fall findet keine Verschmelzung der aggressiven und der erotischen Komponente statt, da das »Ich« noch nicht etabliert ist, wenn erotische Erlebnisse vorfallen. Der Säugling lebt tatsächlich, weil er zu erotischem Erleben verführt wird; aber neben dem erotischen Leben, das sich niemals real verspüren lässt, steht ein rein aggressives reaktives Leben, das vom Erlebnis des Widerstands abhängt.

Es war notwendig, in dieser Beschreibung zwei Extreme zu diskutieren, um zu einer Beschreibung des weit verbreiteten Zustands überzuleiten, der durch einen *gewissen Mangel an Verschmelzung* gekennzeichnet ist. Die Persönlichkeit umfasst drei Teile: ein Wahres Selbst mit einem deutlich konstituierten »Ich« und »Nicht-Ich« und mit einer gewissen Verschmelzung der aggressiven und der erotischen Elemente; ein Selbst, das sich in Hinsicht auf erotisches Erleben leicht verführen lässt, wobei das Ergebnis aber ein Verlust des Wirklichkeitsgefühls ist, und ein Selbst, das der Aggression vollständig und erbarmungslos ausgeliefert ist. Diese Aggression ist nicht einmal auf Destruktion hin angelegt, aber sie ist für das Individuum von Wert, weil sie ein Gefühl von Wirklichkeit und ein Gefühl von In-Beziehung-Stehen mit sich bringt, jedoch nur durch aktiven Widerstand oder (später) Verfolgung zum Leben erweckt wird. Sie hat keine Wurzel im persönlichen Impuls, der durch Ich-Spontaneität motiviert wäre.

Das Individuum kann eine falsche Verschmelzung des aggressiven und des erotischen Elements durch eine Umwandlung dieser reinen entmischten Aggression in Masochismus erreichen; damit das aber geschehen kann, braucht es einen zuverlässigen Verfolger, und der zuverlässige Verfolger ist ein sadistischer Liebhaber. Auf diese Weise kann der Masochismus früher auftreten als der Sadismus. Wenn wir jedoch die Entwicklung eines emotional *Gesunden* verfolgen, sehen wir erst den Sadismus, dann den Masochismus entstehen. Beim Gesunden deutet Sadismus auf eine erfolgreiche Verschmelzung hin, auf das, was dort fehlt, wo sich der Masochismus unmittelbar aus dem Verhaltensmuster der reaktiven, unverschmolzenen Aggression entwickelt.

Die wichtigste Folgerung, die wir aus diesen Überlegungen ziehen müssen, ist die, dass Verwirrung dadurch entsteht, dass wir den Ausdruck Aggression manchmal verwenden, wenn wir Spontaneität meinen. Die impulsive Geste wendet sich nach außen und wird aggressiv, wenn sie auf Widerstand trifft. In dieser Erfahrung liegt Wirklichkeit, und sie verschmilzt sehr leicht mit den erotischen Erfahrungen, die den neugeborenen Säugling erwarten. Ich will sagen: *Diese Impulsivität und die Aggression, die sich aus ihr entwickelt, führt dazu, dass der Säugling ein äußeres Objekt braucht,* und nicht bloß ein befriedigendes Objekt.

Viele Säuglinge haben jedoch ein massives Aggressionspotenzial, das zu Reaktionen auf Übergriffe gehört und durch Verfolgung aktiviert wird: Insoweit das zutrifft, ist dem Säugling Verfolgung willkommen, und er fühlt sich real, wenn er auf sie reagiert. Aber dies ist eine falsche Art der Entwicklung, da der Säugling fortgesetzte Verfolgung nötig hat. Die Größe dieses reaktiven Potenzials hängt nicht von biologischen Faktoren ab (die Motilität und Erotik bestimmen), sondern von zufälligen Übergriffen der Umwelt im frühesten Entwicklungsstadium, also oft von psychischen Anomalien der Mutter und vom Zustand der emotionalen Umgebung der Mutter.

Vielleicht trifft es zu, dass beim Sexualverkehr Erwachsener und reifer Menschen nicht die rein erotische Befriedigung ein spezifisches Objekt erfordert. Es ist das aggressive oder destruktive Element im verschmolzenen Impuls, das das Objekt festlegt und das Bedürfnis nach der wirklichen Gegenwart, der wirklichen Befriedigung und dem wirklichen Weiterleben des Partners bestimmt.

V. Psychosen und Kinderpflege[29]

In dieser Abhandlung werde ich zu zeigen versuchen, dass ein gewisser Grad von Psychose in der Kindheit weit verbreitet ist, aber aufgrund der Art und Weise, wie die Symptome sich hinter den gewöhnlichen Schwierigkeiten verbergen, die nun einmal zur Kinderpflege gehören, nicht bemerkt wird. Die Diagnose wird dann gestellt, wenn es der Umwelt nicht gelingt, Verzerrungen der Gefühlsentwicklung zu verbergen oder mit ihnen fertig zu werden, sodass das Kind eine gewisse Abwehr organisieren muss, die als Krankheit erkennbar wird. Diese Theorie geht davon aus, dass der Grundstein für die psychische Gesundheit einer Persönlichkeit im frühesten Säuglingsalter durch die Umgangsweisen gelegt wird, die einer Mutter natürlicherweise zufallen, die sich ganz und gar der Versorgung ihres eigenen Säuglings widmet. Ich möchte einen kurzen Abriss der Aufgaben vorlegen, die zu den Frühstadien der emotionalen Entwicklung des Säuglings gehören, Aufgaben, die der Säugling nicht lösen kann, wenn er sich nicht in einer hinreichend guten emotionalen Umgebung eingebettet fühlt.

Man kann das Thema der Kindheitspsychose auf zweierlei Weisen angehen. Die eine Methode beschreibt aus der Erwachsenen-Psychiatrie wohlbekannte Systeme von Geisteskrankheiten, die vor der Pubertät und in den frühen Kindheitsjahren auftreten. Creak (1952) greift einen Psychose-Typus heraus, bei dem eine organisierte Introversion vorliegt, auf die bizarre Verhaltensmuster und sekundäre körperliche Funktionsstörungen folgen, und sie beschreibt deutlich einen Kinder-Typus, der allen Kinderpsychiatern und Kinderärzten wohlbekannt sein muss. Auf die gleiche Weise könnte man Zustände von Melancholie, manisch-depressive Stimmungsumschwünge, hypomanische Ruhelosigkeit, verschiedene Arten von Verwirrungszuständen auswählen und ihr häufiges Vorkommen in der Kindheit aufzeigen; das Material für eine solche Untersuchung ist reichlich vorhanden.

Ich habe eine andere Methode gewählt, vielleicht, weil ich als Pädiater sprechen möchte, der gewohnheitsmäßig an das sich entwickelnde Kind und an den sich entwickelnden Säugling denkt. Für den Pädiater gibt es eine Kontinuität in der Entwicklung des Individuums; diese Entwicklung beginnt mit der Empfängnis, setzt sich während des ganzen Säuglingsalters und der frühen Kindheit fort und führt zur Stufe des Erwachsenseins; dabei ist das Kind gewissermaßen der Vater des Mannes. Das Ziel der Kinderpflege besteht nicht nur darin, ein gesundes Kind hervorzubringen, sondern auch darin, die Entwicklung eines gesunden Erwachsenen zu ermöglichen. Was mich hier beschäftigt, ist die Umkehrung dieser Aussage, nämlich, dass die Gesundheit des Erwachsenen in allen Phasen des Säuglingsalters und der Kindheit begründet wird. Der Kinderarzt ist sich dauernd der Sorge und Pflege, der Abhängigkeit der Säuglinge und der allmählichen Reifung der Umweltfaktoren bewusst, die eine Kontinuität haben müssen, die der Kontinuität der inneren Entwicklung des Kindes genau entspricht. Aus diesem Grund hat der Kinderarzt zur Psychiatrie viel beizutragen.

Ich kann es nicht ändern, dass manche Pädiater sich auf die physische Seite konzentriert und die Psyche vernachlässigt haben; dies ist eine Übergangsphase, und niemand kann leugnen, dass sie im Bereich des Körperlichen reiche Früchte getragen hat.

Ich werde mich hier mit der Psyche befassen und nur in zweiter Linie mit dem Körper; aber ich bleibe Pädiater, und unter diesem Blickwinkel ist psychische Gesundheit etwas, das es nur als Frucht vorhergehender Entwicklungen geben kann. Das Fundament der psychischen Gesundheit jedes Kindes wird durch die Mutter gelegt, während sie fast ausschließlich mit der Versorgung ihres Säuglings beschäftigt ist. Man kann das Wort »Hingabe« von seinem sentimentalen Beiklang befreien und es zur Bezeichnung des wesentlichen Zuges benützen, ohne den die Mutter ihren Beitrag, eine sensible und aktive Anpassung an die Bedürfnisse ihres Säuglings – Bedürfnisse, die zu Anfang absolut sind –, nicht leisten kann. Das Wort Hingabe erinnert uns auch daran, dass es bei der Erfüllung ihrer Aufgabe als Mutter nicht auf besondere Klugheit ankommt.

Psychische Gesundheit ist also ein Ergebnis der fortwährenden Pflege, die eine Kontinuität des persönlichen emotionalen Wachstums ermöglicht. Man ist sich bereits allgemein in der Anschauung einig, dass die Neurose ihren Ursprung in den frühen zwischenmenschlichen Beziehungen hat, die entstehen, wenn das Kind beginnt, als ganzer Mensch seinen Platz in der Familie einzunehmen. Mit anderen Worten, die Gesundheit eines Individuums im Hinblick auf die Sozialisation und das Fehlen von Neurose wird von den Eltern begründet, wenn das Kind gerade laufen gelernt hat; aber diese Aussage geht von einer normalen Entwicklung während des Säuglingsalters aus. Es ist weniger bekannt (und muss auch noch bewiesen werden), dass Störungen, die man als psychotisch erkennen und bezeichnen kann, ihren Ursprung in Verzerrungen der emotionalen Entwicklung haben, die zustande gekommen sind, bevor das Kind eindeutig ein ganzer Mensch geworden ist, der zu vollständigen Beziehungen zu anderen ganzen Menschen fähig ist.

Diese Theorie wird für manche Formen von Psychose bereitwilliger akzeptiert als für andere. Spezialisten in diesem Bereich sind sich dessen ziemlich sicher, dass die Fähigkeit, depressiv zu werden (in dem Sinn, dass eine reaktive Depression oder ein Stimmungsumschwung zu beobachten ist), vom gesunden Kind in einem Alter erreicht wird, in dem die Entwöhnung eine Rolle spielt. Depression ist verbunden mit Besorgnis, Gewissensbissen, Schuldgefühlen, aber an der Depressivität ist auch ein relativ großer Anteil unbewusster Affekte beteiligt. Die Fähigkeit, Besorgnis zu empfinden, Kummer zu haben und auf Verlust in angemessener Weise zu reagieren, sodass im Lauf der Zeit eine Genesung möglich wird, ist in der gesunden Entwicklung ein höchst wichtiges Stadium; die Grundlage für diese Fähigkeit wird durch die vorsichtige Handhabung der Entwöhnung geschaffen, wobei wir Entwöhnung im allerweitesten Sinn als den Umgang mit Säuglingen von etwa 9 bis 18 Monaten verstehen. In dieser Abhandlung kann ich nur auf die sehr sorgfältigen Arbeiten über dieses Thema hinweisen, Arbeiten, die sicherlich für die Untersuchung von Psychosen relevant sind, soweit diese Bezeichnung Depressionen verschiedener Art und manisch-depressive Störungen betrifft. Das Verständnis dafür begann mit Freuds Abhandlung »Trauer und Melancholie« (1917), und das Thema ist von anderen weiterentwickelt worden, insbesondere von Abraham (1924), Klein (1934) und Rickman (1928). Außerdem ist eine Erweiterung der Kleinschen Theorie erarbeitet worden, die die Ursprünge bestimmter Typen von paranoider Organisation umfasst. Das Konzept vom gesunden Zustandekommen der »depressiven Position in der emotionalen Entwicklung« (Klein) setzt seinerseits eine vorangegangene gesunde Entwicklung voraus, und ich möchte in dieser Abhandlung von den frühesten und primitivsten Stufen sprechen.

Eng benachbart ist dem Thema »Entwöhnung« das umfassendere der Desillusionierung. Entwöhnung setzt erfolgreiche Fütterung voraus, und Desillusionierung setzt voraus, dass Gelegenheit zur Bildung von Illusionen vorhanden war.

Primitive Stadien der emotionalen Entwicklung

Dies ist ein sehr schwieriges Thema, und es ist mir klar, dass ein Großteil dessen, was ich sagen werde, umstritten ist. Trotzdem muss man die Möglichkeit untersuchen, dass geistig-seelische Gesundheit in Form geringerer Neigung zu schizoiden Zuständen und zu Schizophrenie gerade in den allerfrühesten Stadien begründet wird, wenn der Säugling allmählich mit der äußeren Realität bekannt gemacht wird. Ich sage in diesem Vortrag nichts, was *nach meiner Auffassung* nicht durch meine eigene analytische Arbeit und die sonstige klinische Arbeit untermauert ist.

Die Erhellung der frühesten Stadien der emotionalen Entwicklung muss vor allem im psychoanalytischen Behandlungszimmer erfolgen, da die Psychoanalyse bei Weitem das präziseste Instrument dafür ist, ob sie nun bei der Analyse von kleinen Kindern, regredierten Erwachsenen, von Psychotikern aller Altersstufen oder von relativ normalen Menschen angewandt wird, die nur zeitweilig oder sogar nur für Augenblicke regredieren. Im Rahmen der Psychoanalyse besteht Gelegenheit zu unendlich verschiedenartigen Erfahrungen, und wenn sich aus verschiedenen Analysen bestimmte gemeinsame Faktoren ergeben, können wir dezidierte Behauptungen aufstellen. Zugleich gibt es die Arbeiten im Bereich der direkten Beobachtung. Hier haben wir veröffentlichte Berichte wie die von Freud und Burlingham (1942), Bowlby (1951) und Spitz (1945, 1950). Auch die sorgfältige Aufnahme von Anamnesen [history-taking] ist von unschätzbarem Wert.

Anfänglich ist nicht das Individuum die Einheit. Von außen gesehen ist die Einheit eine Kombination aus Umwelt und Individuum. Der Außenstehende weiß, dass die Psyche des Individuums nur in einem bestimmten Rahmen zu existieren beginnen kann. In diesem Rahmen wird das Individuum allmählich fähig, sich eine persönliche Umwelt zu schaffen[30]. Wenn alles gut geht, wird die vom Individuum geschaffene Umwelt etwas, was der Umwelt, wie sie allgemein wahrgenommen werden kann, einigermaßen ähnlich ist. In einem solchen Fall kommt eine Phase im Entwicklungsprozess zustande, mittels derer das Individuum den Weg von der Abhängigkeit zur Unabhängigkeit durchläuft. Dies ist eine außerordentlich heikle Entwicklungszeit, und ein Erfolg in diesem Stadium ist die Grundlage für geistig-seelische Gesundheit in Bezug auf Psychosen. Diesen sehr schwierigen Bereich möchte ich in meinem Vortrag untersuchen. Ich bin also weit entfernt von der simplen Frage: »Sind Psychosen im Säuglingsalter und in der Kindheit weit verbreitet oder selten?« Ich versuche vielmehr, etwas über den Umstand auszusagen, dass die emotionale Entwicklung in ihren primitiven oder frühesten Stadien genau die gleichen Phänomene betrifft, die einem beim Studium der Schizophrenie Erwachsener, schizoider Zustände im Allgemeinen und der organisierten Abwehr gegen Verwirrung und Unintegriertheit begegnen. Die eingehende Untersuchung eines schizoiden Individuums, gleich welchen Alters, wird zu einer eingehenden Untersuchung der allerfrühesten Entwicklung dieses

Individuums, der Entwicklung innerhalb des Stadiums der Kombination von Umwelt und Individuum und auf dem Weg aus ihm heraus.

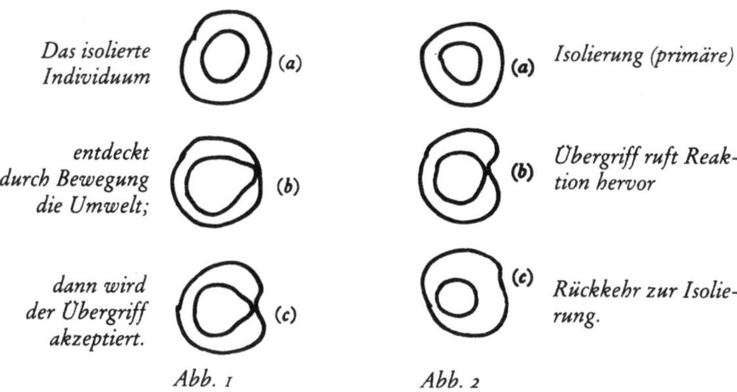

Abb. 1   *Abb. 2*

Ich habe mir also die Aufgabe gestellt, den ganzen Vorgang der Frühentwicklung von Psyche-Soma einschließlich der Verzögerungen und Verzerrungen zu untersuchen. Ich werde etwas dogmatisch sein müssen, und ich hoffe, durch die Verwendung von Zeichnungen klarmachen zu können, was ich meine.

Die Abbildungen 1 und 2 zeigen, wie das Individuum, besonders auf einer sehr frühen Stufe, von Umwelttendenzen beeinflusst wird. Abb. 1 zeigt, wie die Umwelt durch aktive Anpassung an die Bedürfnisse des Kindes es diesem ermöglicht, in ungestörter Isolierung zu verharren. Der Säugling weiß nichts davon. In diesem Zustand macht er eine spontane Bewegung, und die Umwelt wird ohne einen Verlust an Selbstgefühl entdeckt. Abb. 2 zeigt eine fehlerhafte Anpassung an das Kind, die auf Übergriffe der Umwelt hinausläuft, sodass das Individuum zu einem Reaktionsbündel auf diese Übergriffe verkommt. In dieser Situation geht das Selbstgefühl verloren; es wird erst durch eine Rückkehr in die Isolierung wiedergewonnen. (Man beachte die Einführung des Zeitfaktors, der darauf hinweist, dass ein *Prozess* vor sich geht.)

Diese einfache Aussage lässt sich zur Klärung äußerst komplizierter Fragen verwenden. Der zweite Erfahrungsmodus, bei dem eine hinreichend gute Anpassung seitens der Umwelt misslingt, ruft eine psychotische Verzerrung der Kombination von Umwelt und Individuum hervor. Die Beziehungen führen zu einem Verlust des Selbstgefühls; dieses wird nur durch eine Rückkehr in die Isolierung wiedergewonnen. Das Isoliertsein wird jedoch, je weiter sich das Kind von seinen Anfängen entfernt hat, immer weniger deutlich, da es eine immer stärkere Abwehrorganisation zur Abweisung der Übergriffe der Umwelt erfordert. Die Therapie einer solchen Störung muss eine aktive

Anpassung an das Kind gewährleisten und allmählich Achtung für Entwicklungsprozesse aufbauen.

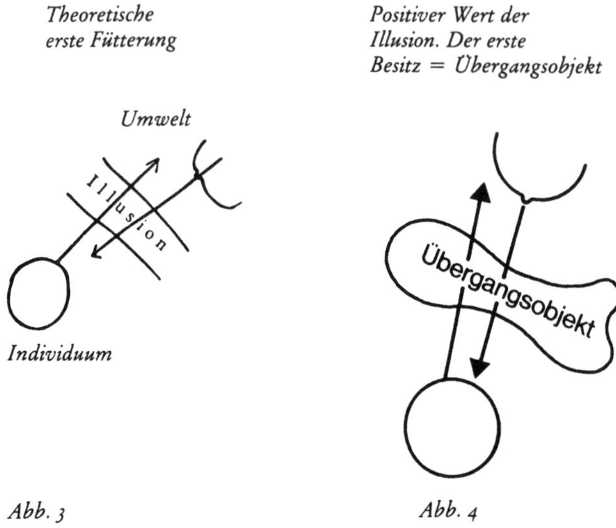

Abb. 3 *Abb. 4*

Abb. 3 veranschaulicht eine theoretische erste Fütterung. Das aus einem Bedürfnis erwachsende kreative Potenzial des Individuums bringt eine Halluzinationsbereitschaft hervor. Die Liebe der Mutter zu ihrem Säugling und ihre enge Identifizierung mit ihm führen dazu, dass sie die Bedürfnisse des Säuglings so klar erkennt, dass sie etwas am mehr oder weniger richtigen Ort und zur richtigen Zeit bereitstellt. Wenn sich dies häufig wiederholt, setzt es die Fähigkeit des Säuglings in Gang, sich die *Illusion* zunutze zu machen, ohne die kein Kontakt zwischen der Psyche und der Umgebung möglich ist. Wenn man an die Stelle des Wortes Illusion den Daumen setzt oder jene Ecke der Bettdecke oder jene weiche Lumpenpuppe (Fetisch-Objekt, Wulff 1946), die manche Kleinkinder mit acht/zehn/zwölf Monaten benützen, um sich Trost oder Wohlbehagen zu verschaffen, hat man das vor Augen, was ich an anderer Stelle unter der Bezeichnung *Übergangsobjekt* (Abb. 4) zu beschreiben versucht habe.

Mit Hilfe einer Zeichnung wie Abb. 5 kann man diesen Zwischenbereich der Illusion, der im Säuglingsalter ein dem Baby zugestandener Bereich ist, noch einmal weiter differenzieren. Bei diesem wird nicht hinterfragt, ob er vom Säugling geschaffen oder ein Teil der wahrgenommenen Realität ist. Wir gestehen dem Säugling diese Verrücktheit zu und fordern nur ganz allmählich

Zwischenbereich der primären Verrücktheit

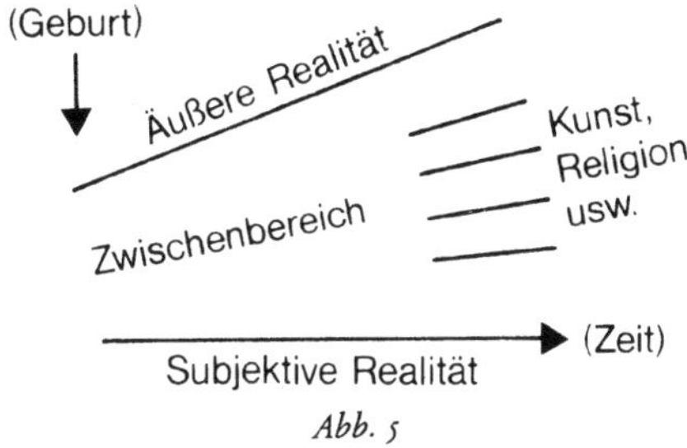

Abb. 5

Eine Erweiterung von Abb. 5

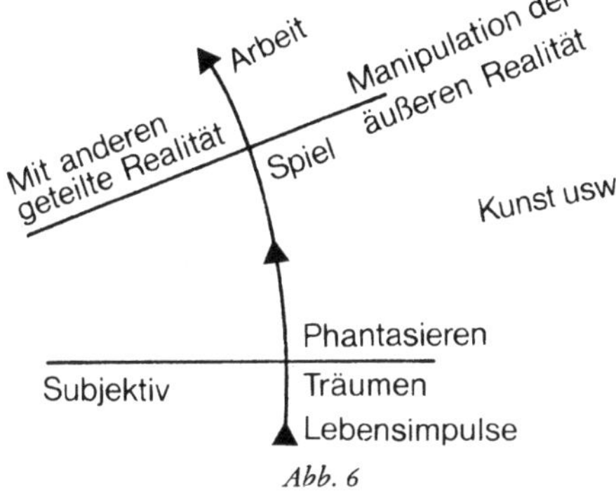

Abb. 6

Fundamentale Spaltung der Persönlichkeit

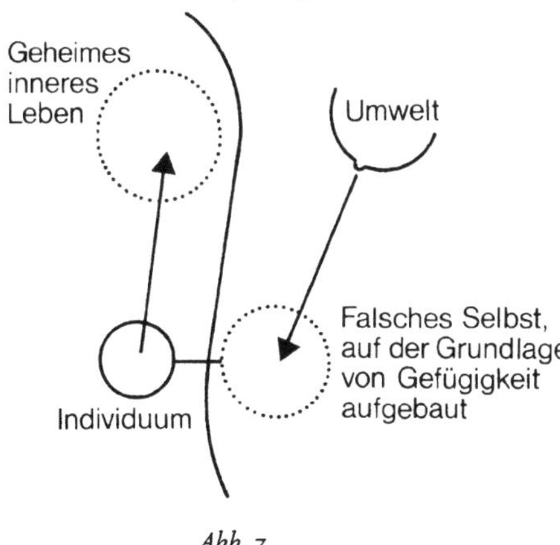

Abb. 7

eine klarere Unterscheidung zwischen dem Subjektiven und dem, was sich objektiv oder wissenschaftlich beweisen lässt. Wir Erwachsenen benützen Kunst und Religion für jene »Auszeiten«, die wir alle im Verlauf der Realitätsprüfung und Realitätsannahme brauchen.

Wenn ein Individuum eine besondere Neigung in Richtung dieses Zwischenbereichs zum Ausdruck bringt, erkennen wir eine Psychose; wenn das Individuum erwachsen ist, bezeichnen wir es als »verrückt«. Bei der Beobachtung von Kindern sehen wir hier wieder die natürliche Abstufung von gewöhnlichen Problemen der menschlichen Natur bis hin zu psychotischen Erkrankungen. Letztere stellen nur ein Übermaß an dieser oder jener Stelle dar und bedeuten keinen grundsätzlichen Unterschied zwischen geistig-seelischer Gesundheit und Wahnsinn.

Abb. 6 zeigt eine der Möglichkeiten, wie man die vorhergehende Zeichnung sinnvoll abwandeln kann.

In Abb. 7 versuche ich zu zeigen, wie eine Tendenz zu einer fundamentalen Spaltung der Kombination von Umwelt und Individuum ihren Ausgang davon nehmen kann, dass am Anfang die Umwelt in ihrer aktiven Anpassung scheitert.

Im Extremfall der Spaltung birgt das geheime innere Leben wenig in sich, das aus der äußeren Realität stammt. Es ist wirklich nicht an andere vermittelbar.

Wenn die Spaltungstendenz in diesem frühen Alter sehr stark ist, läuft das Individuum Gefahr, zu einem falschen Leben verführt zu werden, und die Triebe gehen dann in den Bereich der verführenden Umwelt ein. Die schlimmste Art von Kinderheilkunde (d.h. Betonung der physischen Gesundheit, Leugnung von Ansprüchen der Psyche) kann man als organisierte Ausbeutung des Verrats der menschlichen Natur durch die Triebe bezeichnen. Eine erfolgreiche Verführung dieser Art kann ein Falsches Selbst hervorbringen, das auf den unaufmerksamen Beobachter ganz befriedigend wirken kann, obwohl die Schizophrenie latent vorhanden ist und schließlich Aufmerksamkeit erfordern wird. Das auf einer Grundlage von Gefügigkeit entwickelte Falsche Selbst kann die Unabhängigkeit der Reife nicht erreichen, außer vielleicht eine Pseudo-Reife in einer psychotischen Umwelt.

Man kann gewiss behaupten, die Anpassung an Bedürfnisse sei niemals vollständig, nicht einmal zu Anfang, wenn die Mutter biologisch auf diese hoch spezialisierte Funktion ausgerichtet ist. Die Lücke zwischen vollständiger und unvollständiger Anpassung wird durch die intellektuellen Prozesse des Individuums bewältigt, mittels derer das Versagen der Umwelt allmählich einkalkuliert, verstanden, toleriert und sogar vorhergesehen werden kann.

Intellektuelles Verstehen verwandelt die nicht hinreichend gute Anpassung der Umwelt in hinreichend gute Anpassung. Natürlich ist das Individuum in einer viel besseren Lage (wenn dieser Mechanismus wirksam wird), wenn die Umwelt ein gleich bleibendes Verhalten zeigt. Wechselhafte Anpassung ist aufgrund ihrer Unvorhersehbarkeit traumatisch und zerstört die gute Wirkung gelegentlicher Momente von außerordentlich sensibler Anpassung.

Wo die intellektuelle Fähigkeit beschränkt ist (aufgrund einer schlechten Ausstattung mit Gehirngewebe), ist die Fähigkeit des Säuglings, eine nicht ganz hinreichend gute Anpassung der Umwelt in eine hinreichend gute umzuwandeln, herabgesetzt, was zur Folge hat, dass manche Psychosen bei Schwachbegabten häufiger sind als bei der Normalpopulation. Eine außergewöhnlich gute Ausstattung mit Gehirngewebe kann einen Säugling befähigen, einen schwerwiegenden Ausfall der Anpassung an seine Bedürfnisse zu erdulden; aber in einem solchen Fall kann es zu einer Prostitution der geistig-seelischen Aktivität kommen, sodass man klinisch eine Hypertrophie von intellektuellen Prozessen vorfindet, die mit einem potenziellen schizophrenen Zusammenbruch einhergeht.

Ich behaupte nicht, dass dies alles sei, was über die Ursprünge der intellektuellen Betätigung oder die Psychosen von Schwachbegabten zu sagen ist, aber es ist nützlich, das Problem der geistig-seelischen Aktivität auf diese Weise ins Auge zu fassen, da sie zeigt, wie diese Aktivität missbraucht und zu einem Feind der Psyche werden kann.

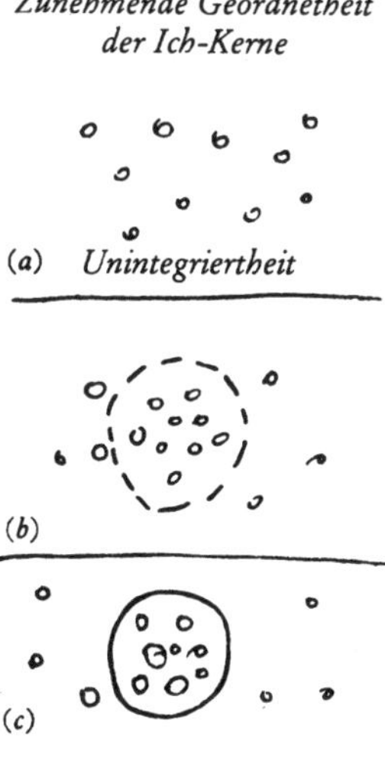

Abb. 8

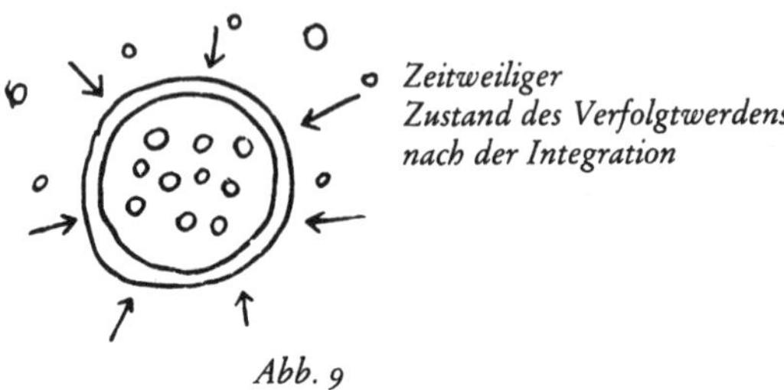

Abb. 9

Die Abbildungen 8 und 9 lenken die Aufmerksamkeit auf die Tatsache, dass die Persönlichkeit nicht als ein vollständiges Ganzes ins Leben tritt, wenn wir die Sichtweise des Säuglings einnehmen. Die Einheit der individuellen Psyche wird auf verschiedenen Wegen zur Tatsache, zunächst nur für Augenblicke (8b), später über längere Zeiträume von verschiedener Dauer (8c) (siehe Glover 1932).

Zur Veranschaulichung einer anderen wichtigen Entwicklung ist keine Zeichnung nötig; ich meine damit die Art und Weise, wie die individuelle Psyche dazu kommt, sich im Körper zuhause zu fühlen. Dieser Vorgang kommt für begrenzte Augenblicke schon sehr früh vor und etabliert sich allmählich immer dauerhafter. Trotzdem kann er in Verbindung mit Müdigkeit oder Schlafmangel oder Ängsten verloren gehen, die zu anderen Stadien der emotionalen Entwicklung gehören.

An dieser Stelle kann ich »Humpty Dumpty«[31] anführen. Er hat gerade die Integration zu einem Ganzen erreicht und ist aus der Kombination von Individuum und Umwelt hervorgegangen, sodass er nun auf einer Mauer sitzt, nicht länger hingebungsvoll im Arm gehalten. Wie allgemein bekannt, ist er in einer gefährlichen Lage (in seiner emotionalen Entwicklung) und besonders anfällig für eine Desintegration, die sich nicht wieder rückgängig machen lässt.

Abb. 9 gibt ein Bild von dem Augenblick, in dem die Bestandteile zusammengesammelt werden – das sind gefährliche Momente für das Individuum. Im Vergleich zur Gesamtkombination von Individuum und Umwelt bringt die Integrations-Aktivität ein Individuum im Rohzustand hervor, einen potenziellen Paranoiker. Bei der gewöhnlichen und gesunden Entwicklung werden die Verfolger in der neuen Erscheinung, der Außenwelt, durch die liebende Fürsorge der Mutter neutralisiert, die die primäre Isoliertheit des Individuums physisch (wie beim Halten) und psychisch (wie beim Verstehen oder bei der Einfühlung, die eine sensible Anpassung ermöglichen) zur Tatsache werden lässt. Ein Versagen der Umwelt gerade zu diesem Zeitpunkt lässt das Individuum das Leben mit einem paranoiden Potenzial beginnen. Dies zeigt sich klinisch so früh und so deutlich, dass man denen vergeben kann, die es (weil sie nichts von Säuglingspsychologie wissen) für erbbedingt erklären[32].

Als Abwehr gegen die schrecklichen Ängste des paranoiden Zustands im frühesten Säuglingsalter wird nicht selten etwas organisiert, das man mit verschiedenen Namen belegt hat (defensive pathologische Introversion usw.). Der Säugling lebt ständig in seiner eigenen inneren Welt, die jedoch nicht sicher geordnet ist. Die Komplikation durch die äußere Verfolgung wird dadurch in Schach gehalten, dass das »Individuum« sich nicht zur Einheit entwickelt. In einer Beziehung zu einem derartigen Kind wird man in die innere Welt, in der das Kind lebt, hinein- und wieder herausgeschwemmt, und während man in ihr ist, ist man mehr oder weniger einer omnipotenten Steuerung unterworfen, die aber nicht von einem starken Mittelpunkt ausgeht. Es ist eine Zauberwelt, und man fühlt sich verrückt, wenn man in ihr ist. Wir alle, die wir psychotische Kinder dieser Art behandelt haben, wissen, wie verrückt wir sein müssen, um es in dieser Welt auszuhalten, und doch müssen wir dort eindringen und fähig sein, lange dort zu bleiben, um irgendetwas Therapeutisches zu bewirken.

Ein schizoider Zustand

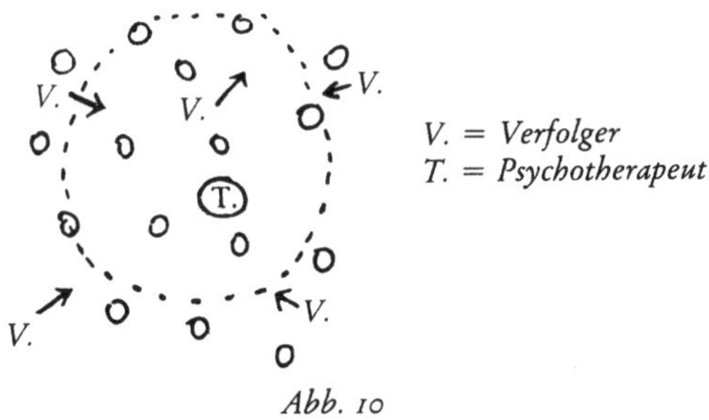

Abb. 10

Ein so komplizierter Sachverhalt lässt sich nur schwer durch eine einfache Zeichnung zufriedenstellend andeuten (s. Abb. 10). Dies ist eine grobe Übertreibung der Art, wie das gesunde Kind während des Spiels völlig in Anspruch genommen ist; der Unterschied zum gesunden Spiel liegt darin, dass Anfang und Ende fehlen, dass die magische Steuerung eine sehr große Rolle spielt, dass das Spielmaterial nicht nach irgendeinem Muster geordnet wird und dass das Kind nicht ermüdet.

Schlussbemerkung

Die in diesem Kapitel besprochenen Themen stammen aus Bereichen, die die Säuglingspflege und die gewöhnliche Psychiatrie des Erwachsenen in gleicher Weise angehen. Wollte ich weitergehen, müsste ich der depressiven Position und den Ursprüngen des Gefühls der Besorgnis, der Fähigkeit, Schuldgefühle zu empfinden, dem Aufbau einer inneren Welt von Mühen und Plagen usw. meine Aufmerksamkeit schenken. Das alles muss ich weglassen.

Ich habe mich zu zeigen bemüht, dass eine Untersuchung der Theorie der Säuglingspflege uns auf die Theorie der geistig-seelischen Gesundheit und der Störungen, die in den Bereich der Psychiatrie fallen, stoßen lässt.

Die Fundamente der geistig-seelischen Gesundheit werden von der Empfängnis an durch die Mutter gelegt, und zwar vermittels der gewöhnlichen Pflege, die sie ihrem Kind zuteil werden lässt, weil sie ganz spezifisch auf diese Aufgabe ausgerichtet ist. Psychische Erkrankungen psychotischer Art entstehen aus Verzögerungen und Verzerrungen, Regressionen und Verwirrungen in den frühen Entwicklungsstadien der Kombination von Individuum und Umwelt. Die psychische Erkrankung entsteht unmerklich aus den gewöhnlichen Schwierigkeiten, die in der Natur des Menschen liegen und die der Aufgabe der Kinderpflege Farbe verleihen, mag sie den Eltern, der Kinderpflegerin oder der Lehrerin obliegen. Die Psychose-Vorbeugung liegt daher im Zuständigkeitsbereich der Kinderärzte – wollte Gott, sie wüssten es.

VI. Angst gepaart mit Unsicherheit[33]

Das Folgende ist eine Anmerkung zu einem bestimmten Gesichtspunkt in Dr. C.F. Rycrofts Abhandlung *Einige Anmerkungen zu einem Fall von Vertigo* (Rycroft 1953). In seiner Abhandlung macht Rycroft zwei Aussagen, zu denen ich etwas anmerken möchte. Die zwei Aussagen lauten:

> »In meiner vorigen Abhandlung habe ich mit einiger Ausführlichkeit besprochen, was es bedeutet, wenn (der Patient) fähig ist, Objekte zu halluzinieren und sie gleichzeitig als Täuschungen zu erkennen. Hier möchte ich nur erwähnen, dass diese Fähigkeit sehr deutlich sowohl die Tiefe seiner Regression zeigt, die bis auf eine Stufe hinabreicht, die noch vor der endgültigen Organisation der Realitätsprüfung liegt, als auch die Unvollständigkeit der Regression, da ein Teil seines Ichs zur Realitätsprüfung fähig blieb und so aktiv zur Analyse beitragen konnte.«

Und:

> »Schwindel ist ein Gefühl, das auftritt, wenn das Gleichgewichtsgefühl bedroht ist. Für einen Erwachsenen ist er eine Empfindung, die gewöhnlich, wenn auch keineswegs immer, mit einer Gefährdung der Fähigkeit zur aufrechten Haltung verbunden ist, und es besteht daher die Tendenz, ausschließlich bei so relativ reifen Ängsten wie der Furcht vor dem Hinfallen oder der Höhenangst an Schwindelgefühl zu denken und zu vergessen, dass Säuglinge, lange bevor sie zu stehen in der Lage sind, ihr Gleichgewicht bedroht fühlen können, und dass einige ihrer ersten Handlungen wie das Greifen und Sich-Anklammern Versuche darstellen, sich das Gefühl der Sicherheit zu erhalten, von der Mutter gestützt zu werden. Wenn der Säugling krabbeln und später gehen lernt, übernimmt der Boden immer mehr die unterstützende Funktion der Mutter; das mag einer der Hauptgründe dafür sein, warum die Erde unbewusst als die Mutter angesehen wird, und warum neurotische Gleichgewichtsstörungen so häufig auf Konflikte

im Zusammenhang mit der Abhängigkeit von der Mutter zurückgeführt werden können.«

Mir scheint bei dieser Vorstellung, dass es die Funktion der Mutter ist, ein Gefühl der Sicherheit zu vermitteln, noch Spielraum für eine Weiterentwicklung gegeben zu sein, und es wäre mir lieb, wenn Dr. Rycroft eine weitere Abhandlung über dieses Thema schreiben würde, dem er offensichtlich Aufmerksamkeit geschenkt hat, da er uns auf Alice Balint, Hermann und Schilder verweist.

Man beachte, dass hier eine Beziehung zwischen dem Baby und der Mutter besteht, die von vitaler Bedeutung ist, jedoch keinen Ursprung in einer triebhaften Erfahrung besitzt, noch in einer Objektbeziehung, die in einem Trieberleben gründet. Diese Beziehung geht allem Trieberleben voraus, läuft ihm aber auch parallel und wird mit ihm vermischt.

Wir sind hier der wohlbekannten Beobachtung nahe, dass die früheste Angst mit dem Gefühl zusammenhängt, nicht sicher gehalten zu werden.

Analytiker – selbst jene, die im Säugling von Geburt an ein menschliches Wesen sehen – reden oft so, als beginne das Leben des Säuglings mit der oralen Trieberfahrung und der aus der Trieberfahrung erwachsenden Objektbeziehung. Aber wir alle wissen, dass ein Säugling fähig ist, sich infolge des Versagens von etwas unglücklich zu fühlen, das in einen ganz anderen Bereich gehört, d.h. des Versagens der Säuglingsfürsorge. Die Tatsache, dass Anna Freud die *Techniken* der Säuglingsfürsorge so betont, führt uns auf die gleiche Frage. Zumindest bin ich dieser Ansicht, und ich habe das Gefühl, wir haben es dringend nötig, eifrig an der Erörterung der Bedeutung der Angst weiter zu arbeiten, wenn ihre Ursache im Versagen der Technik der Säuglingsfürsorge liegt, wie z.B. dann, wenn die ständige lebendige Unterstützung, die zum Bemuttern gehört, nicht gegeben wird.

Wir wissen, dass dieses Thema uns bis zum Zeitpunkt der Geburt zurückführen kann, d.h. bis zu der Zeit, da der Fötus bereit ist, zur Welt zu kommen – etwa in der 36. Woche des intrauterinen Lebens.

Ich möchte folgende Frage stellen: Kann man irgendetwas über diese Angst sagen, oder ist sie nur etwas Körperliches und nichts weiter? Rycrofts Fall scheint zunächst die Auffassung zu unterstützen, dass diese frühe Angst einfach nur eine Angelegenheit des Gleichgewichtsorgans und der Physiologie ist. Trotzdem bleibt uns noch Raum für das Gefühl, hier könnte vielleicht noch mehr zu entdecken sein. Die Tatsache des physiologischen Schwindels ist unbestritten, aber die physiologische Grundlage lässt sich (wie bei der Seekrankheit) unter bestimmten Umständen auch psychisch ausbeuten. Was sind diese Umstände denn nun eigentlich?

Anstatt einfach nur diese Frage zu stellen, möchte ich eine Teilantwort geben.

Ich glaube, dass es in der frühen Kindheit bestimmte Arten von Angst gibt, deren Auftreten durch eine hinreichend gute Versorgung verhindert wird, und eben die kann man mit Gewinn untersuchen. Meiner Meinung nach sind die Zustände, die durch gute Säuglingsfürsorge verhindert werden, alle von der Art, die, wenn sie bei einem Erwachsenen vorkommen, normalerweise mit dem Wort »verrückt« zusammengefasst werden.

Ein einfaches Beispiel wäre der Zustand der Unintegriertheit. Bei guter Säuglingsfürsorge ist dieser Zustand der natürliche, und es gibt niemanden, der ihn beachtet. Gute Versorgung führt einen Zustand herbei, in dem Integration zu einer Tatsache zu werden beginnt und eine Person anfängt, als solche zu existieren. Wenn das zutrifft, führt ein Versagen der Fürsorge zur Desintegration anstatt zu einer Rückkehr zur Unintegriertheit. Desintegration wird als Bedrohung empfunden, weil (per definitionem) jemand da ist, der die Bedrohung fühlen kann. Sie ist auch ein Abwehrmechanismus.

Folgende drei Hauptarten der Angst sind das Ergebnis des Versagens der Technik der Kinderfürsorge: Unintegriertheit, die zum Gefühl von Desintegration wird; Mangel an Verbindung zwischen Psyche zum Soma, der zum Gefühl von Depersonalisation wird; ferner das Empfinden, dass sich der Schwerpunkt des Bewusstseins vom Kern zur Schale, vom Individuum zur Versorgung, zur Pflegetechnik verlagert.

Um diesen letzten Gedanken klarzumachen, muss ich die Verhältnisse in diesem Frühstadium des menschlichen Lebens näher betrachten.

Beginnen wir mit der Beziehung zwischen zwei Körpern (Rickman 1951) und gehen wir von da aus auf die Objektbeziehung zurück, die immer noch von der Art einer Beziehung zwischen zwei Körpern ist – nur ist das Objekt ein Teilobjekt.

Was geht dem voraus? Wir nehmen manchmal vage an, dass vor der Objektbeziehung der zwei Körper eine Ein-Körper-Beziehung besteht; aber das ist falsch, und ganz offensichtlich falsch, wenn wir genau genug hinsehen. Die Fähigkeit zu einer Ein-Körper-Beziehung *folgt* der zu einer Zwei-Körper-Beziehung, und zwar aufgrund der Introjektion des Objekts. (Es wird eine äußere Welt impliziert, zu der eine negative Beziehung besteht.)

Was also geht wirklich der ersten Objektbeziehung voraus? Für meinen Teil habe ich mich mit diesem Problem lange herumgeschlagen. Das fing an, als ich mich (vor etwa zehn Jahren) vor dieser Gesellschaft sagen hörte – und ich sagte es ziemlich aufgeregt und hitzig: »So etwas wie ein Baby gibt es gar nicht.« Ich war beunruhigt, als ich mich diese Worte sagen hörte, und versuchte mich zu rechtfertigen, indem ich darauf hinwies, dass man mir, wenn man mir ein Baby zeigt, gewiss auch jemand zeigt, der für das Baby sorgt, oder zumindest einen Kinderwagen, an dem jemand mit Augen und Ohren klebt. Man sieht ein »Pflegepaar«.

Heute würde ich etwas ruhiger sagen, dass, bevor Objektbeziehungen bestehen, sich die Sachlage folgendermaßen darstellt: Die Einheit ist nicht das Individuum, die Einheit ist ein Gefüge aus Umwelt und Individuum. Der Schwerpunkt des Seins geht nicht vom Individuum aus. Er liegt im Gesamtgefüge: Durch genügend gute Kinderpflege, Technik, genügend gutes Halten und genügend gute Versorgung wird die Schale allmählich übernommen, und der Kern (der für uns die ganze Zeit wie ein menschliches Baby ausgesehen hat) kann anfangen, ein Individuum zu sein. Der Anfang ist potenziell schrecklich, wegen der Ängste, die ich schon erwähnt habe, und wegen des paranoiden Zustands, der unmittelbar auf die erste Integration und auch auf die ersten Triebregungen folgt, da sie dem Baby eine ganz neue Bedeutung von Objektbeziehungen anschaulich machen. Die hinreichend gute Technik der Säuglingspflege neutralisiert die äußeren Verfolgungen und verhindert die Gefühle von Desintegration und Kontaktverlust zwischen Psyche und Soma.

Mit anderen Worten: Ohne eine hinreichend gute Technik der Säuglingsfürsorge hat der neue Mensch überhaupt keine Chance. Bei einer hinreichenden guten Technik kann der Schwerpunkt des Seins im Mittelpunkt des Gefüges aus Umwelt und Individuum liegen, im Kern und nicht in der Schale. Der Mensch, der sich nun als Wesen vom Mittelpunkt her entwickelt, kann seinen Ort im Körper des Kindes finden; er kann beginnen, eine äußere Welt zu erschaffen und zugleich eine begrenzende Membran und ein Inneres zu erwerben. Dieser Theorie zufolge war zu Anfang keine Außenwelt vorhanden, obwohl *wir als Beobachter* einen Säugling in einer Umgebung sehen konnten. Wie trügerisch das sein kann, wird deutlich anhand der Tatsache, dass wir oft einen Säugling zu sehen glauben, wo wir, wie durch eine Analyse zu einem späteren Zeitpunkt ersichtlich wird, eigentlich eine Umgebung hätten sehen sollen, die sich fälschlicherweise zu einem Menschen entwickelte, wobei sie ein potenzielles Individuum in sich verbarg und erstickte.

Ich möchte in der gleichen dogmatischen Weise fortfahren und eine Bemerkung zu dem klinischen Zustand machen, der volkstümlich als Hysterie bezeichnet wird. Der Ausdruck »Neurose« deckt ungefähr denselben Bereich ab.

Es ist normal für den Säugling, Angst zu empfinden, wenn die Technik der Säuglingspflege versagt. Ganz am Anfang jedoch würde der Säugling in einen unintegrierten Zustand verfallen oder den Kontakt zum Körper verlieren oder zu einer Hülle werden, anstatt zum Inhalt – aber *ohne Schmerzen.*

Zur Entwicklung gehört dann als wesentlicher Bestandteil der Schmerz, die Angst in Bezug auf diese verschiedenen Phänomene, die sich aus dem Versagen der Säuglingspflege ergeben. Bei einer gesunden Entwicklung spielt sich in der Umwelt (in Person der Mutter oder der Kinderpflegerin) ein abgestuftes Versagen ab, das mit einer fast vollkommenen Anpassung beginnt.

Es gibt einen Zustand, in dem die Furcht sich auf eine Verrücktheit bezieht, d.h. die Furcht gilt einem *Mangel an Angst bezüglich der Regression* auf einen unintegrierten Zustand, auf das Fehlen eines Gefühls, im Körper zu leben usw. Die Furcht ist die, es werde keine Angst da sein, d.h. es werde eine Regression eintreten, aus der es vielleicht keine Rückkehr gibt. Die Folge davon ist eine wiederholte Prüfung der Fähigkeit zur Angst und eine zeitweilige Erleichterung, sooft Angst empfunden wird: je stärker, desto besser (Balint 1955).

Die Analyse der Hysterie (in volkstümlicher Ausdrucksweise) ist die Analyse der Verrücktheit, die gefürchtet wird, zu der man aber nicht vordringen kann, ohne dass in der Analyse das Beispiel einer neuen Art von Säuglingspflege geliefert wird, einer besseren Säuglingspflege als der, die der Patient selbst als Säugling erlebt hat. Beachten Sie aber bitte, dass die Analyse zu dieser Verrücktheit führt und führen muss, wenn auch die Diagnose weiterhin auf »Neurose«, nicht auf »Psychose« lautet.

Könnte Dr. Rycroft wohl zustimmen, wenn ich sage, dass sein Patient sich sowohl an seine frühkindlichen Erfahrungen physiologischer Schwindelgefühle erinnern *als auch* diese Erinnerungsspuren als Abwehr benützen könnte, Abwehr gegen Ängste, die mit dem Versagen der Technik der Säuglingspflege zusammenhängen, Ängste, die sich für den Patienten (obwohl er nicht verrückt ist) wie eine drohende Verrücktheit ausnehmen?

VII. Symptomtoleranz in der Pädiatrie[34]

Eine Fallgeschichte

Mit meinem Thema, das im Titel schon angedeutet ist, könnte ich zwei ganz verschiedene Richtungen einschlagen. Ich erwähne eine davon nur, weil man vielleicht von mir erwartet hat, ich würde sie verfolgen. Ich spreche von der Tatsache, dass die natürlichen körperlichen Vorgänge, die zur Gesundheit und zur Gesundung tendieren, in jüngster Zeit aufgrund der Flut von Fortschritten in der Chemotherapie fast ganz verdeckt worden sind. Ein Hausarzt hat es heute sehr schwer, durch Erfahrung herauszufinden, was ein Kind mit einer Lungenentzündung ohne weitere Hilfe als gute Pflege anfängt, die vor 30 Jahren noch die einzige Behandlungsmethode war. Heute darf man, und wir sind uns alle darüber einig, nicht einmal mehr einen Furunkel sich selbst überlassen. Ich finde, dass zu einer guten medizinischen Ausbildung die Erinnerung daran gehört, dass Kinder auch vor dem Penicillin Krankheiten überstanden haben, und dass es auch heute noch das Kind und die lebendigen Gewebe sind, die letzten Endes eine Gesundung zustande bringen, nicht das Antibiotikum.

Ich habe diese wichtige Richtung nicht verfolgt, denn dieses Thema ist von Ärzten, die sich an die schlechten alten Zeiten erinnern, schon in verschiedenen Vorträgen vor Medizinstudenten mit großer Sachkenntnis entwickelt worden – sie haben auch gesehen, dass im Hinblick auf die Ausbildung die schlechten alten Zeiten einiges für sich hatten. Ich gehe mit meinem Thema einen anderen Weg, der sich am Ende, wie ich glaube, als dem ersten verwandt erweisen wird, denn auch er betrifft die natürliche Tendenz zur Gesundheit und die Art und Weise, wie wir als Ärzte uns diese Tendenz zunutze machen können. Im Bereich der Psyche ist der Grundsatz, dass es eine natürliche Tendenz zur Gesundheit oder zur entwicklungsgemäßen Reife gibt, von besonderer Bedeutung. Man könnte sagen, ein Großteil der körperlichen Erkrankungen beruht auf einem Eingriff seitens der Umgebung oder einer Unzulänglichkeit der Umwelt und ist keine reine Entwicklungsstörung. Im Gegensatz dazu kann man psychische Störungen immer als Verzögerungen oder Verzerrungen der emotionalen Entwicklung bezeichnen oder damit begründen, dass die emotionale Entwicklung in anderer Weise an dem Reifegrad gehindert wurde, der dem Alter des Kindes entspricht. In der psychologischen Medizin besteht daher eine sogar noch engere Beziehung zwischen dem Normalen und dem Abnormen als zwischen der Physiologie und den pathologischen Vorgängen in Geweben und bei Körperfunktionen. Tatsächlich ist eine Krankheit, wenn nur eine Störung der physiologischen Vorgänge vorliegt, gewöhnlich psychogen.

Als ich über die Beziehung zwischen der Pädiatrie und der Kinderpsychiatrie nachdachte, wurde mir klar, dass es in dieser Beziehung nicht nur um eine Verschiedenheit der Bereiche geht, sondern auch um eine Verschiedenheit der emotionalen Einstellung bei denen, die den einen oder den anderen Zugang zu einem Fall wählen. Der Pädiater empfindet das Symptom als Herausforderung an sein therapeutisches Rüstzeug. Hoffentlich wird das immer so sein. Wenn ein Kind Schmerzen hat, ist es angebracht, so schnell wie möglich eine Diagnose zu stellen und die Ursache zu beseitigen. Im Gegensatz dazu sieht der Kinderpsychiater im Symptom eine Organisation von äußerster Komplexität, die wegen ihres Nutzens geschaffen und beibehalten wird. Das Kind braucht das Symptom, weil in seiner emotionalen Entwicklung etwas nicht stimmt.

(Es ist um der klaren Argumentation willen nützlich anzunehmen, dass unser körperlich krankes Kind psychisch gesund und unser psychisch krankes Kind körperlich gesund ist. Das trifft zwar sehr häufig nicht zu, aber es ist eine für unsere Zwecke zulässige Vereinfachung.)

Der Psychiater ist also kein Symptom-Heiler; er erkennt das Symptom als ein SOS-Signal, das eine vollständige Erforschung der emotionalen Entwicklungsgeschichte des Kindes in ihrem Bezug zu Umwelt und Kultur begründet. Die Behandlung zielt darauf ab, das Kind von der Notwendigkeit zu befreien, den Hilferuf aussenden zu müssen.

In dieser Gegenüberstellung steckt, wie schon gesagt, ein gewisser Grad von Künstlichkeit. Die besten »Leib-Ärzte« suchen auch nach Verursachungen und verwenden, wenn möglich, als Hauptwerkzeug ihrer Therapie die natürliche Neigung des Körpers zur Gesundheit. Aber selbst Kinderärzte, die körperlich determinierten Symptomen gegenüber einigermaßen tolerant sind und, wenn sie sich einer körperlichen Krankheit gegenübersehen, zuerst nach Verursachungen suchen, entwickeln angesichts eines Syndroms psychischer Herkunft meist eine »Symptom-Allergie«. In dem Augenblick, in dem ihnen ein hysterisches Konversionssymptom oder eine Phobie begegnet, die offenbar keinen Sinn in sich hat, oder eine ganz verrückt erscheinende Lärmempfindlichkeit oder ein Zwangsritual, eine Verhaltensregression oder eine Gemütsstörung, eine antisoziale Tendenz oder eine Unruhe, die auf einen hoffnungslosen Verwirrungszustand im Kern der Persönlichkeit des Kindes hinweist, entwickeln sie einen Drang zum Kurieren.

Ich bin überzeugt, dass die Symptom-Intoleranz einfach deswegen in Erscheinung tritt, weil der für den Körper zuständige Kinderarzt nicht viel von der Wissenschaft weiß, die man dynamische Psychologie nennt (ich nenne sie Psychoanalyse); aber allein mithilfe dieser Wissenschaft kann man den Sinn von Symptomen erkennen. Angesichts der Tatsache, dass diese 50 Jahre alte Wissenschaft mindestens so umfassend ist wie die Physiologie und das ganze Studium der sich in ihrem Milieu entwickelnden menschlichen Persönlichkeit einschließt, brauchen wir uns nicht zu wundern, wenn der erschöpfte Facharzt, der endlich seine Anerkennung bekommen hat, vor einer weiteren Disziplin zurückscheut und sich die zusätzliche Ausbildung erspart, die allein die für eine psychotherapeutische Praxis notwendige Befähigung bringen könnte.

Dieses Problem der doppelten Ausbildung muss sich im Lauf der Zeit von selbst lösen; inzwischen müssen wir wissen und bejahen, dass es die zwei Arten des Vorgehens, vom Physischen und vom Psychischen aus gibt, und wir müssen versuchen, die Beiträge zur Kinderheilkunde zu integrieren, die jede dieser Richtungen anzubieten hat.

Leider muss ich mein Thema, das sich in Tiefe und Breite fast unendlich ausdehnen ließe, nun einengen. Ich habe beschlossen, über das Bettnässen zu sprechen, wenn ich auch bekennen muss, dass es mir schwerfällt, so vieles beiseite zu lassen, was mich und jede Zuhörerschaft von Kinderärzten interessieren würde.

Es gibt von Pädiatern geführte Bettnässer-Kliniken, und gewöhnlich ist deren Ziel, zugegebenermaßen, die Heilung des Symptoms. Mütter und Kinder sind dafür dankbar. Gegen solche Kliniken ist nichts einzuwenden, außer, dass sie an der ganzen Frage der Ätiologie vorbeigehen, an der Frage des Bettnässens als eines Symptoms, das eine bestimmte Bedeutung hat, oder als einer fortdauernden infantilen Beziehung, die in der seelischen Ökonomie des Kindes ihren Stellenwert hat. In den meisten Fällen schadet die Heilung des Symptoms nicht, und wenn eine Heilung schaden *könnte,* gelingt es dem Kind gewöhnlich, mithilfe unbewusster Prozesse entweder der Heilung Widerstand zu leisten oder ein anderes SOS-Signal zu entwickeln, ein Symptom, das die Verlegung in eine andere Art von Klinik nötig macht.

Diese pädiatrischen Kliniken kommen und gehen, und während der ganzen Zeit begegnen Kinderpsychiater dem Symptom Enuresis, und oft ist leicht zu erkennen, dass dieses Symptom einen Nebenkriegsschauplatz darstellt, ein kleines Stückchen eines großen Problems eines Menschen, der mitten in dem Versuch steckt, trotz einiger Behinderungen reif zu werden.

Von den vielen 100 Fällen, die mir zur Verfügung stehen, werde ich nur einen schildern; mithilfe dieser einen Fallbeschreibung hoffe ich zeigen zu können, wie das Bettnässen im Lauf einer psychischen Erkrankung in Erscheinung trat.

Ich habe den Fall eines Jungen ausgewählt, für den Psychoanalyse nicht im Bereich des Möglichen lag, dessen Heilung jedoch (wenn ich es denn eine Heilung nennen darf) zum Teil von drei psychotherapeutischen Sitzungen abhängig war.

Während dieser drei Sitzungen zeichnete der Junge die ganze Zeit, und ich konnte Notizen machen, außer in den kritischsten Augenblicken, wenn die Gefühlsspannung so intensiv war, dass das Aufschreiben geschadet hätte.

Dieser nicht ungewöhnliche Fall ist umso geeigneter für die Veröffentlichung, als die Behandlung des Kindes in der Hauptsache von den Eltern durchgeführt wurde, die in der Lage waren, ihre Beziehungen, die durch den Krieg zerrüttet wurden, wieder zu verbessern; ich hoffe, Sie werden in diesem Teil der Beschreibung, wo die Eltern die Arbeit getan haben, einen Typus von Krankheit und Genesung sehen, den Sie selbst bei jenen Ihrer eigenen kleinen Patienten haben beobachten können, die eine Phase von körperlicher Krankheit als Gelegenheit benutzen konnten, ihre verzögerte Persönlichkeitsentwicklung nachzuholen. Dieser Junge hatte Glück; er konnte ohne körperliche Erkrankung das bekommen, was er brauchte.

Beispiel: Der Fall eines Bettnässers

Der neunjährige Philip war eins von drei Kindern aus einer guten Familie. Der Vater war während des Krieges lange im Ausland gewesen; nach Kriegsende nahm er seinen Abschied von der Armee und machte sich daran, sich sein Heim wiederaufzubauen, indem er die Bewirtschaftung eines kleinen Bauernhofes in Angriff nahm. Die zwei Jungen waren in einer bekannten Vorschule. Der Direktor der Schule schrieb (im Oktober 1947) an die Eltern, er müsse ihnen raten, Philip von der Schule zu nehmen, denn er habe den Jungen zwar niemals in irgendeiner Weise für abnorm gehalten, aber festgestellt, dass er der Urheber einer Diebstahls-Epidemie sei. Er schrieb, »wenn Philip von der Schule genommen wird, kann ich leicht mit der Epidemie fertig werden«, und er war klug genug zu sehen, dass Philip krank war und nicht fähig sein würde, auf eine einfache Erziehungsmaßnahme zu reagieren. Auf diesen Brief hin, der für die Eltern ein schwerer Schock war, konsultierten sie ihren Hausarzt, und der überwies auf Empfehlung eines Psychiaters den Fall an mich.

Eine Betrachtung dieser Einzelheiten zeigt, wie schwierig die Überweisung eines psychisch kranken Kindes ist, bevor ein Schaden angerichtet wurde. Fast durch Zufall kam ich in die glückliche Lage, dem Jungen ganz am Anfang helfen zu können, bevor sich eine moralische Einstellung gegenüber der Delinquenz des Jungen hatte entwickeln können und bevor sich eine so starke Symptom-Intoleranz ausgebildet hatte, dass eine kurzschlüssige Therapie begonnen worden wäre.

Ich richtete es so ein, dass zu allererst die Mutter kam, und in einem langen Gespräch mit ihr konnte ich die folgende ausführliche Vorgeschichte zu Protokoll nehmen. Diese Geschichte erwies sich als im Wesentlichen richtig, wenn auch in einer wichtigen Einzelheit der genaue Sachverhalt erst in einem Gespräch mit dem Jungen ans Licht kam.

Ich erfuhr, dass der Vater und die Mutter des Jungen fähig waren, ein gutes Familienleben zu schaffen und aufrechtzuerhalten, aber dass die Wirren des Krieges schwere Erschütterungen verursacht hatten, die Philip stärker berührten als seinen Bruder. Die kleine Schwester entwickelte sich offensichtlich normal und konnte den wiederhergestellten häuslichen Frieden voll genießen. Die Eltern neigten zum Spiritismus, stellten aber mir gegenüber klar, dass sie nicht versuchten, den Kindern ihre Denkungsart aufzuzwingen. Die Mutter hatte eine Abneigung gegen Psychologie und behauptete, nichts davon zu verstehen; das erwies sich bei meiner Behandlung des Falles als nützlich für mich, denn ich konnte mich auf ihre Gefühle und auf ihr angeborenes oder intuitives Verständnis für die Natur des Menschen verlassen und war nicht darauf angewiesen, was sie hier und dort gelesen hatte oder sich gedacht hatte.

Der Bruder wurde fünf Monate lang gestillt und war von Anfang an eine ausgeprägte Persönlichkeit. Philip bewunderte ihn sehr.

Philips Geburt war sehr schwierig gewesen; die Mutter erinnerte sich daran als an einen langen Kampf. Das Fruchtwasser ging zehn Tage vor der Geburt ab, und nach Meinung der Mutter hatte die Geburt zweimal begonnen und wieder aufgehört, bevor das Kind tatsächlich zur Welt kam, während die Mutter in Narkose lag. Philip wurde sechs Wochen lang gestillt; es trat kein anfänglicher Gewichtsverlust ein, und der Übergang zur Flasche war einfach. Als Baby war er das, was man gewöhnlich ein munteres Kind nennt, bis der Krieg, als der Junge zwei Jahre alt war, sein Leben zu beeinträchtigen begann. Mit diesem Alter war seine Kleinkindzeit im Elternhaus abgeschlossen, und er entwickelte sich zu einem ziemlich stillen Kind, das vielleicht allzu gefügig war. Im Kindergarten kam er mit ruppigen und fremden Kindern zusammen. Zu dieser Zeit hatte er ständig Katarrh und war nicht mehr fähig, auch nur zu versuchen, sich die Nase zu schnäuzen. Die Neigung zu Katarrhen ist immer noch vorhanden; das Herausnehmen der Mandeln im Alter von sechs Jahren hat sie nicht beseitigt. Die Mutter hat selbst Asthma und glaubt, auch der

Junge habe gelegentlich leichte Asthmaanfälle. Die Mutter versorgte Philip meist selbst, wenn auch mit Hilfe eines Kindermädchens, und sie bemerkte früh den Unterschied zwischen den beiden Jungen. Philip war wegen seines Katarrhs nicht nur weniger gesund, sondern er war auch in seinen Koordinierungsfähigkeiten beeinträchtigt.

Vom Alter von zwei Jahren bis zum Alter von vier Jahren war Philip mit seinem Bruder und seiner Mutter von zu Hause fort, danach kehrten sie in das ursprüngliche Heim zurück. Die Familie jedoch, die auseinandergebrochen war, als er zwei Jahre alt war, fand erst wieder zusammen, als der Vater seinen Abschied von der Armee nahm, nicht lange vor dem Beginn der Behandlung bei mir. Die Habseligkeiten der Kinder waren natürlich hier und dort verstreut und nie alle zugleich zur Hand, und jedes einzelne Objekt konnte leicht verloren gehen. Im Vergleich zu seinem Bruder zeigte Philip seine Gefühle nur wenig. Seiner Mutter und seiner Schwester gegenüber war er jedoch hinreichend zugetan Die Mutter empfand ihn als fremd, und die wenigen Besitztümer, die er hatte, waren sein ausgesprochen privates Eigentum. Bevor er sechs Jahre alt war, waren jedoch keine wirklichen Schwierigkeiten zu bemerken. Bei der sogenannten Sauberkeitserziehung war er nicht schwierig gewesen und nie durch Bettnässen aufgefallen.

Als Philip sechs Jahre alt war – zu dieser Zeit wurden ihm, woran die Mutter mich erinnerte, die Mandeln herausgenommen –, brachte er bei seiner Heimkehr die Armbanduhr der Krankenschwester mit. Im Laufe der nächsten drei Jahre stahl er noch einmal eine Uhr und auch Geld, das er immer auszugeben pflegte. Er stahl auch andere Gegenstände, die immer beschädigt wurden. Er hatte durchaus auch eigenes Geld und entwickelte sich zum leidenschaftlichen Büchersammler. Da er sehr intelligent war und gut lesen konnte, las er die Bücher auch wirklich, die er kaufte, aber das Kaufen der Bücher war ihm sehr wichtig. Es waren meistens schmale Bändchen über Motten, Gräser und Hunde, Bücher, die Übersicht verschafften. Man stellte fest, dass er für ein dünnes Buch über Schiffe 15 Schillinge bezahlte, ohne überhaupt zu merken, dass das teuer war. Im Verein mit diesen Symptomen hatten die Eltern eine Veränderung im Charakter des Jungen bemerkt, die sie aber nicht leicht anschaulich machen konnten. Wirklich beunruhigt waren die Eltern, als sich folgender Vorfall ereignete: Auf dem Heimweg von einer Urlaubsfahrt stahl er beim Aufenthalt in einem fremden Haus einen Kraftfahrzeugbrief, der den Eigentümern des Hauses gehörte. Er versuchte nicht, ihn zu verstecken, und die Eltern erklärten sich den Diebstahl mit seiner unbezweifelbaren Vorliebe für Dokumente aller Art. Im Rückblick konnten sie sich erinnern, dass er zu dieser Zeit angefangen hatte, unordentlich zu werden. Außerdem interessierte er sich nun immer weniger für sein Eigentum, abgesehen von neuen Büchern;

zugleich zeigte er eine übertriebene Neigung, seiner Schwester, die er sehr gern hatte, alles Mögliche zu schenken. Dies alles spielte sich ab, als er sechs bis acht Jahre alt war, bis hin zu dem Jahr, in dem man ihn zu mir brachte.

Die Mutter sagte, nach der Geburt seiner Schwester (als er sechs Jahre alt war) sei er zunächst beunruhigt und offen eifersüchtig gewesen, habe sie dann jedoch bald lieb gewonnen und sei auch zu einer ziemlich guten Beziehung zur Mutter zurückgekehrt, die jedoch nicht so ungezwungen gewesen sei wie vorher. Zu dieser Zeit begann der Vater zum ersten Mal zu entdecken, dass seine Kinder interessant waren, zum Teil, weil er jetzt eine Tochter hatte, und hauptsächlich deshalb, weil er nun immer mehr fähig war, in seinem eigenen Haus zu leben. Übrigens erzählte mir die Mutter, sowohl sie als auch der Vater hätten sich als zweites Kind eine Tochter gewünscht. Als Philip zur Welt kam, brauchten sie einige Zeit, um sich mit dem Gedanken an einen weiteren Jungen zu befreunden. Die Geburt der Tochter brachte der Familie schließlich große Entlastung und befreite Philip zweifellos von einem unbestimmten Gefühl, er hätte eigentlich irgendwie anders sein sollen als er war. Es fiel mir besonders auf, dass die Mandeloperation, die anscheinend die Veränderung in der Persönlichkeit dieses Jungen herbeigeführt hatte, bald nach der Geburt der Schwester durchgeführt worden war, und später entdeckte ich, dass die Geburt der Schwester die wichtigere Störung gewesen war. Zu dieser Zeit (er war jetzt acht Jahre alt) entwickelte er eine Scheu vor allem, was dazu führen konnte, dass andere Leute ihn auslachten. Die Mutter führte als Beispiel an, er habe im Gesicht eine durch einen Insektenstich verursachte Schwellung gehabt. Um sich nicht der Gefahr auszusetzen, ausgelacht zu werden, wurde er übermäßig müde und blieb im Bett. Als Abwehr gegen das Ausgelachtwerden entwickelte er die Kunst der Nachahmung und konnte damit andere nach Belieben zum Lachen bringen. Er legte sich auch einen Schatz von amüsanten Geschichten zu und wehrte auch auf diese Weise den Spott anderer ab. Als die Mutter mir dies erzählte, war sie verzweifelt, da sie beim Reden erkannte, wie sehr sie in ihrem Umgang mit diesem Jungen im Dunkeln getappt hatte, während sie keine Schwierigkeiten gehabt hatte, seinen Bruder und seine Schwester zu verstehen. Sie war fähig, engen Kontakt zu einem normalen Kind zu haben, aber sie konnte den Kontakt zu einem kranken Kind nicht aufrechterhalten, und es war wichtig für mich, dass ich das erkannte, da ich auf ihre Mitarbeit angewiesen war. Später beschrieb ich ihr das, was der Junge von ihr brauchte, nicht als die Bedürfnisse eines psychisch Kranken, sondern als die Bedürfnisse eines normalen Kleinkindes, wobei ich ihr erklärte, dass der Junge es nötig hätte, in seinem Verhältnis zu ihr wieder zum Kleinkind zu werden und sich so sein neuerlich wiederhergestelltes Zuhause zunutze zu machen. So wurde es vermieden, sie gegen ihren Willen über Psychopathologie zu belehren.

Wegen seiner verstopften Nase litt Philip immer an Schlafstörungen. Er pflegte aufzuwachen und von seiner Mutter zu fordern, sie solle ihm helfen, und wahrscheinlich konnte er diese körperliche Störung, ohne dass ihm das bewusst war, benutzen, um nachts in den Genuss der Gegenwart seiner Mutter zu kommen; wenn er keine verstopfte Nase gehabt hätte, wäre die Mutter durch Albträume oder irgendeine Phobie an sein Bett gerufen worden. Er hatte eine Phobie vor Verletzungen, und nach der Mandeloperation auch eine Ärztephobie.

Als ich fragte, wie sich Aufregung bei ihm äußere, ob er krank werde oder nur einfach herumspringe, sagte die Mutter: »Wenn man erwartet, er werde sich aufregen, wird er ganz ruhig, zieht sich in sich zurück und fragt immer wieder, ›Oh, was soll ich tun? Was kann ich tun?‹«. Die Mutter hatte bemerkt, dass es ihm wichtig war, jeden Tag eine Zeitlang allein zu sein. Er war imstande, Möglichkeiten zur Ablenkung zu nutzen, und als man mit ihm in die Schweiz fuhr, lernte er zum Beispiel rasch Skilaufen, wenn auch mehr durch Willensanstrengung als natürliche Begabung.

Die Mutter berichtete, er habe manchmal Anfälle von häufigem und gesteigertem Harndrang, die sie mit der verstopften Nase in Zusammenhang brachte. In der Schule wurde der Junge als gesund angesehen, und die verstopfte Nase schien sich weniger bemerkbar zu machen. Ich ging mit Mutter und Kind zu einem Hals-Nasen-Ohren-Arzt, der wertvollen fachkundigen Rat gab, aber auch eine Unmenge Mittel verschrieb, die das Symptom beseitigen sollten, von denen man den Jungen aber wieder befreien musste.

In der Schule hielt man Philip für intelligent, aber faul. Der Direktor gab eine schlechte Beurteilung über ihn ab, schrieb aber in einem Brief an mich, er habe diesen Jungen niemals für irgendwie abnorm gehalten, bevor die Diebstähle anfingen. Faulheit war ihm nichts Ungewohntes, und er erwartete, der Junge werde es am Ende schon schaffen. Ich glaube, aus dieser Einzelheit kann man ersehen, dass auch in einer wirklich guten Schule eine psychische Erkrankung unerkannt bleiben kann.

Philip liebte das Landleben. Er hatte einen eigenen Windhund, was sich als sehr wichtig erweisen und bei seiner Heilung eine wesentliche Rolle spielen sollte. Als er in der Schule schon Schwierigkeiten hatte, schrieb er einen Brief nach Hause, aus dem in keiner Weise hervorging, dass er in Not war.

Zusammenfassung der Fallgeschichte

Diese Anamnese, die ich von der Mutter erheben konnte, zeigte, dass das Leben des Jungen gut begonnen hatte, dass aber im Alter von zwei Jahren bei ihm eine Störung der emotionalen Entwicklung eingesetzt hatte. In Abwehrstellung gegen eine unsichere Umwelt zog er sich in sich zurück, und seine anfänglich gute Koordination ließ nach. Als er sechs Jahre alt war, trat eine zunehmende Degeneration der Persönlichkeit in Erscheinung, die in der Symptomatik gipfelte, mit der der Neunjährige zu mir gebracht wurde.

Behandlung

Obwohl ich den Jungen selbst noch nicht gesehen hatte, konnte ich schon einige Maßnahmen für seine Behandlung einleiten. Es war klar, dass Psychoanalyse nicht infrage kam, da eine tägliche Fahrt nach London (oder selbst eine wöchentliche) den Jungen daran gehindert hätte, sein wiederhergestelltes Elternhaus wirklich für sich zu nutzen; dieses nämlich sollte die Hauptlast der Therapie zu tragen haben.

Ich sagte der Mutter, dieser Junge werde ihre Hilfe brauchen, da klar sei, dass er im Alter von zwei Jahren etwas entbehren musste; er werde dahin zurückgehen und es suchen müssen. Sie begriff rasch und sagte: »Na ja, wenn er wieder ein Kleinkind werden muss, soll er doch nach Hause kommen, und solange Sie mir helfen zu verstehen, was passiert, werde ich schon zurechtkommen.« Sie bewies, dass dies keine leere Prahlerei war, und am Ende konnte sie sich rühmen, dem Kind geholfen zu haben, eine psychische Krankheit zu überstehen; das Elternhaus war die Heilanstalt, die dieser Junge brauchte, ein Asyl im wahren Sinn des Wortes.

Im Fachjargon: Der Junge regredierte. Die Art und Weise, wie er in seiner emotionalen Entwicklung rückwärts ging, und dann wieder Fortschritte machte, will ich gleich beschreiben. Auf dem Tiefpunkt dieser Regression trat das Bettnässen auf, das Bindeglied zwischen diesem Fall und dem Hauptthema meines Vortrages.

Als nächstes musste ich den Jungen sehen. Diese Begegnung war notwendig, weil ich wissen musste, wie ich in den nächsten Monaten mit der Behandlung verfahren sollte (meist per Telefon), und auch deshalb, weil der Junge für Einsichten aufgeschlossen war, die er in diesen eineinhalb Stunden auch erhielt; diese Einsicht kam zwar nicht durch Psychoanalyse zustande, sondern durch die Anwendung von Kenntnissen, die ich bei meiner psychoanalytischen Arbeit erworben hatte.

Erste Sitzung mit Philip

Es gab keine Anfangsschwierigkeiten. Der Junge war attraktiv, intelligent, ziemlich zurückhaltend und gab nicht zu erkennen, ob er sich irgendwelche wirklichkeitsnahen Urteile über mich bildete. Er war offensichtlich vor allem mit seinen eigenen Angelegenheiten beschäftigt und leicht verwirrt. Die Schwester war mitgekommen, und er verhielt sich ihr gegenüber ganz natürlich; es fiel ihm nicht schwer, sie bei der Mutter zurückzulassen, als ich mit ihm ins Spielzimmer ging. Ich verwendete eine für diese Fälle geeignete Technik, eine Art Projektionstest, bei dem ich mitspiele. Die Abbildungen 1–8 sind Beispiele der entstandenen Zeichnungen. Der Test besteht aus einem Spiel, bei dem ich zuerst einen Schnörkel zeichne, worauf das Kind diesen in etwas verwandelt; dann zeichnet das Kind einen Schnörkel und ich verwandle ihn in etwas.

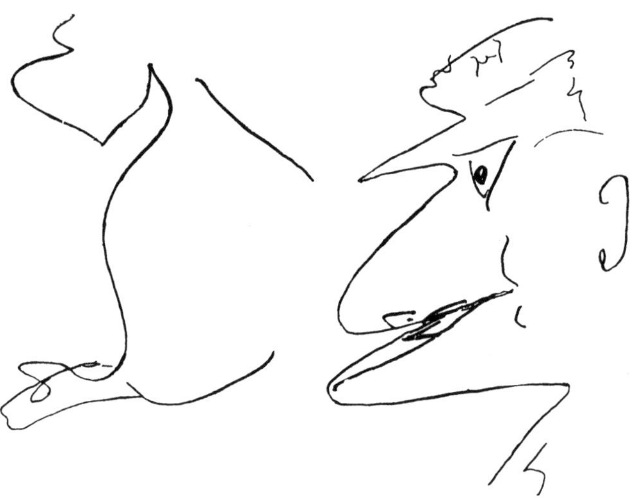

Abb. 1 Mein Schnörkel. Seine Abwandlung. Seine Bemerkung – England.

Abb. 2 Sein Schnörkel. Meine Abwandlung. Seine Bemerkung – ein Fisch.

1. *Mein* Schnörkel (Abb. 1). Er drehte ihn um und nannte ihn eine Landkarte von England, wobei er einen Strich hinzufügte, der in der Gegend von Cornwall nötig war.

Ich konnte daraus sofort entnehmen, dass er voller Phantasien steckte, und dass ich sehr persönliche Ergebnisse bekommen würde, da man aus diesem Schnörkel fast alles hätte machen können.

2. *Sein* Schnörkel; ich zögerte, etwas daraus zu machen, und gab ihm auf

diese Weise eine Möglichkeit, wieder seine Einbildungskraft zu zeigen. Er sagte sofort, es sei ein Seil, das sich in die Luft erhebe, und er deutete die Luft durch dünne Striche an, die die dicken Striche des Seils kreuzten.

3. Er machte wieder einen Schnörkel (Abb. 2), und ich verwandelte ihn rasch in ein Gesicht, das er einen Fisch nannte. Dies war wieder ein Zeichen dafür, dass er mit seiner persönlichen oder inneren Wirklichkeit beschäftigt war und dass ihm nicht besonders viel daran lag, wirklichkeitsnah zu sein.

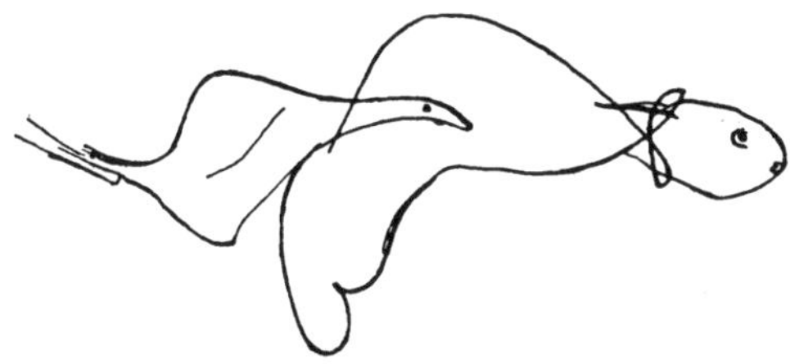

Abb. 3 Mein Schnörkel. Seine Abwandlung. Seine Bemerkung – ein Seelöwe mit einem Baby.

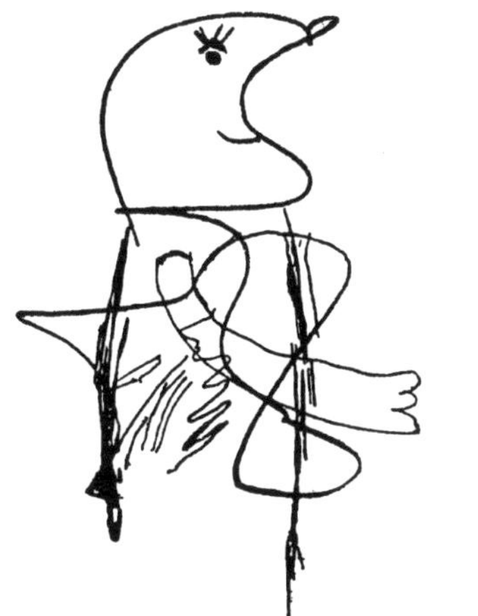

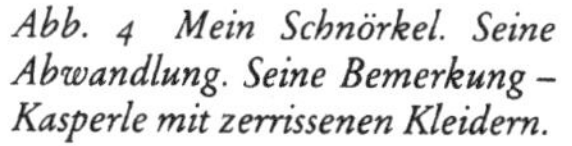

Abb. 4 Mein Schnörkel. Seine Abwandlung. Seine Bemerkung – Kasperle mit zerrissenen Kleidern.

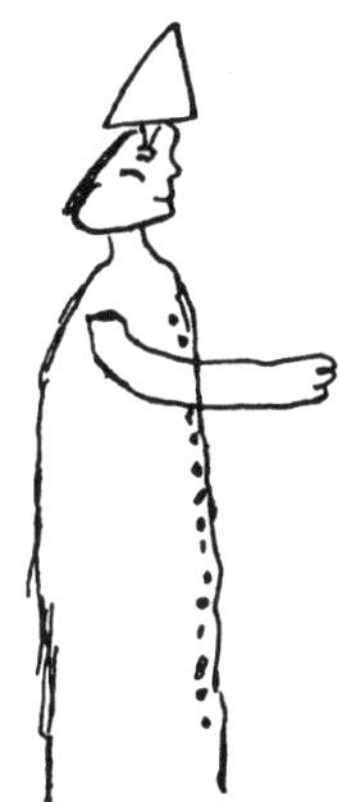

Abb. 5 Zeichnung Nr. 9. Der Zauberer.

4. *Mein* Schnörkel (Abb. 3). Ich war überrascht über die Art, wie er in diesem Schnörkel sofort eine Seelöwenmutter mit Kind sah. Spätere Ereignisse bestä-

tigten, dass ich mit Recht aus dieser Zeichnung geschlossen hatte, der Junge identifiziere sich sehr stark mit seiner Mutter und die Beziehung zwischen Mutter und Baby sei für ihn besonders wichtig. Außerdem ist ein schönes Bild entstanden – nicht, weil der Schnörkel so schön war, sondern weil der Junge sich seiner so schön bedient hat.

5. *Sein* Schnörkel. Bevor ich irgendetwas daraus machen konnte, hatte er ihn in zwei durch ein Seil verbundene Männer verwandelt, die im Gebirge kletterten. Das stand im Zusammenhang mit seinen Erfahrungen während eines Aufenthalts in der Schweiz, wo er vor Kurzem gewesen war.

6. Wieder *sein* Schnörkel, den er als einen kleinen Wirbelwind mit Wellen und Wasser deutete. Für ihn war das ganz deutlich, wenn auch nicht für mich.

7. Noch einmal *sein* Schnörkel, den er in einen Stiefel im Wasser verwandelte, wieder etwas, das nur mit ihm ganz persönlich verbunden war. Ich hatte schon erkannt, dass er sich in einem fast schlafwandlerischen Zustand befand, und das bereitete mich auf die psychotischen Züge vor, von denen ich etwas später erfahren sollte.

8. *Mein* Schnörkel (Abb. 4). Er verwandelte ihn sofort in etwas, das er Kasperle mit zerrissenen Kleidern nannte.

Er war jetzt sehr lebhaft-schöpferisch und sagte: »Er hat zerrissene Kleider, weil er etwas mit einem Krokodil gemacht hat, etwas Schreckliches, wahrscheinlich hat er es geärgert, und wenn man ein Krokodil ärgert, wird man leicht gefressen.«

9. Er sprach jetzt von Traum-Material, und ich war daher in der Lage, seine Träume zu untersuchen. Ich sprach von den schreckenerregenden Dingen, die ihm in seinen Gedanken begegnen konnten, worauf er Abb. 5 zeichnete, die er als einen Zauberer bezeichnete. Dazu kam eine lange Geschichte. Der Zauberer pflegte um Mitternacht im Internat zu erscheinen. Offenbar wartete Philip häufig nachts auf den Zauberer. Dieser Zauberer hatte absolute Macht und Zauberkraft. Er konnte einen in der Erde verschwinden lassen und einen in etwas anderes verwandeln. Dieser Zauberer erwies sich als eine wichtige Schlüsselfigur zum Verständnis des Zwanges zum Stehlen.

Philip war jetzt bereit, mir Träume zu erzählen. Er fuhr mit seiner Mutter im Auto. Das Auto fuhr bergab. Am Fuß des Hügels war ein Graben, und das Auto fuhr so schnell, dass es nicht mehr anhalten konnte. Im entscheidenden Augenblick trat ein Zauber ein, ein guter Zauber, und das Auto flog über den Graben, ohne hineinzustürzen.

Das, was dadurch und durch die Art und Weise, wie er es mir erzählte, angedeutet wurde, fasste ich in Worte. Ich sagte, es mache ihm wohl Angst, dass er in dem Traum gute Zauberei habe anwenden müssen, denn das bedeute, dass er an Zauberei glauben müsse, und wenn es gute Zauberei gebe, gebe es auch böse. Seine Unfähigkeit, mit der Wirklichkeit fertig zu werden, und die Notwendigkeit, Zauberei einzusetzen, war das für ihn Erschreckende.

Er erzählte mir noch einen Traum. Er hatte seinen Schuldirektor in den Bauch geboxt, »aber der Direktor ist nett«, sagte er; »er ist ein Mann, mit dem man reden kann«. Ich fragte ihn, ob er manchmal traurig sei, und als er nun sagte, er wisse recht gut, was Traurigkeit sei, sprach er aus der tiefsten Tiefe seines Wesens zu mir. Er hatte eine eigene Bezeichnung für Traurigkeit. Er nannte sie »öde Zeiten«. Er sagte, die schlimmste Traurigkeit habe er vor langer Zeit erlebt, und dann erzählte er mir von seiner ersten Trennung von der Mutter. Ich war mir zunächst nicht sicher, wie alt er zur Zeit dieses Erlebnisses gewesen war. Er erzählte: »Mutter ging weg. Ich und mein Bruder mussten allein leben. Wir kamen zu meiner Tante und meinem Onkel. Das Schreckliche, was dort passierte, war, dass es mir manchmal schien, als ob ich meine Mutter in ihrem blauen Kleid beim Kochen sehen würde, dann wollte ich zu ihr hinrennen, aber wenn ich bei ihr ankam, veränderte sie sich plötzlich, und es war meine Tante, mit einem Kleid in einer anderen Farbe.«

Er erzählte mir also, dass er oft seine Mutter halluziniert und dabei Zauberei angewandt, aber ständig unter dem Schock der Enttäuschung gelitten hatte. Ich sprach zu ihm darüber, wie schrecklich es sei, herauszufinden, dass Dinge, die man für wirklich gehalten hat, nicht wirklich sind. Dann zeichnete er eine Fata Morgana und befreite sich von dem Thema »Halluzinationen«, indem er mir die Luftspiegelung wissenschaftlich erklärte. Sein Onkel habe ihm alles darüber erzählt. »Man sieht wunderschöne blaue Bäume, wo in Wirklichkeit gar keine sind.«

Er sprach auch davon, dass er schöne Dinge sehr gern habe. »Was meinen Bruder betrifft, der denkt an nichts als Schiffe und Segeln, und das ist was ganz anderes. Ich mag das Schöne und Tiere und ich mag gern zeichnen.« Ich wies ihn daraufhin, dass zwischen der Schönheit der Fata Morgana und seinen Gefühlen in Bezug auf seine Mutter ein Zusammenhang bestehe. Diese Tatsache hatte ich von der blauen Farbe der Fata Morgana und des Kleides der Mutter abgeleitet.

An dieser Stelle werden meine Aufzeichnungen weniger klar, da die Situation sich sehr mit Spannung aufgeladen hatte und der Junge sehr ernst und tief in Gedanken versunken war. Er erzählte mir ganz spontan von seiner Depression oder dem, was er »öde Zeiten« nannte. Es stellte sich jetzt heraus, dass die schlimmste öde Zeit eingetreten war, als er fast sechs Jahre alt war; jetzt konnte ich auch ermessen, welche Bedeutung die Geburt der Schwester gehabt hatte. Mit dem Weggehen seiner Mutter hatte er gemeint, dass sie in ein Entbindungsheim gegangen war, um das Kind zu bekommen. Damals waren er und sein Bruder bei der Tante und dem Onkel untergebracht worden, und obwohl der Bruder leicht damit fertig werden konnte, gelang es Philip nur gerade eben, den roten Faden in seinem Leben nicht abreißen zu lassen. Er halluzinierte nicht nur, sondern er bedurfte auch jemandes, der ihm genau sagen musste, was er tun sollte, und sein Onkel, der das erkannte, hatte bewusst eine Feldwebel-Haltung angenommen und so, indem er Macht über das Leben des Jungen übernahm, der Leere entgegengewirkt, die durch den Verlust der Mutter entstanden war. Es gab noch einen weiteren Faktor, der ihn aufrechterhielt: Sein Bruder, der ihm eine große Hilfe war, sagte ständig: »Es geht vorbei; es geht vorbei.«

Der Junge hatte bei mir zum ersten Mal Gelegenheit, über die wirklichen Schwierigkeiten zu sprechen, die er damals gehabt hatte. Es ging darum, mit der Fähigkeit der Mutter, ein Baby zu bekommen, fertig zu werden, die in ihm eine heftige Eifersucht erweckte. Das Bild von der Seelöwen-Mutter und ihrem Baby zeigte, wie sehr er die Beziehung zwischen Mutter und Säugling idealisiert hatte. Der Umstand, dass das Baby ein Mädchen geworden war, war für ihn eine Erleichterung gewesen.

Er sagte: »Ich habe die ganze Zeit nur daran gedacht, wie bald es vorbei sein würde, oder mir war einfach nur schlecht.« Einmal hatte er im Internat Heimweh gehabt – ein anderes Gefühl der Öde oder Depression – und er war zum Direktor gegangen. Er sagte: »Der Direktor versuchte alles, aber er konnte mir nicht helfen.« Dann verglich er den Schuldirektor mit mir und sagte ganz offen, während der Direktor nur habe sagen können »Kopf hoch!«, sei ich in der Lage gewesen, ihm verstehen zu helfen, was er sehr brauche.

Wir konnten nun zu dem Zauberer zurückkehren, von dem sich jetzt herausstellte, dass er den Mantel seines soldatischen Onkels trug, des Onkels, der sein Leben beherrscht und ihn so vor der Leere der Depression bewahrt hatte. Er erzählte mir jetzt, dass der Zauberer eine Stimme hatte, die genau die gleiche wie die des Onkels war. Auch im Internat hatte ihn diese Stimme immer noch beherrscht. Die Stimme sagte ihm, er solle stehlen, und er war gezwungen zu stehlen. Wenn er zögerte, pflegte die Stimme zu sagen: »Sei kein Feigling; erinnere dich an deinen Namen.« »In unserer Familie gibt es keine Feiglinge.« Dann erzählte er mir von dem wichtigsten Vorfall, dessentwegen er die Schule hatte verlassen müssen. Ein Junge hatte zu ihm gesagt, »Ach Gott, an dem, was du getan hast, ist nicht viel dran; jeder hätte Geldscheine und Sowas stehlen können. Es ist ja nicht, als hättest du was aus dem Giftschrank der Hausmutter gestohlen«. Danach hatte ihm die Stimme des Zauberers gesagt, er müsse giftige Arzneimittel aus dem Apothekenschrank der Hausmutter stehlen, und er tat das mit vollendeter Geschicklichkeit. Als man feststellte, dass er im Besitz gefährlicher Drogen war, wurde er von der Schule verwiesen, aber für ihn war das keine Schande, da er ja der Stimme gehorcht hatte und nicht feige gewesen war. Außerdem würde ich hinzufügen, dass er mit dem Stehlen ja in der Richtung unterwegs war, die verlorene Mutter zu finden, aber das ist ein anderes Thema, auf das ich hier nicht eingehen kann.

Ich habe versucht, die Begegnung mit Philip so getreu wie möglich zu schildern, aber es ist wohl ziemlich aussichtslos, das Gefühl von dem rüberzubringen, was zwischen uns passierte und für Philip und mich ganz real war.

Ich war schon etwas erschöpft und wollte eigentlich aufhören, aber er setzte sich noch einmal hin, um ein letztes Bild zu zeichnen (Abb. 6).

Nachdem er schweigend gezeichnet hatte, sagte er, dies sei sein Vater in einem Boot. Über dem Boot ist ein Adler, und der Adler trägt ein junges Kaninchen.

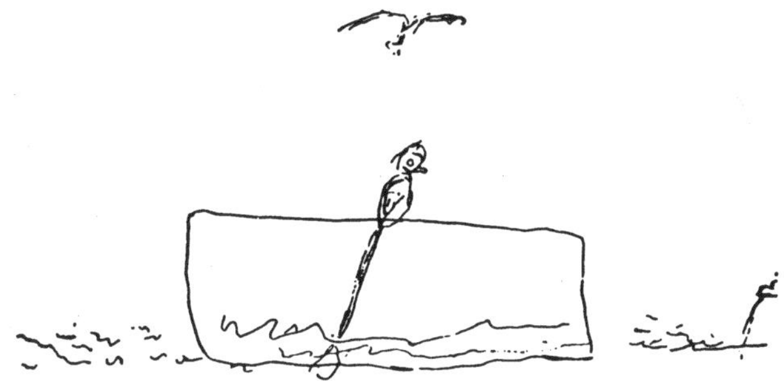

Abb. 6 Zeichnung Nr. 11. »Sein Vater in einem Boot; über dem Boot ist ein Adler, und der Adler trägt ein junges Kaninchen.«

Angesichts der Gegebenheiten war klar, dass Philip nicht nur zeichnete, um die Sitzung zu einem Abschluss zu bringen, sondern auch, um einen Fortschritt anzuzeigen. Ich fing an, das in Worte zu fassen. Ich sagte, dass der Adler, der das kleine Kaninchen stehle, seinen eigenen Wunsch oder Traum in der Zeit der größten Not darstelle, der Mutter die kleine Schwester wegzunehmen. Er sei in erster Linie auf die Mutter eifersüchtig, weil sie vom Vater ein Kind haben könne; er sei aber auch eifersüchtig auf das Baby, da er ein dringendes Bedürfnis verspüre, ein Baby zu sein und noch einmal die Möglichkeit zu haben, sich als abhängiges Baby seiner Mutter zu bedienen. (Natürlich bediente ich mich einer Ausdrucksweise, die seiner Auffassungsfähigkeit entsprach.) Er nahm das Thema auf und sagte: »Und da ist der Vater, als ob ihn das alles nichts anginge.« Man wird sich erinnern, dass sein Vater im Ausland gewesen war. Die Tatsache, dass sein Vater fort war, um für sein Land zu kämpfen, ist ihm heute sehr wichtig, und er kann sich in der Schule damit rühmen.

Im Hinblick auf seine kindlichen Bedürfnisse verfehlte der Vater jedoch den dringenden Wunsch seines Sohnes nach einem Vater, der wirklich da war, der freundlich, stark und verständnisvoll war und Verantwortung übernahm. Wenn es seinen Onkel und seinen Bruder nicht gegeben hätte, wäre er, als die Beziehung zu seiner Mutter durch die Trennung und durch seine eigene Eifersucht unterbrochen worden war, untergegangen. Der Junge war nun bereit heimzugehen.

Zweite Sitzung

Nach einer Woche sah ich ihn wieder, und ich brauche über diese Sitzung nicht ausführlich zu berichten. Ich zeige jedoch seine Zeichnung (Abb. 7), durch die er mir mitteilte, dass in der Zeit seit der ersten Sitzung der Zauberer und seine Stimme verschwunden waren.

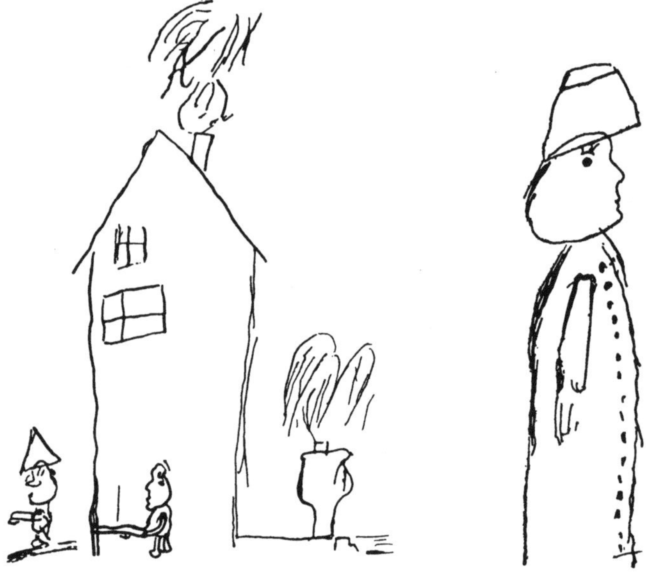

Abb. 7 Das Haus des Zauberers

Abb. 8 Ein spaßiges Bild vom Zauberer.

In seiner Zeichnung vom Haus des Zauberers befinde ich mich im Haus des Zauberers mit einem Gewehr, und der Zauberer zieht sich zurück. Der Rauch zeigt an, dass die Frau des Zauberers in der Küche kocht. Ich gehe hinein und entferne den Zauber von ihr. Man wird sich erinnern, dass er seine Mutter beim Kochen finden musste – die Alternative war die Hexe und der Kessel und die Zaubersprüche der Frau aus dem Säuglingsalter, an die rückblickend zu denken wegen der absoluten Abhängigkeit des Säuglings ganz schrecklich ist. Das gemahnt schon an Phantasieren, an Vorgänge auf einer weniger tiefen Stufe; tatsächlich fehlte die gespannte Atmosphäre, die während der ersten Sitzung zu spüren gewesen war. Ich war nicht mehr im innersten Kreis der persönlichen und magischen Welt des Kindes; ich war jemand, der ihm beim Reden zuhörte und seine Phantasien zu hören bekam.

Noch zwei Zeichnungen:

Die eine zeigt den Zauberer, wie er die Korridore in der Schule hinuntergeht. Danach erzählte er mir noch einmal von der Halluzination, in der sich die Mutter in die Tante verwandelt hatte, als er das, was er sah, überprüfen wollte. Hier tauchte auch ein wichtiges Detail auf über die Art und Weise, wie die Kerze des Zauberers mit der Erektion und Vorstellungen von Fellatio und brennenden Haaren zusammenhing. Ich musste fähig sein, das anzunehmen, zusammen mit der Zauberei und allem anderen, was auftauchen könnte, sonst hätte ich plötzlich mich selbst hineingedrängt, und zwar ebensosehr durch Prüderie oder Blindheit wie durch eine aktive Einführung meiner eigenen Vorstellungen. Aber dies sollte keine Analyse sein, und ich musste es vermeiden, Verständnis in Bezug auf das verdrängte Unbewusste zu vermitteln.

Die letzte Zeichnung der zweiten Serie (Abb. 8) zeigt wieder den Zauberer. Diesmal wird der Zauberer ausgelacht. Es ist ein »spaßiges« Bild. Man wird sich erinnern, dass die Erwartung, ausgelacht zu werden, ein Teil der Krankheit des Kindes war; der Gegenstand des Spottes war nun aus dem Haus (ihm selbst) hinausgeschafft worden; an die Stelle des Zauberers trat jetzt seine höchst subjektive Vorstellung von mir. Ich war einfach eine Person, die sich einfügt und versteht und das Material des Spiels in Worte kleidet. Wenn ich verbalisiere, spreche ich zu einem bewussten Selbst und erkenne dessen ORT in seiner Gesamtpersönlichkeit an, WOHER es kommt, den Mittelpunkt seiner WESENHEIT, und ohne das es kein ER gibt.

Die Abbildungen 1–8 sind aus 14 Zeichnungen ausgewählt worden.

Die dritte Sitzung

Sie begann mit einer Zeichnung, auf der sein Feind ein Messer auf seinen Windhund fallen lässt. Der Feind ist der Sohn des Onkels, der während der Depression in seinem Leben eine so wichtige Rolle gespielt hat, und dessen Stimme und dessen Soldatenmantel zu Bestandteilen des Zauberers wurden, den er als Mittel gegen seine »öden Gefühle« benützte. Philip hasste diesen Vetter, weil er den Vater des Vetters so sehr liebte. Die dritte Sitzung verwandelte sich in eine gewöhnliche Spielstunde, und ich saß nur einfach dabei und sah zu, wie Philip mit den Schienen meiner Spielzeugeisenbahn eine komplizierte Anlage baute. Wenn er später zu mir kam, spielte er jedesmal nur mit der Eisenbahn, und ich unternahm keine Psychotherapie mehr. Das durfte ich auch gar nicht, es sei denn, ich hätte die Behandlung sich in eine Psychoanalyse mit ihren zuverlässigen täglichen Sitzungen verwandeln lassen können, die so angelegt sind, dass sie ein, zwei oder drei Jahre lang dauern. Das wurde in Philips Fall niemals erwogen.

Die Krankheit zuhause

Ich komme nun auf die Krankheit zu sprechen, die der Junge während jener Zeit durchmachen musste, als ihm die Eltern »Asyl« gewährten. Man kann sie kurz beschreiben. Dieses Kind brauchte meine persönliche Hilfe, aber in vielen Fällen kann man die psychotherapeutischen Sitzungen weglassen, und das Elternhaus kann die ganze Therapie durchführen. Das einzige, was dabei verloren geht, ist die Möglichkeit des Kindes, eine Einsicht zu gewinnen, und dies ist keineswegs immer ein schwerwiegender Verlust.

Philip wurde zuhause als Ausnahmefall akzeptiert, als ein krankes Kind, dem man erlauben musste, noch kränker zu werden. Damit meine ich, dass eine kontrollierte Krankheit durchgemacht werden musste, und man musste ihr erlauben, sich voll zu entwickeln. Er musste das bekommen, was zu Lebensbeginn das Recht jedes Säuglings ist, einen Zeitraum, in dem es für die Umwelt selbstverständlich ist, sich an seine Bedürfnisse aktiv anzupassen.

Das sah so aus: Philip zog sich allmählich in sich selbst zurück und wurde ganz abhängig. Die Leute sagten, er lebe in einer Märchenwelt. Seine Mutter beschrieb das so, dass er morgens eigentlich nicht so sehr aufstand, sondern vielmehr nur vom Im-Bett-Sein zum Auf-Sein überging, einfach, weil jemand ihn anzog. Dies ist eine laienhafte Ausdrucksweise dafür, dass der Junge sich in einem somnambulen Zustand befand. Einige Male versuchte die Mutter, ihn zum Aufstehen zu ermutigen, aber er brach sehr schnell verzweifelt in Tränen aus, und sie setzte jeglichen Ansporn dazu aus. Bei den Mahlzeiten sammelte er das zum Essen notwendige Geschirr und Besteck um sich und aß allein, wenn auch zur gleichen Zeit wie die Familie. Er wirkte unmanierlich, biss große Brocken vom Brot ab und aß die Marmelade zuerst. Er pflegte alles, was es gab, ziemlich mechanisch zu essen; er schien weder Hunger zu haben noch einen Zustand zu erreichen, in dem er satt war. Während der ganzen Mahlzeit schien er abwesend.

Es ging immer weiter bergab mit ihm; er war immer weniger fähig, in seinem Körper zu leben oder sich für seine äußere Erscheinung zu interessieren, aber er blieb in Kontakt mit der Freude am Körperlichen, indem er stundenlang seinem Windhund zusah.

Sein Gang wurde unkoordiniert, und nahe dem Tiefpunkt der Regression bewegte er sich hopsend vorwärts, wobei er die Arme wie Windmühlenflügel drehte, oder torkelnd, wie angetrieben von irgendeiner rohen Kraft, die in seinem Inneren hauste – man konnte es gewiss nicht Gehen nennen. Während er sich auf diese Weise vorwärtsbewegte, gab er Laute von sich, die sein Bruder »Elefantengeräusche« nannte. Niemand machte jemals eine Bemerkung über seine vielen Seltsamkeiten, Überspanntheiten und bizarren Verhaltensweisen. Er bekam die Sahne von der einen Kuh, und auch im übertragenen Sinne schöpfte er von der heimischen Nestwärme den Rahm ab.

Gelegentlich kam er auf ein oder zwei Stunden aus diesem Zustand heraus, so etwa, wenn die Eltern eine Cocktail-Party gaben, und dann fiel er schnell wieder in ihn zurück.

Einmal ging er auf den Dorftanz, und dort kam seine seltsame Einstellung zu Mädchen zum Vorschein. Er tanzte ein wenig, aber nur mit einem sehr merkwürdigen und fettleibigen Wesen, die »Fregatte« genannt wurde und von der die Leute sagten, sie sei schwachsinnig. Während dieser Zeit war Philip von einem Schlager besessen, sein Leben drehte sich um diesen Schlager und um seinen Hund.

Dann war er am Tiefpunkt angekommen. Er war immerzu müde. Er hatte immer größere Schwierigkeiten, überhaupt aufzustehen. Zum ersten Mal seit seinen Säuglingsjahren machte er das Bett nass. Endlich bin ich jetzt bei dem Symptom angekommen, das mich veranlasst hat, diesen Fall für eine Beschreibung auszuwählen. Die Mutter weckte Philip jede Nacht zwischen drei und vier Uhr, aber er war gewöhnlich schon nass. Er sagte zu ihr: »Ich träume so lebendig, dass ich schon auf den Topf gegangen bin.« Zu dieser Zeit war er geradezu süchtig nach Wasser und trank übermäßig viel. Dazu sagte er: »Es macht solchen Spaß, es ist köstlich, es ist gut zu trinken.«

Dies alles dauerte etwa drei Monate.

Eines Morgens wollte er aufstehen. Dies war das Zeichen für den Anfang seiner allmählichen Besserung, und er bekam keine Rückfälle. Die Symptome blätterten allmählich ab, und als der Sommer kam (1948), konnte man ihn wieder ins Internat schicken. Das wurde jedoch aufgeschoben bis zum Schuljahrsbeginn im Herbst, ein Jahr nach dem Beginn der akuten Phase seiner Krankheit.

Nach der ersten psychotherapeutischen Sitzung kehrten weder der Zauberer noch die Stimme noch das Stehlen zurück.

Als er wieder in die gleiche Schule zurückkam, holte Philip rasch auf, und er hatte keine Schwierigkeiten, seinen schlechten Ruf wegen der Diebstähle loszuwerden. Bald konnte der Direktor den üblichen Brief schreiben, den man schon erwartete, in dem er fragte, warum man sich soviele Sorgen gemacht habe, da der Junge doch völlig gesund und normal sei. Er schien vergessen zu haben, dass er ihn ein Jahr zuvor hinausgeworfen hatte.

Mit 12 ½ Jahren kam Philip auf eine bekannte *Public School,* die hohe Anforderungen stellt, und als er 14 war, hieß es, er sei 1,65 m groß, breitschultrig, wirke männlich, sei immer draußen und ein guter Sportler. Außerdem sei er in seinen schulischen Leistungen seiner Altersgruppe um ein Jahr voraus.

Rückblick

Ich verstehe den Standpunkt des Kinderarztes, der, da er sich nicht besonders mit der Psychologie beschäftigt, die Bedeutung von Symptomen unbeachtet lassen und versuchen muss, sie zu beseitigen. Aber ich möchte diese Ärzte doch bitten, auch den Standpunkt des Psychologen anzuerkennen, genau wie der Psychologe dem Kinderarzt besondere Kenntnisse der Physiologie des Kindes, der Biochemie des Flüssigkeitsverlusts, der Lehre von den Blutgruppen und der Frühdiagnose von Hirntumoren zugesteht. Die beiden Disziplinen sollten verschiedene Arten von Kinderärzten hervorbringen, von denen jeder einen gesunden Respekt für den jeweils anderen hat.

Wenn man in diesem Fall wegen des Bettnässens einen Kinderarzt zu Rate gezogen hätte, wofür hätte er es wohl gehalten, wenn er zum Zeitpunkt der stärksten Regression des Kindes hinzugezogen worden wäre? Gewöhnlich weiß die Mutter nicht, was vor sich geht, und das Kind auch nicht. In Philips Fall war ein außerordentliches günstiges Milieu vorhanden, in dem sich eine Krankheit voll entwickeln und an ihr natürliches Ende kommen konnte. Es wäre vergebliche Mühe gewesen, hätte man versuchen wollen, Philips Enuresis zu heilen, ohne sich mit dem Regressionsbedürfnis zu befassen, das ihr zugrunde lag.

VIII. Primäre Mütterlichkeit[35]

Anlass zu dieser Arbeit gab eine Diskussion über *Probleme der kindlichen Neurose*[36]. Die verschiedenen Beiträge Anna Freuds zu dieser Diskussion fügen sich zu einer wichtigen Darstellung der heutigen psychoanalytischen Theorie zusammen, soweit sie sich auf die sehr frühen Stadien des kindlichen Lebens und die Entstehung der Persönlichkeit bezieht.

Ich möchte das Thema der frühesten Kind-Mutter-Beziehung weiter entfalten, denn sie ist im Beginn des kindlichen Lebens von größter Bedeutung und tritt erst allmählich hinter dem Thema vom Kind als einem unabhängigen Wesen zurück.

Zuerst muss ich das unterstreichen, was A. Freud unter der Überschrift »Übliche Missverständnisse« sagt. »Enttäuschungen und Versagungen gehören untrennbar zur Mutter-Kind-Beziehung … Für die kindliche Neurose mütterliche Versäumnisse während der oralen Phase verantwortlich zu machen, ist nichts als eine bequeme, irreführende Verallgemeinerung. Die Analyse muss bei ihrer Suche nach der Verursachung der Neurose weiter und tiefer schürfen.« Mit diesen Worten vertritt A. Freud eine Ansicht, die im Allgemeinen von den Psychoanalytikern geteilt wird.

Dessen ungeachtet führt es uns weiter, wenn wir die Haltung der Mutter berücksichtigen. Es gibt so etwas wie eine Umgebung, die nicht hinreichend gut ist und die kindliche Entwicklung verformt, ebenso wie es eine hinreichend gute Umgebung gibt, die es dem Kind ermöglicht, auf jeder Stufe zugleich mit den Ängsten und Konflikten die spezifischen Befriedigungen dieser Phase zu erleben.

A. Freud hat daran erinnert, dass wir uns die prägenitale Gestalt in Begriffen von zwei Personen so vorstellen können, dass diese darin verbunden sind, etwas zu erreichen, was man der Kürze halber ein »homöostatisches Gleichgewicht« nennen kann (Mahler 1954). Dasselbe ist mit dem Begriff »symbiotische Beziehung« gemeint. Es wird oft betont, dass die Mutter für ihre Aufgabe, sich auf die Bedürfnisse ihres Kindes einzustellen, biologisch ausgestattet sei. Mit anderen Worten, man findet eine – bewusste, aber auch tief unbewusste – Identifizierung der Mutter mit ihrem Kind.

Ich glaube, es ist notwendig, dass diese verschiedenen Vorstellungen miteinander verbunden werden und die Forschung über die Rolle der Mutter muss von der Beschränkung auf das rein Biologische befreit werden. Mit dem Begriff Symbiose gewinnen wir nicht mehr, als dass eine Parallele gezogen wird zwischen der Beziehung der Mutter zu ihrem Kind und anderen Beispielen von wechselseitiger physischer Abhängigkeit im Tier- und Pflanzenleben. Die Bezeichnung »homöostatisches Gleichgewicht« lässt dagegen einige der feineren Einzelheiten außer Acht, die uns ins Auge fallen, wenn wir die Beziehung mit der ihr gebührenden Aufmerksamkeit betrachten.

Uns interessiert der große *psychische* Unterschied zwischen der Identifizierung der Mutter mit dem Kind auf der einen Seite und der Abhängigkeit des Kindes von der Mutter auf der anderen; zur letzteren gehört nicht die Identifizierung, denn Identifizierung bezeichnet einen komplizierten Sachverhalt, der für die frühen Stadien der Kindheit nicht verwendbar ist.

A. Freud zeigt, dass wir weit über die ersten, noch unbeholfenen Schritte der psychoanalytischen Theoriebildung hinaus sind, als man noch so sprach, als ob das Leben des Kindes mit oralen Trieberfahrungen anfinge. Heute beschäftigen uns Untersuchungen der frühen Entwicklung und des frühen Selbst, das, wenn die Entwicklung weit genug fortgeschritten ist, durch Es-Erfahrungen nicht zerrissen, sondern gestärkt werden kann.

A. Freud sagt, S. Freuds Begriff »anaklitisch« weiterentwickelnd: »Die Beziehung des Säuglings zu seiner Mutter ist, obwohl sie die erste Beziehung zu einem anderen menschlichen Wesen ist, nicht die erste Beziehung des Kindes zu seiner Umwelt. Ihr geht eine frühe Phase voraus, in der nicht die Objektwelt, sondern die leiblichen Bedürfnisse und ihre Befriedigung oder Nicht-Befriedigung eine entscheidende Rolle spielen.«

Ich finde die Einführung des Wortes »Bedürfnis« anstelle von »Wunsch« sehr bedeutsam für unsere Theoriebildung, es wäre mir jedoch lieber, wenn A. Freud an dieser Stelle nicht Worte wie »Befriedigung« und »Nicht-Befriedigung« benutzt hätte. Einem Bedürfnis wird entsprochen oder nicht, und der Effekt ist nicht der gleiche wie der einer Befriedigung oder Nichtbefriedigung eines Es-Impulses.

Ich kann hier Greenacres Hinweis (1954) auf den von ihr »Einlullen« genannten Typ rhythmischen Lustempfindens heranziehen. Er gibt ein Beispiel für ein Bedürfnis, dem entsprochen wird oder auch nicht; es wäre jedoch abwegig zu sagen, dass das Kind, welches nicht eingelullt wird, darauf wie auf eine Versagung reagiert. Auf dieser frühen Stufe kommt es sicherlich eher zu einer Verbiegung der Entwicklung als zu dem Gefühl von Zorn oder Ärger.

Wie dem auch sei, eine weitere Untersuchung über die Funktion der Mutter *in der frühesten Phase* scheint mir längst an der Zeit zu sein; ich möchte daher die verschiedenen Hinweise zusammenfassen und einen Vorschlag zur Diskussion stellen.

Mütterliche Voreingenommenheit

Ich bin der Meinung, dass wir es in der frühesten Phase mit einem ganz spezifischen Zustand der Mutter zu tun haben, einer seelischen Einstellung, die einen Namen wie *primäre Mütterlichkeit* verdient. Ich vermute, dass in der Literatur und vielleicht nicht nur in dieser, sondern ganz allgemein ein spezifischer psychischer Zustand der Mutter zu wenig Beachtung fand, von dem ich Folgendes sagen würde:

Er entwickelt sich allmählich und wird zu einem Zustand erhöhter Sensibilität während und besonders gegen Ende der Schwangerschaft.

Er hält nach der Geburt des Kindes noch mehrere Wochen an.

Wenn die Mütter sich davon erholt haben, können sie sich kaum noch daran erinnern. Ich möchte sogar noch weiter gehen und sagen, dass die Erinnerung der Mütter an diesen Zustand normalerweise verdrängt wird.

Dieses Zustandsbild (das man eine Krankheit nennen müsste, wenn es sich nicht um Schwangerschaft handelte) ist einem Zustand des Entrücktseins *(withdrawal)* oder Dissoziiertseins vergleichbar, auch einer Bewusstseinstrübung oder sogar einer Störung auf tieferer Stufe wie etwa einer schizoiden Episode, in der ein Einzelaspekt der Persönlichkeit vorübergehend die Herrschaft übernimmt. Mir fehlt noch ein guter Terminus für diesen Zustand, der bei jeder Bezugnahme auf die früheste Phase des kindlichen Lebens in Betracht gezogen werden muss. Ich glaube, es ist unmöglich, die Funktion der Mutter in der allerfrühesten Zeit im Leben des Kindes zu verstehen, ohne in Betracht zu ziehen, dass sie fähig sein muss, diesen Zustand erhöhter Sensibilität, fast einer Krankheit, zu erreichen und sich wieder von ihm zu erholen. (Ich benutze das Wort »Krankheit«, weil eine Frau gesund sein muss, um diesen Zustand zu erreichen, aber auch um sich davon zu erholen, wenn das Kind sie freigibt. Sollte das Kind sterben, würde der Zustand der Mutter plötzlich als Krankheit erscheinen. Die Mutter nimmt dieses Risiko auf sich.)

Dieses meinte ich mit dem Ausdruck »hingebungsvoll« *(devoted)*, als ich von der »normalen, hingebungsvollen Mutter« sprach (Winnicott 1949). Es gibt sicherlich viele Frauen, die im Übrigen gute Mütter und zu einem reichen und fruchtbaren Leben fähig sind, jedoch diese »normale Krankheit« nicht zustande bringen, die sie fähig macht, sich ganz am Anfang feinfühlig und empfindsam den Bedürfnissen ihres Kindes anzupassen; oder sie bringen es nur bei einem Kinde fertig, aber nicht bei einem anderen. Solche Frauen sind nicht fähig, in der Weise, wie es für einen begrenzten Zeitraum normal ist, auf Kosten aller anderen Interessen nur mit ihrem eigenen Kind beschäftigt zu sein. Man kann vielleicht vermuten, dass bei einigen von ihnen eine »Flucht in die Gesundheit« vorkommt. Manche dieser Frauen haben sicher sehr starke andere Interessen, die sie nicht gern völlig aufgeben; oder sie erlauben sich das Aufgehen in diesen Interessen erst, nachdem sie ihr erstes Kind bekommen haben. Wenn eine Frau sehr männlich identifiziert ist, fällt es ihr ganz besonders schwer, diesen Teil ihrer mütterlichen Funktion zu erfüllen, und ein verdrängter Penisneid lässt für die primäre Mütterlichkeit nur wenig Raum.

Praktisch ergibt sich daraus, dass Frauen, die ein Kind geboren, aber im Anfang diese Umstellung nicht erreicht haben, vor der Aufgabe stehen, das Versäumte irgendwie nachzuholen. Sie müssen sich bewusst über lange Zeit den wachsenden Bedürfnissen des Kindes genau anpassen, und es ist nicht sicher, ob es ihnen gelingt, die frühe Störung wiedergutzumachen. Statt die gute Wirkung einer frühen, vorübergehenden, vertieften Beschäftigung mit dem Kinde als selbstverständlich anzusehen, verfangen sie sich wie in einem Netz in den nunmehr sozusagen »therapeutischen« Bedürfnissen des Kindes, d.h. sie haben lange mit der Anpassung an die Bedürfnisse oder Verwöhnung zu tun. Statt einfach Mütter zu sein, treiben sie Therapie.

Auf dasselbe Phänomen haben Kanner (1943), Loretta Bender (1947) und andere hingewiesen, indem sie den Typ einer Mutter beschrieben, zu dem häufig ein »autistisches Kind« gehört (Creak 1951; Mahler 1954).

Man kann hier einen Vergleich ziehen zwischen der Aufgabe der Mutter, die ihr früheres Versagen wiedergutmachen will, und der Gesellschaft, die (manchmal erfolgreich) versucht, ein verwahrlostes Kind aus einem asozialen Zustand zu einer sozialen Identifikation zu bringen. Diese Aufgabe der Mutter (oder der Gesellschaft) erweist sich als sehr anstrengend, weil sie nicht auf natürliche Weise zustande kommt. Die zu leistende Arbeit gehört eigentlich einer früheren Zeit an, in diesem Falle der Zeit, in der das Kind eben erst anfing, als Individuum zu existieren.

Wenn diese Auffassung des besonderen Zustandes der gesunden Mutter und ihrer Wiederherstellung zutrifft, können wir den damit korrespondierenden Zustand des Kindes näher untersuchen.

Das Kind hat:

- eine Konstitution,
- angeborene Entwicklungsrichtungen (»konfliktfreie Zone im Ich«), Motilität und Empfindungsvermögen
- und Triebe (die wiederum von der Entwicklungsrichtung abhängen) mit wechselnder Vorherrschaft einer Körperzone.

Eine Mutter, die den Zustand entwickelt, den ich »primäre Mütterlichkeit« genannt habe, bietet die Voraussetzung, dass die kindliche Konstitution hervortreten kann, dass die Entwicklungstendenzen beginnen können, sich zu entfalten, und dass das Kind spontan Bewegung erleben und die diesen frühen Lebensphasen angemessenen Empfindungen haben kann. Das Triebleben braucht hier nicht erwähnt zu werden, weil das, wovon ich rede, schon beginnt, bevor die Entwicklung triebbedingter Verhaltensweisen einsetzt.

Ich möchte damit Folgendes sagen: Wenn die Mutter eine hinreichend gute Anpassung an die Bedürfnisse des Kindes aufbringt, so wird dessen Leben nur wenig durch Reaktionen auf Übergriffe gestört. (Es zählen natürlich nur die *Reaktionen* auf die Übergriffe, nicht diese selbst). Das mütterliche Versagen ruft Phasen der Reaktion gegen die Übergriffe hervor, und diese Reaktionen stören es im »kontinuierlichen Sein«. Ein Übermaß des Reagierens erzeugt nicht Enttäuschung, sondern enthält die *Drohung des Nichtseins* (*annihilation*). Dies ist, meiner Ansicht nach, eine sehr reale, urtümliche Angst, die jeglicher Angst, zu deren Beschreibung das Wort Tod gehört, weit vorausgeht.

Mit anderen Worten: die Grundlage für die Ich-Entwicklung ist ein hinreichendes Maß an »kontinuierlichem Sein«, das nicht durch Reaktionen auf Übergriffe zerstückelt wird. Ein hinreichendes Maß an kontinuierlichem Sein ist am Anfang nur dann möglich, wenn die Mutter in diesem Zustand ist, der (wie behauptet) bei der gesunden Mutter gegen Ende der Schwangerschaft und für die Dauer einiger Wochen nach der Geburt normalerweise vorhanden ist.

Nur wenn eine Mutter in der von mir beschriebenen Weise sensibilisiert ist, kann sie sich in ihr Kind einfühlen und dadurch auf seine Bedürfnisse eingehen. Hierbei handelt es sich zunächst um Körperbedürfnisse, die allmählich zu Ich-Bedürfnissen werden, wenn aus der phantasievoll-schöpferischen Bearbeitung körperlicher Erlebnisse Seelisches hervorgeht.

Es entsteht eine Ich-Beziehung zwischen Mutter und Säugling, aus der die Mutter dann wieder zurückkommt und aus der heraus das Kind sich allmählich die Vorstellung von der Mutter als einer Person bilden kann. Wenn die Mutter auf diesem Wege als Person wahrgenommen wird, wird sie normalerweise als positiv und nicht als Symbol der Versagung erlebt. Ein Versagen der Mutter bei der Anpassung in der frühesten Phase ruft ausschließlich die Vernichtung des kindlichen Selbst hervor. Das, was die Mutter richtig macht, wird von dem Kind auf dieser Stufe in keinerlei Weise zur Kenntnis genommen; das ist eine Tatsache, die meine Behauptung bestätigt. Ihre Fehler werden nicht als solche empfunden, sondern wirken auf den Säugling als Bedrohung für das Dasein seines persönlichen Selbst.

In der Sprache dieser Überlegungen ausgedrückt, geht der frühe Aufbau des Ichs daher lautlos vor sich. Die erste Ich-Organisation entsteht aus dem Erleben drohender Vernichtung, zu der es jedoch nicht kommt, auf die immer eine *Wiederherstellung* folgt. Aus solchen Erfahrungen heraus beginnt das Vertrauen auf Wiederherstellung etwas zu sein, das zu einem Ich und zu der Fähigkeit dieses Ichs führt, mit Enttäuschungen fertig zu werden.

Es ist hoffentlich deutlich geworden, dass diese These eine Bereicherung darstellt zu den Vorstellungen über die Wahrnehmungen des Kindes von seiner Mutter als frustrierende Mutter. Das geschieht tatsächlich erst später; es gilt noch nicht für diese sehr frühe Stufe. Am Anfang wird die versagende Mutter nicht als solche wahrgenommen. Tatsächlich ist es so, dass die Vorstellung einer absoluten Abhängigkeit von der Mutter und von ihrer Fähigkeit zur »primären Mütterlichkeit« (oder wie immer man es nennen mag) zu den schwierigsten gedanklichen Vollzügen und zu einer Reifungsstufe gehört, die vom Erwachsenen keineswegs immer erreicht wird. Das verbreitete Unvermögen, die anfängliche absolute Abhängigkeit anzuerkennen, trägt zu der Furcht vor der *Frau* bei, der sowohl Männer wie Frauen unterworfen sind (Winnicott 1950, 1957a).

Wir können nunmehr sagen, warum wir die Kindesmutter als die zur Pflege ihres Säuglings geeignetste Person ansehen: nur sie kann diesen besonderen Zustand primärer Mütterlichkeit erreichen, ohne sich dabei unwohl zu fühlen. Es ist jedoch möglich, dass auch einmal eine Adoptivmutter oder andere Frau, die imstande ist, »primäre Mütterlichkeit« zu entwickeln, ein solches Ausmaß der Anpassung erreicht, dass sie sich ein Stück weit mit dem Säugling identifizieren kann.

Nach meiner Annahme wird dem Kinde in der frühesten Zeit durch eine hinreichend gute Umgebung die Möglichkeit gegeben, überhaupt zu sein, zu erleben, ein persönliches Ich aufzubauen, Triebe zu beherrschen und den zum Leben gehörenden Schwierigkeiten zu begegnen. All dies wird als real empfunden von einem Kinde, das die Fähigkeit entwickelt hat, ein Selbst zu besitzen, das ihm notfalls sogar ermöglicht, auf seine Spontaneität zu verzichten und sogar zu sterben.

Andererseits kann sich ohne die hinreichend gute anfängliche Fürsorge aus der Umwelt niemals ein solches Selbst entwickeln, das die Kraft besitzt, sterben zu können. Das Gefühl des Realen fehlt, und wenn es nicht zu größerem Chaos kommt, entsteht zumindest ein Gefühl der Sinnlosigkeit. Die zum Leben gehörenden Schwierigkeiten können nicht angenommen werden, von den Befriedigungen gar nicht zu reden. Wenn kein Chaos entsteht, tritt ein das Wahre Selbst verbergendes Falsches Selbst in Erscheinung, das sich an Forderungen anpasst, auf Reize reagiert, sich von eigenen Trieberlebnissen dadurch befreit, dass es sie zwar hat, jedoch zeitweilig nur so tut, als ob.

Nach meiner Theorie werden konstitutionelle Faktoren im Normalfalle, wenn die Umwelt sich der frühesten Phase angepasst hatte, leichter hervortreten. Im Gegensatz hierzu ist das Kind, wenn die Umwelt in dieser ersten Phase versagt hat, primitiven Abwehrmechanismen (dem Falschen Selbst usw.) ausgeliefert, die mit der Gefahr der Vernichtung zusammenhängen, und konstitutionelle Elemente (soweit sie nicht physisch manifest sind) werden dadurch leicht verdeckt.

Ich kann an dieser Stelle auf das Thema der Introjektion von krankhaften Mustern *(patterns)* der Mutter durch das Kind nicht eingehen, obwohl es im Hinblick auf dem Umweltfaktor für die nächsten, der ersten Stufe absoluter Abhängigkeit folgenden Stufen von großer Bedeutung ist.

Wenn man die frühe Entwicklung des Kindes rekonstruiert, hat es nicht den geringsten Wert, von Trieben zu sprechen, außer im Zusammenhang mit der Ich-Entwicklung.

Es gibt eine Grenzscheide: Reife des Ichs – Trieberfahrungen stärken das Ich; Unreife des Ichs – Trieberfahrungen zerbrechen das Ich.

Das Ich setzt hier eine Summierung von Erfahrungen voraus. Das individuelle Selbst beginnt als eine Ansammlung von Erfahrungen der Ruhe, spontaner Motilität, Empfindungen, Rückkehr von Aktivität zur Ruhe und der allmählichen Festigung einer Fähigkeit, auf die Erholung von der Vernichtungen zu warten; Vernichtungen, die sich aus der Reaktion auf Übergriffe aus der Umwelt ergeben. Aus diesem Grunde ist es notwendig, dass das Individuum seinen Anfang in der besonderen Umgebung nimmt, die ich hier als »primäre Mütterlichkeit« bezeichnet habe.

IX. Die Beziehung zwischen dem Geist und dem Leibseelischen[37]

»Genau herauszufinden, was zu den nicht weiter reduzierbaren Elementen, besonders Elementen dynamischer Natur, der Psyche gehört, ist meiner Ansicht nach eins unserer faszinierendsten Ziele. Diese Elemente müssten notwendigerweise ein somatisches und wahrscheinlich ein neurologisches Äquivalent haben, und auf diese Weise hätten wir mit Hilfe wissenschaftlicher Methoden die uralte Kluft zwischen Leib und Seele bis auf einen Spalt geschlossen. Ich wage zu prophezeien, dass man dann feststellen wird, dass die Antithese, an der alle Philosophen gescheitert sind, auf einer Illusion beruht. Mit anderen Worten, *ich glaube nicht, dass das Geistig-Seelische wirklich als Wesenheit existiert* – das ist möglicherweise eine überraschende Aussage für einen Psychologen [kursiv D.W.W]. Wenn wir davon sprechen, dass der Geist den Leib oder der Leib den Geist beeinflusst, benützen wir lediglich eine bequeme Kurzfassung für eine schwerfälligere Formulierung …« (Jones 1946).

Dieser bei Scott (1949) zitierte Text von Jones hat mich zu dem Versuch angeregt, meine eigenen Gedanken zu diesem umfangreichen und schwierigen Thema zu ordnen. Das Körperschema mit seinen zeitlichen und räumlichen Aspekten liefert einen brauchbaren Erklärungsrahmen für das Bild des Individuums von sich selbst, in dem meiner Ansicht nach für den Geist kein eindeutiger Platz vorgesehen ist. In der klinischen Praxis jedoch begegnen wir dem Geist als einer Wesenheit, die der Patient irgendwo lokalisiert; wir müssen also das Paradoxon »der Geist existiert nicht wirklich als Wesenheit« noch weiter untersuchen.

Der Geist als Funktion des Leibseelischen

Um das Konzept des Geistes zu untersuchen, muss man sich immer ein Individuum genau ansehen, und zwar ein ganzes Individuum, wobei man die Entwicklung dieses Individuums von den ersten Anfängen seiner psychosomatischen Existenz an einbeziehen muss. Wenn man so vorgeht, kann man den Geist eines Individuums studieren, wie er sich aus dem psychischen Teilbereich des Leibseelischen herausdifferenziert.

Das Geistig-Seelische existiert in der Sichtweise des Individuums nicht als eine Wesenheit für sich, wenn das »Leibseelische« oder Körperschema des Individuums die sehr frühen Entwicklungsstadien befriedigend durchlaufen hat; es ist dann nichts weiter als ein Sonderbereich der Funktionsweise des Leibseelischen.

Wenn man die Entwicklung eines Individuums untersucht, wird man oft feststellen, dass der Geist sich als *falsche Wesenheit* entwickelt und *falsch lokalisiert wird.* Bevor wir die Ausdifferenzierung des Geistig-Seelischen aus der gesunden oder normalen Psyche unmittelbar untersuchen, müssen wir uns zunächst mit diesen abnormen Tendenzen befassen.

Wir sind durchaus daran gewöhnt, die beiden Ausdrücke »geistig« und »körperlich« einander gegenübergestellt zu sehen, und würden uns auch nicht dagegen wehren, wenn sie im alltäglichen Gespräch als Gegensätze gebraucht würden. Es ist jedoch etwas ganz anderes, wenn die Begriffe in der wissenschaftlichen Diskussion als Gegensätze behandelt werden. Wenn wir die beiden Ausdrücke körperlich und geistig bei der Beschreibung von Krankheiten gebrauchen, kommen wir sofort in Schwierigkeiten. Die psychosomatischen Störungen – auf halbem Weg zwischen dem Physischen und dem Psychischen – befinden sich in einem recht unklaren Status. Die psychosomatische Forschung wird in gewissem Maß durch die Unklarheit behindert, von der ich hier rede (MacAlpine 1952). Auch nehmen Neurochirurgen Eingriffe am normalen oder gesunden Gehirn vor, in der Absicht, geistig-seelische Zustände zu ändern oder sogar zu bessern. Diese »Körper-Therapeuten« tappen in Bezug auf ihre Theorie völlig im Dunklen; seltsamerweise scheinen sie die körperliche Bedeutung des Leibes, zu dem das Gehirn als wesentlicher Bestandteil gehört, außer Acht zu lassen.

Versuchen wir also, uns das sich entwickelnde Individuum vorzustellen, und fangen wir ganz am Anfang an. Hier ist ein Leib, und Psyche und Soma sind nicht zu unterscheiden, es sei denn man nimmt eine einseitige Blickrichtung ein. Man kann entweder den sich entwickelnden Leib oder die sich entwickelnde Psyche ins Auge fassen.

Ich gehe davon aus, das Wort Psyche bezeichnet hier die bildhafte *Ausgestaltung, die man von Teilen des Körpers, körperlichen Empfindungen und Funktionen vornimmt,* also von der physischen Lebendigkeit. Wir wissen, dass diese Vorstellungsbilder von der Existenz und dem gesunden Funktionieren des Gehirns, insbesondere bestimmter Bereiche des Gehirns, abhängig sind.

Das Individuum hat jedoch nicht das Gefühl, die Psyche habe ihren Ort im Gehirn oder überhaupt irgendwo.

Allmählich werden die psychischen und die somatischen Aspekte des heranwachsenden Menschen in einen Prozess der wechselseitigen Verknüpfung einbezogen. Diese Verknüpfung der Psyche mit dem Soma stellt eine Frühphase der Entwicklung des Individuums dar (s. Kapitel II). In einem späteren Stadium *hat das Individuum das Gefühl,* dass der lebendige Körper mit seinen Grenzen und mit einem Innen und einem Außen den Kern der Vorstellung vom Selbst bildet. Die Entwicklung bis hin zu diesem Stadium ist außerordentlich komplex, und wenn sie auch vielleicht ein paar Tage nach der Geburt des Babys annähernd vollständig ist, gibt es doch in dieser Hinsicht vielfältige Möglichkeiten der Verzerrung im natürlichen Entwicklungsverlauf. Außerdem trifft das, was für sehr frühe Stadien gilt, in gewissem Maß für alle Stadien zu, sogar für das, das wir den Reifezustand des Erwachsenen nennen.

Eine Theorie des Geistes

Auf der Grundlage dieser Vorbetrachtungen möchte ich eine Theorie des Geistes zur Diskussion stellen. Diese Theorie beruht auf der Arbeit mit Analyse-Patienten, die es nötig hatten, in der Übertragung auf eine außerordentlich frühe Entwicklungsstufe zu regredieren. In dieser Abhandlung möchte ich lediglich einen anschaulichen klinischen Fall vorstellen, aber ich glaube, dass sich die Theorie in unserer täglichen analytischen Arbeit als brauchbar erweisen kann.

Gehen wir davon aus, dass eine gesunde Frühentwicklung des Individuums ein *fortdauerndes Sein* erfordert. Das noch kaum entfaltete Leibseelische folgt einer bestimmten Entwicklungslinie, vorausgesetzt, dass es in seinem *fortdauernden Sein nicht gestört wird;* mit anderen Worten: Für die gesunde Entwicklung des noch kaum entfalteten Leibseelischen ist eine *vollkommene* Umwelt nötig. Zunächst ist dieses Bedürfnis absolut.

Vollkommen ist eine Umwelt dann, wenn sie sich den Bedürfnissen des neu gebildeten Leibseelischen *aktiv anpasst,* eben dem, von dem wir als Beobachter wissen, das es der Säugling zu Anfang seines Lebens ist. Eine schlechte Umwelt ist deswegen schlecht, weil sie durch das Versagen bei der Anpassung zu einem *Übergriff* wird, auf den das Leibseelische (d.h. der Säugling) *reagieren* muss. Dieses Reagieren stört die Kontinuität im fortdauernden Sein des neugeborenen Individuums. Am Anfang ist die gute (psychische) Umwelt leiblich, wenn das Kind im Mutterleib ist oder gehalten und allgemein versorgt wird; erst im Lauf der Zeit entwickelt die Umwelt eine neue Eigenschaft, die einen neuen deskriptiven Terminus, z.B. emotional oder psychisch oder sozial, erfordert. Daraus geht die durchschnittlich gute Mutter hervor mit ihrer Fähigkeit, sich an die Bedürfnisse ihres Säuglings aktiv anzupassen – aufgrund ihrer Hingabe, wie sie durch ihren Narzissmus, ihre Einbildungskraft und ihre Erinnerungen ermöglicht wird, die sie befähigen, durch Identifizierung zu erkennen, welche Bedürfnisse ihr Baby hat.

Das Bedürfnis nach einer guten Umwelt, das zunächst absolut ist, relativiert sich rasch. *Die durchschnittlich gute Mutter ist hinreichend gut.* Wenn sie *hinreichend gut* ist, wird der Säugling fähig, ihre Mängel durch geistig-seelische Aktivität auszugleichen. Das bezieht sich nicht nur auf die Befriedigung von Triebimpulsen, sondern auch auf die primitivsten Arten von Ich-Bedürfnissen, sogar einschließlich des Bedürfnisses nach schlechter Versorgung oder direkte Vernachlässigung. Die geistig-seelische Aktivität des Säuglings verwandelt eine *hinreichend gute* Umwelt in eine vollkommene Umwelt, d.h. sie macht aus dem relativen Versagen bei der Anpassung einen Anpassungserfolg. Was die Mutter von der Notwendigkeit entbindet, fast vollkommen zu sein, ist der Verstand des Säuglings. Bei einem normalen Ablauf der Ereignisse versucht die Mutter, keine Komplikationen zuzulassen, die über das hinausgehen, was der Säugling verstehen und erdulden kann; insbesondere versucht sie, ihr Baby vor unerklärlichen Ereignissen und vor anderen Erscheinungen zu bewahren, die über das Verstandesvermögen des Säuglings hinausgehen müssen. Sie versucht ganz allgemein, die Welt des Säuglings so einfach wie möglich zu halten.

Eine der Wurzeln des Geistig-Seelischen findet sich also in einer variablen Funktionsweise des Leibseelischen, das der Bedrohung des fortdauernden Seins, die auf jedes Versagen der (aktiven) Anpassung der Umwelt an das Individuum folgt, begegnet. Daraus ergibt sich, dass die geistige Entwicklung sehr stark durch Faktoren beeinflusst wird, die dem Individuum nicht unbedingt persönlich eigen sind, wozu auch zufällige Ereignisse gehören.

Bei der Säuglingspflege ist es von wesentlicher Bedeutung, dass die Mütter, zunächst physisch und bald auch mit ihrer Einbildungskraft, diese aktive Anpassung von Anfang an bewerkstelligen können, aber es ist auch eine charakteristische Funktion der Mutter, ein *abgestuftes Versagen der Anpassung* bieten zu können, die der wachsenden Fähigkeit des jeweiligen Säuglings entspricht, relatives Versagen durch geistige Aktivität oder durch den Verstand auszugleichen. So entwickelt sich im Säugling eine gewisse Toleranz sowohl im Hinblick auf Ich-Bedürfnisse als auch im Hinblick auf Triebspannung.

Man könnte vielleicht nachweisen, dass eben die Säuglinge ihre Mütter langsamer freigeben, bei denen sich später herausstellt, dass sie einen niedrigen Intelligenzquotienten haben. Andererseits gibt ein Säugling mit einem außergewöhnlich guten Verstand, der schließlich einen hohen Intelligenzquotienten haben wird, die Mutter früher frei.

Nach dieser Theorie hat also der Geist in der Entwicklung jedes Individuums eine – vielleicht seine wichtigste – Wurzel im Bedürfnis des Individuums (im Kern des Selbst) nach einer vollkommenen Umgebung. In diesem Zusammenhang möchte ich auf meine Auffassung der Psychose als einer »Umwelt-Mangel-Krankheit« hinweisen (siehe Kapitel V). In dieser Theorie gibt es einige Entwicklungen, die mir wichtig erscheinen. Bestimmte Arten des Versagens der Mutter, insbesondere unberechenbares Verhalten, rufen eine übermäßige Aktivität des geistigen Funktionierens hervor. Hier, im Ausufern des geistigen Funktionierens in Reaktion auf eine unberechenbare Bemutterung, bekommen wir zu sehen, dass sich ein Widerstreit zwischen dem Geist und dem Leibseelischen entwickeln kann, da in Reaktion auf diesen abnormen Umweltzustand das Denken des Individuums die Herrschaft zu übernehmen beginnt, um die Versorgung des Leibseelischen zu organisieren, während es unter normalen Bedingungen die Aufgabe der Umwelt ist, dies zu tun. Beim Gesunden zieht der Geist die Funktion der Umwelt nicht an sich, sondern ermöglicht das Verständnis und schließlich die Nutzbarmachung des relativen Umweltversagens.

Die allmähliche Entwicklung der Fähigkeit des Individuums, für das Selbst zu sorgen, gehört späteren Stadien der emotionalen Entfaltung des Individuums an, Stadien, die zu gegebener Zeit erreicht werden müssen, und zwar in dem von den natürlichen Entwicklungskräften bestimmten Tempo.

Um einen Schritt weiter zu gehen, könnte man fragen, was geschieht, wenn der Druck, der auf das geistige Funktionieren, das als Abwehr gegen eine quälerische frühe Umwelt entwickelt wurde, ausgeübt wird, immer mehr anwächst. Man würde Verwirrungszustände erwarten und (im Extremfall) eine Geistesstörung, die jedoch nicht auf Mängeln des Hirngewebes beruht. Ein häufigeres Ergebnis von geringfügigerem quälerischen Verhalten bei der Säuglingspflege in den frühesten Entwicklungsstadien ist ein *geistiges Funktionieren, das zum Selbstzweck wird;* wobei es praktisch die gute Mutter ersetzt und sie überflüssig macht. Klinisch kann das mit einer Abhängigkeit von der wirklichen Mutter und der Entstehung einer falschen Persönlichkeit auf der Grundlage von Gefügigkeit einhergehen. Dies ist ein höchst beunruhigender Zustand, insbesondere deshalb, weil die Psyche des Individuums aus der innigen Beziehung, die sie ursprünglich zum Soma hatte, in diesen Geist »hineingelockt« wird. Das Ergebnis ist eine Geist-Psyche, die pathologisch ist.

Ein Mensch, der sich auf diese Weise entwickelt, weist eine verzerrte Struktur auf, die auch alle späteren Entwicklungsphasen betrifft. Man kann z.B. eine starke Tendenz zur Identifizierung mit den äußeren Aspekten jeder

Beziehung beobachten, die Abhängigkeit umfasst, aber eine Schwierigkeit sich mit dem Individuum zu identifizieren von dem man abhängig ist. Es mag sein, dass sich eine solche Person klinisch zu einer *phantastisch guten Mutter für andere* auf Zeit entwickelt; tatsächlich kann ein Mensch, der sich in dieser Richtung entwickelt hat, fast magische *heilende Fähigkeiten* besitzen, weil er in ungewöhnlichem Maße fähig ist, sich an primitive Bedürfnisse aktiv anzupassen. Dass diese Strukturen als Ausdruck der Persönlichkeit ungeeignet sind, wird jedoch in der Praxis deutlich. Ein Zusammenbruch droht oder tritt ein, denn das Individuum muss fortgesetzt *jemand anders finden,* der diese Vorstellung der »guten Umwelt« zu einer Wirklichkeit werden lässt, sodass das Individuum zu dem abhängigen Leibseelischen zurückkehren kann, das den einzigen Ausgangspunkt für das Leben darstellt. In diesem Fall wird es zu einem wünschenswerten Zustand »ohne Geist« zu existieren.

Natürlich ist eine unmittelbare Partnerschaft zwischen der Geist-Psyche und dem Körper des Individuums nicht möglich. Aber die Geist-Psyche wird vom Individuum lokalisiert, sie wird entweder in den Kopf oder außerhalb, aber in besondere Beziehung zum Kopf versetzt, und dies ist eine wichtige Ursache für Kopfschmerzen als Symptom.

Wir müssen fragen, warum das Individuum dazu neigt, den Geist im Kopf zu lokalisieren, aber ich weiß die Antwort auch nicht. Ich meine, das dabei das Bedürfnis des Individuums wichtig ist, den Geist an einen bestimmten Ort zu versetzen, weil er ein Feind ist, also um ihn zu beherrschen. Ein schizoider Patient hat mir gesagt, der Geist habe seinen Platz im Kopf, weil *der Kopf, da man ihn nicht selber sehen kann,* nicht offenkundig als Teil der eigenen Person existiert. Außerdem macht der Kopf während des Geburtsvorgangs besondere Erfahrungen; um diese Tatsache jedoch voll auszuschöpfen, muss ich noch von einer anderen Art des geistigen Funktionierens sprechen, die während des Geburtsvorgangs besonders aktiviert werden kann. Sie ist mit dem Wort »Einprägung in das Gedächtnis« verknüpft.

Ich habe es schon gesagt: Das fortdauernde Sein des sich entwickelnden Leibseelischen (der inneren und äußeren Beziehungen) wird durch Reaktionen auf Übergriffe aus der Umwelt gestört, anders ausgedrückt, durch die Folgen davon, das es der Umgebung misslingt, sich aktiv anzupassen. Nach meiner Theorie kann der Säugling gemäß seiner geistigen Kapazität mit einer rasch wachsenden Anzahl von Reaktionen auf Übergriffe, die die Kontinuität des Leibseelischen stören, rechnen und kann sie zulassen. Übergriffe, die *exzessive* Reaktionen erfordern (gemäß dem nächsten Teil meiner Theorie), können nicht berücksichtigt werden. Abgesehen von Verwirrung kann nur eine *Katalogisierung* der Reaktionen erfolgen[38]. Im typischen Fall tritt bei der Geburt meistens eine exzessive Störung der Kontinuität ein, weil auf

Übergriffe reagiert werden muss, und die geistige Aktivität, die ich gerade beschreibe, ist mit einem genauen Einprägen von Erinnerungen während des Geburtsvorgangs beschäftigt. In meiner psychoanalytischen Arbeit begegnen mir manchmal Regressionen, die völlig beherrscht ablaufen und dennoch bis ins Leben vor der Geburt zurückreichen. Patienten, die auf völlig normale Weise regrediert sind, durchleben den Geburtsvorgang wieder und wieder, und ich war überrascht von den überzeugenden Beweisen dafür, dass ein Säugling während des Geburtsvorgangs sich nicht nur jede Reaktion ins Gedächtnis einprägt, die die Kontinuität des Seins stört, sondern das anscheinend auch noch in der richtigen Reihenfolge tut. Ich habe keine Hypnose angewandt, aber mir sind vergleichbare Feststellungen bekannt, die mittels Anwendung von Hypnose gemacht worden sind, wenn sie mich auch weniger überzeugen. Geistige Tätigkeiten der Art, wie ich sie beschreibe, die man als Einprägung ins Gedächtnis oder als Katalogisieren bezeichnen könnte, können bei einem Baby zur Zeit seiner Geburt äußerst lebhaft und präzise sein. Ich werde diese Tatsache durch Einzelheiten aus einer Fallgeschichte veranschaulichen, aber zunächst möchte ich klarstellen, dass für mich *diese Art von geistigem Funktionieren für das Leibseelische eine Belastung ist,* mit anderen Worten: für die Kontinuität des Seins, die das Selbst des einzelnen Menschen konstituiert. Das Individuum mag sich ihrer bedienen, um im Spiel oder in einer sorgfältig durchgeführten Analyse den Geburtsvorgang noch einmal zu durchleben. Aber diese katalogisierende geistige Funktion wirkt wie ein Fremdkörper, wenn sie mit einem Anpassungsversagen der Umwelt einhergeht, das über das Verstehen oder die Erwartungen hinausgeht.

Es kann zweifellos beim Gesunden vorkommen, dass die Umweltfaktoren durch diese Vorgehensweise unverändert bewahrt werden, bis das Individuum fähig wird, sie sich zu eigen zu machen, nachdem es libidinöse und insbesondere aggressive Triebe an sich erfahren hat, die sich projizieren lassen. Auf diese Weise – die im Grunde falsch ist – beginnt sich das Individuum für die schlechte Umwelt verantwortlich zu fühlen, die es in Wahrheit nicht zu verantworten hat und für die es (wenn es das wüsste) mit Recht der Welt die Schuld geben könnte, weil sie die Kontinuität seiner angeborenen Entwicklungsprozesse gestört hat, bevor das Leibseelische hinreichend strukturiert war, um zu hassen oder zu lieben. Anstatt dieses Versagen der Umwelt zu hassen, wurde das Individuum durch das Umweltversagen desorganisiert, weil der Vorgang zeitlich vor der Fähigkeit zum Hassen stattfand.

Ein klinisches Beispiel

Im Folgenden stelle ich einen Ausschnitt aus einer Fallgeschichte dar, um meine These zu veranschaulichen. Es ist natürlich schwierig, aus der intensiven Arbeit mehrerer Jahre eine Einzelheit herauszugreifen; trotzdem möchte ich diesen Ausschnitt bringen, um zu zeigen, wie sehr das, was ich hier vortrage, zu meiner täglichen praktischen Arbeit mit Patienten gehört.

Eine heute 47 Jahre alte Frau[39] war in der Lage gewesen, eine gute Beziehung zur Welt herzustellen – so nahmen die anderen an, aber nicht sie selbst – und hatte immer ihren eigenen Lebensunterhalt verdienen können. Sie hatte sich eine gute Bildung erworben und war allgemein beliebt; ich glaube tatsächlich, dass ihr niemals aktive Ablehnung entgegengebracht worden war. Sie selbst war jedoch völlig unzufrieden, als sei sie stets auf der Suche nach sich selbst und könne sich niemals finden. Vorstellungen von Selbstmord waren durchaus vorhanden, wurden jedoch durch ihre aus der Kindheit stammende Überzeugung in Schach gehalten, sie werde zuletzt ihr Problem doch lösen und sich finden. Sie hatte sich mehrere Jahre lang einer sogenannten »klassischen« Analyse unterzogen, aber irgendwie war der Kern ihrer Krankheit unverändert erhalten geblieben. Bei mir kam bald ans Licht, dass diese Patientin eine sehr weitgehende Regression durchmachen oder den Kampf aufgeben musste. Ich gab daher der Regressionstendenz nach und ließ sie die Patientin führen, wohin sie wollte; schließlich erreichte die Regression die Grenze der Bedürfnisse der Patientin; seither hat ein natürlicher Fortschritt eingesetzt, wobei anstatt eines Falschen Selbst das Wahre Selbst die Richtung bestimmt.

Für die Zwecke dieser Abhandlung habe ich aus einer Riesenmenge von Material eine Einzelheit zur Beschreibung ausgewählt. In der vorausgegangenen Analyse der Patientin war es vorgekommen, dass die Patientin sich in hysterischer Weise von der Couch hatte herunterfallen lassen. Diese Episoden waren auf die bei hysterischen Erscheinungen dieser Art übliche Weise gedeutet worden. In der tieferen Regression der neuen Analyse wurde Licht in die Bedeutung dieser Stürze gebracht. Im Verlauf der zweijährigen Analyse bei mir ist die Patientin mehrmals auf ein Frühstadium regrediert, das sicherlich vorgeburtlich war. Der Geburtsvorgang musste aufs Neue durchlebt werden, und schließlich erkannte ich, dass das unbewusste Bedürfnis dieser Patientin, den Geburtsvorgang wiederzuerleben, dem zugrunde lag, was früher ein hysterischer Sturz von der Couch gewesen war.

Über all das ließe sich sehr viel sagen, aber meiner Ansicht nach ist hier das Wichtigste, dass offensichtlich jede Einzelheit des Geburtserlebnisses im Gedächtnis behalten worden war, und nicht nur das: die Einzelheiten waren in der genauen Reihenfolge des ursprünglichen Erlebnisses festgehalten worden.

Der Geburtsvorgang wurde ein Dutzend Mal oder öfter wiederholt, und jedesmal wurde die Reaktion auf eine der wichtigeren äußeren Einzelheiten des ursprünglichen Geburtsvorgangs zum Wiedererleben ausgewählt.

Übrigens machten diese Wiederholungserlebnisse eine der Hauptfunktionen des Ausagierens deutlich; durch das Ausagieren teilte sich die Patientin das kleine Bisschen psychischer Realität mit, das im Augenblick schwer zugänglich war, dessen aber die Patientin so dringlich gewahr werden musste. Ich möchte einige Beispiele des Ausagierens aufzählen; leider kann ich die Reihenfolge nicht angeben, obwohl ich überzeugt bin, dass sie eine Bedeutung hatte.

Veränderungen im Atemrhythmus, die höchst ausführlich in allen Einzelheiten wiederholt werden mussten.

Die den Körper hinunter wandernden Muskelkontraktionen, die wiedererlebt und so erinnert werden mussten.

Die Geburt aus der Phantasievorstellung vom Inneren des Mutterbauches (die eine depressive, verkrampfte Person war).

Der Übergang vom Nichtsaugen zum Saugen an der Brust und dann an der Flasche.

Das Gleiche mit dem Zusatz, das die Patientin im Mutterleib am Daumen gelutscht hatte und draußen, bezogen auf die Brust oder die Flasche, an der Faust lutschen musste, sodass eine Kontinuität zwischen Objektbeziehungen im und außerhalb des Mutterleibs hergestellt wurde.

Das einschneidende Erlebnis des Drucks auf den Kopf, ebenso das äußerst abscheuliche Erlebnis beim Nachlassen des Drucks auf den Kopf; in dieser Phase hätte die Patientin das Wiederdurchleben nicht ertragen können, wäre ihr Kopf nicht gehalten worden.

Vieles über die Art, wie die Funktionen der Blase durch den Geburtsvorgang beeinflusst werden, ist bis jetzt in dieser Analyse noch unverständlich geblieben.

Der Übergang vom Druck von allen Seiten (der zum intrauterinen Zustand gehört) zum Druck von unten (der zum extrauterinen Zustand gehört). Druck bedeutet, wenn er nicht übermäßig ist, Liebe. Nach der Geburt wurde die Patientin also nur auf der Unterseite geliebt, und wenn sie sich nicht von Zeit zu Zeit umdrehte, geriet sie in Verwirrung.

Hier muss ich vielleicht ein Dutzend andere Faktoren von vergleichbarer Signifikanz weglassen.

Allmählich näherte sich das Wieder-Durchleben der schlimmsten Phase. Als wir sie fast erreicht hatten, kam bei der Patientin die Angst auf, ihr

> Kopf werde zusammengedrückt. Sie wurde zunächst dadurch beherrscht, dass die Patientin sich mit dem Mechanismus des Zusammendrückens identifizierte. Das war eine gefährliche Phase, weil sie, wäre sie außerhalb der Übertragungssituation ausagiert worden, Selbstmord bedeutet hätte. In dieser Phase des Ausagierens existierte die Patientin in den zerschmetternden Felsen (oder in dem sich jeweils zeigenden Bild), und sie erlangte ihre Befriedigung dann aus der Zerstörung des Kopfes (einschließlich des Geistes und der falschen Psyche), der für die Patientin als Teil des Selbst seine Bedeutung verloren hatte.
>
> Schließlich musste die Patientin die Vernichtung akzeptieren. Es waren schon viele Anzeichen für eine kurze Spanne der Bewusstlosigkeit oder Besinnungslosigkeit aufgetreten, und krampfartige Bewegungen legten den Gedanken nahe, dass es irgendwann im Säuglingsalter einmal einen geringfügigen Anfall gegeben hatte. Anscheinend gab es im wirklichen Erleben einen Verlust des Bewusstseins, der solange nicht ins Selbst der Patientin integriert werden konnte, wie sie ihn nicht als Tod akzeptierte. Als das geschehen war, wurde das Wort »Tod« zu einem falschen Begriff, und die Patientin begann es durch »Sich-Aufgeben« zu ersetzen, und schließlich war das richtige Wort »Nichtwissen«.

Bei einer vollständigen Beschreibung des Falles würde ich mir wünschen, noch einige Zeit in dieser Weise fortfahren zu können, aber die Entwicklung dieses und anderer Themen muss späteren Veröffentlichungen vorbehalten bleiben. Das Annehmen des Nichtwissens brachte eine enorme Erleichterung. »Wissen« wurde verwandelt zu »der Analytiker weiß«, d.h. »verhält sich zuverlässig in der aktiven Anpassung an die Bedürfnisse der Patientin«. Das ganze Leben der Patientin war um geistige Funktionen herum aufgebaut worden, die fälschlicherweise zu einem Ort (im Kopf) geworden waren, aus dem heraus sie lebte, und ihr Leben, das ihr zu Recht falsch erschienen war, war aus diesen geistigen Funktionen heraus entwickelt worden.

Vielleicht macht dieses klinische Beispiel deutlich, was ich meine, wenn ich sage, das ich aus dieser Analyse das Gefühl gewonnen habe, dass die Katalogisierung von Reaktionen auf Übergriffe der Umwelt, die in die Zeit um die Geburt gehören, genau und vollständig war. Offen gesagt hatte ich das Gefühl, die einzige Alternative zu diesem erfolgreichen Katalogisieren sei das absolute Scheitern, hoffnungslose Verwirrung und ein geistiger Defekt.

Der Fall veranschaulicht mein Thema jedoch sowohl im Einzelnen als auch im Allgemeinen.

Ich zitiere noch einmal Scott (1949):

»Ähnlich ist, wenn ein Patient in der Analyse ›den Verstand verliert‹ in dem Sinn, dass er die Illusion verliert, einen psychischen Apparat zu brauchen, der getrennt ist von all dem, was er seinen Körper, seine Welt und so weiter und so weiter genannt hat, dieser Verlust ist gleichbedeutend mit dem Gewinn des gesamten bewussten Zugangs (und der Beherrschung) zu den Verbindungen zwischen den Oberflächen und den Tiefen, den Grenzen und der Festigkeit seines Körperschemas – seinen Erinnerungen, seinen Wahrnehmungen, seinen Vorstellungen usw. usw., die er in einer früheren Periode seines Lebens, als die Dualität des Leibseelischen sich abzuzeichnen begann, aufgegeben hatte.
Nicht selten wird bei einem Patienten, der zunächst über seine Angst klagt, ›den Verstand zu verlieren‹, der Wunsch, sich von einer solchen Vorstellung zu befreien und eine bessere an ihre Stelle zu setzen, bald deutlich.«

An diesem Punkt des Nichtwissens in der erwähnten Analyse tauchte die Erinnerung an einen Vogel auf, der, »abgesehen von den Bewegungen des Bauches, die einen Hinweis auf die Atmung gaben, ganz bewegungslos« gesehen wurde. Mit anderen Worten: Die Patientin hatte mit 47 Jahren den Zustand erreicht, in dem physiologisches Funktionieren im Allgemeinen Leben bedeutet. Die Entwicklung des psychischen Äquivalents konnte nun folgen. Diese psychische Ausarbeitung des physiologischen Funktionierens ist etwas ganz anderes als die Verstandesarbeit, die so leicht künstlich zu einem Ding an sich wird und fälschlich als ein Ort angesehen wird, an dem die Seele sich ansiedeln kann.

Natürlich kann ich nur einen flüchtigen Eindruck von dieser Patientin vermitteln, und selbst wenn man einen kleinen Teilbereich auswählt, kann man davon wiederum nur einen Ausschnitt beschreiben. Ich möchte jedoch der Frage der Bewusstseinslücke noch ein wenig nachgehen. Ich brauche die Lücke nicht so zu beschreiben, wie sie in »kühneren« Bildern in Erscheinung trat, z.B. in dem einer Grube, in der tief unten im Dunkeln allerlei Tote und Sterbende lagen. Im Augenblick geht es mir nur um die primitive Art und Weise, wie die Patientin durch die Prozesse des Wieder-Durchlebens, die zur Übertragungssituation gehörten, die Lücke fand. Die Lücke in der Kontinuität, die die Patientin ihr Leben lang aktiv abgeleugnet hatte, wurde nun zu etwas, das sie dringlich begehrte. Wir stießen auf das Bedürfnis, der Kopf solle aufgebrochen werden, und als Teil des Versuchs, Bewusstlosigkeit herbeizuführen, schlug die Patientin wild mit dem Kopf hin und her. Manchmal bestand ein dringendes Bedürfnis, die geistigen Prozesse zu zerstören, die die Patientin im Kopf lokalisierte. Eine Reihe von Abwehrmechanismen gegen das volle Erkennen des Wunsches, an den Bruch in der Kontinuität des Bewusstseins heranzukommen, musste bewältigt werden, bevor der Zustand des Nichtwissens akzeptiert werden konnte. Genau an dem Tag, an dem diese Arbeit ihren Höhepunkt erreichte, hörte die Patientin auf, Tagebuch zu führen[40]. Dieses Tagebuch war während der ganzen Analyse geschrieben worden, und es wäre möglich, aus ihm die ganze Analyse bis zu diesem Zeitpunkt zu rekonstruieren. Nur wenig von dem, was die Patientin wahrnehmen konnte, ist in diesem Tagebuch nicht zum mindesten angedeutet. Die Bedeutung des Tagebuchs wurde jetzt klar – es war eine Projektion ihres Denkapparats und nicht ein Abbild des Wahren Selbst, das in Wirklichkeit niemals gelebt hatte, bis am Tiefpunkt der Regression das Wahre Selbst die Möglichkeit eines Neubeginns bekam.

In der Folge dieses Teils der analytischen Arbeit kam es zu einer vorübergehenden Phase, in der es keinen Geist und keine geistigen Funktionen gab. Zeitweilig musste das Atmen ihres Körpers alles sein, was vor sich ging. Auf diese Weise wurde die Patientin fähig, den Zustand des Nichtwissens zu akzeptieren, weil ich sie hielt und durch meine eigene Atmung eine Kontinuität aufrechterhielt, während sie losließ, sich überließ, nichts wusste; es konnte jedoch zu nichts Gutem führen, indem ich sie nur hielt und die Kontinuität meines eigenen Lebens aufrechterhielt, während sie tot war. Meine Funktion wirkte sich dadurch nachhaltig aus, dass ich sehen und hören konnte, wie sich ihr Bauch bewegte, während sie atmete (wie der Vogel), und so wusste, dass sie lebendig war.

Nun war sie zum ersten Mal in der Lage, eine Psyche zu besitzen, eine eigene Wesenheit, einen Körper, der atmet, und zusätzlich Anfänge der Phantasie, die sich auf die Atmung und die anderen physiologischen Funktionen bezieht.

Wir als Beobachter wissen natürlich, dass die geistigen Funktionen, die die Existenz der Psyche ermöglichen, durch die wiederum das Soma bereichert wird, von einem intakten Gehirn abhängen. Aber wir lokalisieren die Psyche nicht irgendwo, nicht einmal im Gehirn, von dem sie doch abhängig ist. Für die auf diese Weise regredierte Patientin waren diese Dinge zuletzt nicht mehr wichtig. Ich nehme an, sie wäre jetzt bereit, die Psyche überall dort zu lokalisieren, wo das Soma lebendig ist.

Die Patientin hat seit der ersten Niederschrift dieser Abhandlung erhebliche Fortschritte gemacht. Heute, 1953, können wir auf das Stadium, das ich zur Beschreibung ausgewählt habe, zurückblicken, und es in den richtigen Proportionen sehen. Was ich geschrieben habe, brauche ich nicht zu ändern. Abgesehen von der heftigen Komplikation der Körpererinnerungen an den Geburtsvorgang, hat die Regression der Patientin auf ein sehr frühes Stadium und ihr darauf folgendes Fortschreiten in Richtung auf eine neue Existenz als wirkliches Individuum, das sich auch wirklich fühlt, keine größeren Störungen erfahren.

Der im Kopf lokalisierte Geist

Ich verlasse nun mein Fallbeispiel und kehre zum Thema der Lokalisierung des Geistes im Kopf zurück. Ich habe schon gesagt, dass das psychische Äquivalent von Körperteilen und Körperfunktionen nicht mit einer bestimmten Lokalisierung verbunden ist. Es kann jedoch Lokalisierungen geben, die durchaus logisch in dem Sinne sind, dass sie auf die Art und Weise eingehen, wie der Körper funktioniert. Beispielsweise nimmt der Körper Substanzen in sich auf und gibt Substanzen von sich. In das Bild der Wirklichkeit geht daher eine innere Welt persönlicher imaginativer Erlebnisse ein, und die mit anderen geteilte Realität wird im Großen und Ganzen als etwas gedacht, das außerhalb der Persönlichkeit liegt. Wenn auch Babys keine Zeichnungen anfertigen können, glaube ich doch, dass sie fähig sind (außer wenn es ihnen an der entsprechenden Fähigkeit mangelt), sich in bestimmten Augenblicken in ihren ersten Lebensmonaten durch einen Kreis darzustellen. Vielleicht können sie, wenn alles gut geht, das schon bald nach der Geburt zustande bringen; jedenfalls haben wir gute Anhaltspunkte dafür, dass ein Baby mit sechs Monaten manchmal den Kreis oder die Kugel als Darstellung für das Selbst benützt. Hier ist Scotts Körperschema so erhellend, insbesondere seine Anmerkung, dass wir uns sowohl auf die Zeit als auch auf den Raum beziehen. In dem Körperschema, wie ich es verstehe, scheint mir kein Platz für den Geist zu sein; das ist aber keine Kritik am Körperschema als Symbol, es ist nur eine Anmerkung zur Unrichtigkeit der Vorstellung vom Geist als einer lokalisierbaren Erscheinung.

Wenn ich versuche, zu Ende zu denken, warum der Kopf der Ort ist, wo man entweder den Geist lokalisiert, oder der Ort, außerhalb dessen er lokalisiert wird, kann ich nicht umhin, mir die Art zu vergegenwärtigen, wie der Kopf des Menschenbabys während des Geburtsvorgangs zusammengedrückt wird, zu der Zeit, in der der Geist mit wilder Aktivität Reaktionen auf eine spezifische, durch die Umwelt ins Werk gesetzte Schikanen katalogisiert.

In der Volksmeinung werden die Gehirnfunktionen meistens im Kopf lokalisiert, und eine der Folgen dieser Lokalisierung ist der besonderen Untersuchung wert. Bis vor kurzer Zeit war es möglich, Chirurgen dazu zu überreden, bei schwachsinnigen Säuglingen eine Schädelöffnung vorzunehmen, um so eine Weiterentwicklung des Gehirns zu ermöglichen, von dem man annahm, es werde durch die Schädelknochen eingeengt. Ich vermute, dass die Schädeltrepanation in früheren Zeiten zur Behebung von Geistesstörungen dienen sollte, d.h. zur Heilung von Personen, deren geistige Funktionen sich feindlich gegen sie selbst wandten und die fälschlicherweise ihre geistigen Funktionen im Kopf lokalisiert hatten. Seltsamerweise wird auch heute wieder im medizinischen Denken das Gehirn mit dem Geist gleichgesetzt, der von einer bestimmten Art von Kranken als Feind und als ein Ding im Schädel empfunden wird. Der Chirurg, der eine Leukotomie durchführt, scheint *zunächst* das zu tun, wonach der Patient verlangt, d.h. ihn von einer Geistestätigkeit zu befreien, weil der Geist zum Feind des Leibseelischen geworden ist. Nichtsdestoweniger können wir sehen, dass der Chirurg auf die falsche Lokalisierung des Geistes im Kopf, die der geisteskranke Patient vornimmt, und auf ihre Konsequenz – die Gleichsetzung von Geist und Gehirn – hereinfällt. Wenn er seine Arbeit getan hat, hat er bei der zweiten Hälfte seiner Aufgabe versagt. Der Patient will von der Geistestätigkeit befreit werden, die für das Leibseelische eine Bedrohung geworden ist, aber danach braucht der Patient das voll funktionsfähige Gehirngewebe, *um eine leibseelische Existenz haben zu können.* Durch die Leukotomie mit ihren irreversiblen Veränderungen im Gehirn hat der Chirurg das unmöglich gemacht. Die Prozedur war nutzlos, abgesehen von ihrer Bedeutung für den Patienten. Aber die Ausarbeitung des somatischen Erlebens in der Phantasie, die Psyche und – für jene, die den Ausdruck gebrauchen – die Seele, sind von einem intakten Gehirn abhängig, wie wir wissen. Wir erwarten nicht, dass das Unbewusste irgendeines Menschen etwas Derartiges wissen soll, aber wir meinen, der Neurochirurg sollte *in gewissem Maß* von verstandesmäßigen Überlegungen beeinflusst sein.

Entsprechend können wir sehen, dass eines der Ziele *psychosomatischer Erkrankungen* darin liegt, die Psyche vom Geist fort und zurück in die ursprüngliche enge Verknüpfung mit dem Soma zu führen. Es genügt nicht, die Hypochondrie des psychosomatisch Kranken zu analysieren, wenn das auch ein wesentlicher Teil der Behandlung ist. Man muss auch in der Lage sein, den *positiven Wert der somatischen Störung zu* sehen, der darin liegt, dass sie einer »Verführung« der Psyche zum Geist hin entgegenwirkt. Ähnlich können auch die Ziele der Physiotherapeuten und der Relaxationstherapie in diesem Sinn verstanden werden. Um erfolgreiche Psychotherapeuten zu sein, brauchen sie nicht zu wissen, was sie tun. Ein Beispiel für die Anwendung dieser Grundsätze: Wenn man versucht, einer schwangeren Frau beizubringen, wie und was sie alles richtig machen muss, macht man sie nicht nur ängstlich, sondern fördert auch die Tendenz der Psyche, sich in den geistigen Prozessen einzunisten. *Im Gegensatz dazu* können die Relaxationsmethoden der Mutter im besten Fall dazu verhelfen, körperbewusst zu werden, und diese Methoden verschaffen ihr (wenn sie nicht geisteskrank ist) eine Kontinuität des Seins und befähigen sie, als ein Leibseelisches zu leben. Das ist unerlässlich, wenn sie die Geburt des Kindes und die ersten Phasen der Bemutterung auf natürliche Weise erleben soll.

Zusammenfassung

1. Das Wahre Selbst, eine Kontinuität des Seins, gründet beim Gesunden in der Entwicklung des Leibseelischen.
2. Geistestätigkeit ist eine besondere Funktionsweise des Leibseelischen.
3. Eine ungestörte Gehirntätigkeit ist die Grundlage sowohl für ein psychisches Sein als auch für die Geistestätigkeit.
4. Es gibt keine Lokalisierung eines »Geist-Selbst«, und es gibt kein Ding, das man Geist nennen kann.
5. Wir können bereits zwei deutlich unterscheidbare Grundlagen für normale Geistesfunktionen angeben, nämlich: (a) die Umwandlung einer hinreichend guten Umwelt in eine vollkommen (e) (angepasste) Umwelt, die ein Minimum an Reaktionen auf Übergriffe und ein Maximum natürlicher (kontinuierlicher) Selbst-Entwicklung ermöglicht; und (b) eine Katalogisierung von Übergriffen (Geburtstrauma usw.) zum Zweck der Assimilierung in späteren Entwicklungsstadien.
6. Man beachte, dass das Wachstum des Leibseelischen universell ist und dass seine Vielschichtigkeit zu ihm gehört, während die geistige Entwicklung in gewissem Maß von variablen Faktoren abhängig ist, so z.B. von der Qualität früher Umweltfaktoren, den Zufallserscheinungen bei der Geburt und der Behandlung unmittelbar danach usw.
7. Es ist logisch, Psyche und Soma einander entgegenzusetzen und daher auch die emotionale und die körperliche Entwicklung des Individuums als Gegensätze zu sehen. Es ist jedoch nicht logisch, das Geistige und das Physische einander entgegenzusetzen, da sie nicht von gleicher Art sind. Geistige Phänomene sind in der Kontinuität des Seins des Leibseelischen, in dem, was das »Selbst« des Individuums ausmacht, Komplikationen von verschieden großer Bedeutung.

X. Metapsychologische und klinische Aspekte der Regression im Rahmen der Psychoanalyse[41]

Die Untersuchung darüber, welchen Stellenwert die Regression in der analytischen Arbeit hat, ist eine der Aufgaben, die Freud uns zur Lösung überlassen hat, und ich glaube, dies ist ein Thema, für das unsere Psychoanalytische Gesellschaft reif ist. Auf diesen Gedanken bringt mich der Umstand, dass in den vor der Gesellschaft gehaltenen Vorträgen häufig Material auftaucht, das zu diesem Thema gehört. Gewöhnlich wird diesem Aspekt unserer Arbeit keine besondere Beachtung geschenkt, oder er wird nur beiläufig erwähnt, wenn es um die intuitive Seite der psychoanalytischen »Kunst« geht.

Während der letzten zwölf Jahre meiner klinischen Arbeit hat sich das Thema Regression angesichts bestimmter Fälle unübersehbar in meinen Gesichtskreis gedrängt. Es ist natürlich zu umfangreich, als dass ich es hier und jetzt vollständig darstellen könnte. Ich werde daher jene Aspekte auswählen, die mir für die Eröffnung einer fruchtbaren Diskussion geeignet erscheinen.

Die Analyse ist nicht nur ein rein technisches Vorgehen. Sie ist etwas, zu dessen Ausführung wir fähig werden, wenn wir beim Erwerb einer Grund-Technik ein bestimmtes Stadium erreicht haben. Wozu wir fähig werden, ist, mit dem Patienten zusammenzuarbeiten, indem wir ihn bei seinem *Prozess* begleiten, jenen Vorgängen, die bei jedem Patienten ihre eigene Geschwindigkeit und ihren eigenen Verlauf haben; alle wichtigen Grundzüge dieses Prozesses stammen vom Patienten und nicht von uns als Analytikern.

Halten wir uns daher deutlich den Unterschied zwischen der Technik und der Durchführung einer Behandlung vor Augen. Es ist möglich, mit einer beschränkten Technik eine Behandlung erfolgreich durchzuführen, und es ist auch möglich, mit einer hoch entwickelten Technik bei der Durchführung einer Behandlung zu versagen. Wir wollen auch nicht vergessen, dass wir es mittels der legitimen Methode einer sorgfältigen Auswahl unserer Fälle vermeiden können, mit Aspekten der menschlichen Natur in Berührung zu kommen, die über unsere technischen Möglichkeiten hinausgehen, und dass wir das gewöhnlich auch tun.

Die Auswahl eines Falles setzt eine Klassifizierung voraus. Ich möchte für die Zwecke dieser Abhandlung die Fälle nach den technischen Möglichkeiten einteilen, die sie vom Analytiker fordern. Ich unterteile die Fälle in die folgenden drei Kategorien. *Erstens* gibt es jene Patienten, die ganze Menschen sind und deren Schwierigkeiten im Bereich der zwischenmenschlichen Beziehungen liegen. Die Technik der Behandlung dieser Patienten gehört zur Psychoanalyse, wie Freud selbst sie zu Anfang dieses Jahrhunderts entwickelt hat.

In die *zweite* Gruppe ordne ich die Patienten ein, bei denen die Ganzheit der Persönlichkeit gerade erst anfängt, etwas zu sein, das man voraussetzen kann; tatsächlich kann man sagen, dass die Analyse mit den ersten Ereignissen zu tun hat, die nicht nur zur Abrundung der Ganzheit gehören und unweigerlich und unmittelbar auf sie folgen, sondern auch mit dem Zusammenfallen von Liebe und Hass und dem ersten Anflug von Erkenntnis der Abhängigkeit zusammenhängen. Dies ist die Analyse des Stadiums der Besorgnis oder dessen, was als die »depressive Position« bekannt geworden ist. Diese Patienten benötigen eine Analyse ihres Gemütszustandes. Die Technik dabei ist nicht anders als die, die man bei Patienten der ersten Kategorie braucht; trotzdem entstehen einige neue Behandlungsprobleme aufgrund der größeren Tragweite des klinischen Materials, mit dem man es zu tun hat. Unter unserem Blickwinkel ist hier der Gedanke wichtig, dass das *Überleben des Analytikers* ein dynamischer Faktor ist.

In die *dritte* Gruppe ordne ich alle jene Patienten ein, bei deren Analyse man sich mit den Frühstadien der emotionalen Entwicklung befassen muss, also jenen, in denen die Persönlichkeit noch nicht als Einheit gefestigt ist, und bevor das Kind den Status einer Einheit in Raum und Zeit erlangt hat. Die persönliche Struktur ist noch nicht sicher gegründet. Bei dieser dritten Gruppe liegt die Betonung mit größerer Wahrscheinlichkeit auf der Handhabung des Umganges, und manchmal muss bei diesen Patienten über lange Zeiträume hinweg die gewöhnliche analytische Arbeit zurücktreten, da es allein auf den Umgang ankommt.

Wenn wir uns das Ganze nun von der Umwelt her ansehen, so können wir sagen: Bei der ersten Gruppe haben wir es mit Patienten zu tun, die im gewöhnlichen Verlauf ihres Familienlebens Schwierigkeiten bekommen, wobei wir annehmen, dass es in der Periode vor der Latenz bei ihnen ein Familienleben gegeben hat, und außerdem, dass sie sich in den noch früheren Stadien ihrer Kindheit befriedigend entwickelt haben. Bei der zweiten Kategorie, der Analyse der depressiven Position, haben wir es mit der Mutter-Kind-Beziehung zu tun, und zwar etwa um die Zeit, in der die Entwöhnung, das Abstillen, akut wird. Die Mutter hat die Situation in der Hand und »hält« sie über einen gewissen Zeitraum. In der dritten Kategorie geht es um die primitive emotionale Entwicklung, um jene, in der die Mutter gebraucht wird, die das Kind tatsächlich hält.

In die letzte dieser drei Kategorien gehört eine meiner Patientinnen, die mich vielleicht am meisten über Regression gelehrt hat. Bei einer anderen Gelegenheit werde ich diese Behandlung vielleicht vollständig darstellen können, aber heute kann ich nicht viel mehr als den Hinweis geben, dass ich erfahren habe, wie es ist, wenn man eine Regression im vollen Ausmaß zulässt, und das Ergebnis beobachtet.

Kurz gesagt: Ich hatte einmal eine Patientin (eine Frau, die heute mittleren Alters ist), die eine gewöhnliche gute Analyse hinter sich gebracht hatte, bevor sie zu mir kam, die aber offensichtlich noch Hilfe brauchte. Dieser Fall hatte ursprünglich so ausgesehen, als gehöre er in die erste Kategorie meiner Klassifikation, aber obwohl ein Psychiater niemals eine Psychose diagnostiziert hätte, musste eine analytische Diagnose gestellt werden, die die sehr frühe Entwicklung eines Falschen Selbst zu berücksichtigen hatte. Damit die Behandlung eine Wirkung haben konnte, musste auf der Suche nach dem Wahren Selbst eine Regression stattfinden. Glücklicherweise konnte ich in diesem Fall mit der ganzen Regression selber fertig werden, d.h. ohne Hilfe einer Institution. Ich kam schon am Anfang zu der Auffassung, man werde die Regression zu ihrem Höhepunkt kommen lassen müssen, und außer einem Mal in der ersten Zeit habe ich keinen Versuch unternommen, den Regressionsvorgang, der seinen eigenen Verlauf nahm, zu unterbrechen. (Der einzige Eingriff war eine Deutung, die sich für mich aus dem Material ergab; es ging um orale Erotik und Sadismus in der Übertragung. Die Deutung war richtig, aber sie kam etwa sechs Jahre zu früh, denn ich hatte noch kein völliges Vertrauen in die Regression. Um meiner selbst willen musste ich die Wirkung einer Deutung üblicher Art ausprobieren. Als der richtige Zeitpunkt für diese Deutung schließlich herankam, war sie entbehrlich geworden.) Es dauerte etwa drei bis vier Jahre, bis die tiefste Regression erreicht war, auf die dann eine fortschreitende emotionale Entwicklung folgte. Eine erneute Regression trat nicht ein. Auch das ständig drohende Chaos wurde nie Wirklichkeit.

Insofern habe ich also eine selbst für einen Analytiker einzigartige Erfahrung gemacht. Ich kann es nicht ändern, dass ich anders bin, als ich war, bevor diese Analyse begann. Nicht-Analytiker können nicht ahnen, wie unendlich viel man durch diese Art von Erfahrungen mit *einem einzigen* Patienten lernen kann, aber unter Analytikern kann ich erwarten, dass völlig verstanden wird, dass diese eine Erfahrung für mich eine spezielle Erprobung der Psychoanalyse war, und dass ich dabei sehr viel gelernt habe.

In der Behandlung und Handhabung dieses Falles musste ich alles einsetzen, was ich als Mensch, als Psychoanalytiker und als Pädiater besitze. Im Verlauf dieser Behandlung musste ich eine persönliche Entwicklung durchmachen, die für mich sehr schmerzlich war und die ich gerne vermieden hätte. Insbesondere musste ich lernen, jedesmal, wenn Schwierigkeiten entstanden, meine eigene Technik zu überprüfen, und in den Phasen des Widerstands (etwa ein Dutzend Mal) stellte sich immer wieder heraus, dass die Ursache ein Gegenübertragungsphänomen war, das eine weitere Selbstanalyse des Analytikers notwendig machte. Ich habe nicht vor, in dieser Abhandlung den Fall zu beschreiben, da man wählen muss, ob man in seinem Ansatz klinisch oder theoretisch sein will, und da ich mich entschieden habe, theoretisch vorzugehen. Trotzdem habe ich diesen Fall die ganze Zeit im Sinn[42].

Die Hauptsache ist die, dass ich in diesem Fall, wie in vielen anderen, die ihm in meiner Praxis vorangegangen sind, meine Technik habe überprüfen müssen, gerade das Vorgehen, das dem weniger ungewöhnlichen Fall angemessen ist. Bevor ich erkläre, was ich meine, muss ich erläutern, wie ich das Wort Regression verwende.

Für mich bedeutet das Wort Regression (Zurückgehen) ganz einfach das Gegenteil von Progression (Voranschreiten). Dieses Voranschreiten selbst ist die Entfaltung des Individuums, die Entfaltung von Psyche-Soma, der Persönlichkeit und des Geistes, an deren Ende Charakterbildung und Sozialisation stehen. Dieses Voranschreiten beginnt gewiss schon zu einem Zeitpunkt vor der Geburt. Hinter diesem »Fortschritt« steht ein biologischer Trieb. Ein Lehrsatz der Psychoanalyse lautet, dass eine Voraussetzung der Gesundheit die Kontinuität dieser fortschreitenden Entfaltung der Psyche und Gesundheit Reife der emotionalen Entwicklung ist, wie sie dem Alter des Individuums angemessen ist, also Reife in Hinsicht auf diesen Entfaltungsprozess.

Bei näherer Untersuchung merkt man sofort, dass es *eine einfache Umkehrung des Voranschreitens nicht geben kann.* Damit dieser Fortschritt rückläufig gemacht werden kann, muss im Individuum eine Organisation vorhanden sein, die die Regression ermöglicht. Wir sehen Folgendes:

> Ein Versagen der Umwelt in Bezug auf die Anpassung, das zur Entwicklung eines Falschen Selbst führt.
> Ein Vertrauen in die Möglichkeit einer Wiedergutmachung des ursprünglichen Versagens, repräsentiert durch eine latente Fähigkeit zur Regression, die auf eine komplexe Ich-Organisation hinweist.
> Die Bereitstellung einer besonderen Umwelt, auf die tatsächlich Regression folgt.

Eine neue emotionale Weiterentwicklung mit Komplikationen, die später beschrieben werden sollen.

Übrigens halte ich es nicht für sinnvoll, immer dann das Wort Regression zu benützen, wenn in einer Fallgeschichte infantiles Verhalten in Erscheinung tritt. Das Wort Regression hat eine umgangssprachliche Bedeutung angenommen, die wir uns nicht zu eigen machen müssen. Wenn wir in der Psychoanalyse von Regression sprechen, setzen wir das Vorhandensein einer Ich-Organisation voraus und den Umstand, dass ein Chaos droht. Die Art und Weise, wie das Individuum Erinnerungen, Vorstellungen und Möglichkeiten aufbewahrt, bietet ein umfangreiches Untersuchungsfeld. Es ist gleichsam so, als sei die Erwartung vorhanden, dass günstige Bedingungen entstehen könnten, die eine Regression rechtfertigen und eine neue Chance zur Weiterentwicklung bieten könnten, zu eben der Entwicklung, die ursprünglich durch ein Versagen der Umwelt unmöglich gemacht oder erschwert worden war.

Man wird erkennen, dass ich die Vorstellung der Regression im Rahmen einer hoch organisierten Ich-Abwehr ins Auge fasse, einer Abwehr, zu der die Existenz eines Falschen Selbst gehört. Bei der Patientin, von der ich oben gesprochen habe, wurde dieses Falsche Selbst allmählich zu einem »Fürsorge-Selbst« *(caretaker self),* und erst nach einigen Jahren konnte das Fürsorge-Selbst an den Analytiker abgetreten und das Selbst dem Ich überlassen werden.

Man muss in seine Theorie der Entwicklung eines Menschen den Gedanken einbeziehen, dass es für das Individuum normal und gesund ist, in der Lage zu sein, das Selbst gegen spezifisches Umweltversagen durch ein *Einfrieren der verfehlten Situation zu* verteidigen. Damit geht eine unbewusste Annahme beim Patienten (die zu einer bewussten Hoffnung werden kann) einher, dass es zu einem späteren Zeitpunkt Gelegenheit für eine erneute Erfahrung geben wird, in der die verfehlte Situation wieder aufgetaut und noch einmal erlebt werden kann, wobei das Individuum sich in einem Zustand der Regression und in einer Umwelt befindet, die sich angemessen anpasst. Die hier vorgebrachte Theorie fasst die Regression als Teil des Heilungsvorgangs, ja, als normale Erscheinung auf, die man beim Gesunden adäquat untersuchen kann. In einem sehr kranken Menschen existiert nur sehr wenig Hoffnung auf eine neue Gelegenheit. In einem extremen Fall müsste der Therapeut zum Patienten gehen und ihm aktiv gute Bemutterung anbieten, eine Erfahrung, die der Patient gar nicht erwarten konnte.

Das gesunde Individuum wird mit spezifischen Ausprägungen des frühen Umweltversagens auf verschiedene Weisen fertig. Eine davon nenne ich hier das Einfrieren der verfehlten Situation. Zwischen diesem und dem Konzept des Fixierungspunktes muss eine Beziehung bestehen.

In der psychoanalytischen Theorie sagen wir oft, dass *ungünstige Situationen* im Verlauf der Triebentwicklung in den prägenitalen Phasen Fixierungspunkte in der emotionalen Entwicklung des Individuums schaffen können. In einem späteren Stadium, beispielsweise im Stadium des genitalen Primats, d.h. wenn der ganze Mensch an interpersonalen Beziehungen beteiligt ist (und wenn man mit dem ganz gewöhnlichen freudianischen Sprachgebrauch vom Ödipuskomplex und von Kastrationsangst sprechen kann), kann Angst in der Begrifflichkeit der Triebqualität zu einer Regression auf das operative Niveau am Fixierungspunkt führen, und die Folge ist eine verstärkte Wiederbelebung der ursprünglichen verfehlten Situation. Diese Theorie hat ihre Brauchbarkeit bewiesen und wird täglich angewendet; es besteht keine Notwendigkeit, sie aufzugeben, aber man kann sie mit neuen Augen betrachten.

> Ein einfaches Beispiel: Ein Junge, dessen frühe Kindheit normal verlaufen ist, bekommt anlässlich einer Mandeloperation einen Einlauf, zuerst von seiner Mutter, dann von einer Gruppe von Krankenschwestern, die ihn festhalten mussten. Zu diesem Zeitpunkt war er zwei Jahre alt. Danach hatte er Schwierigkeiten mit dem Stuhlgang, aber im Alter von neun Jahren (Zeitpunkt der Konsultation) erscheint er klinisch als ein schwerer Fall von Obstipation. Inzwischen ist seine emotionale Entwicklung in Bezug auf genitale Phantasien schwer gestört. In diesem Fall besteht die Komplikation darin, dass der Junge auf die Verabreichung des Klistiers so reagiert hat, als sei sie ein Racheakt von Seiten der Mutter wegen seiner Homosexualität gewesen; was der Verdrängung anheim fiel, war die Homosexualität und zugleich das anal-erotische Potenzial. Wir wissen, dass man in der Analyse dieses Jungen mit dem Ausagieren umgehen müsste, einem mit dem ursprünglichen Trauma verbundenen Wiederholungszwang. Wir wissen auch, dass Veränderungen bei diesem Jungen nicht auf ein einfaches erneutes Durchspielen des Traumas, sondern auf eine gewöhnliche Deutung des Ödipuskomplexes in der Übertragungsneurose folgen würden.

Ich habe dies als einen Fall der üblichen Art angeführt, zur Veranschaulichung eines Symptoms, das eine Regression auf einen Fixierungspunkt darstellte, wo ein Trauma deutlich zu erkennen war.

Analytiker haben es für nötig befunden, zu behaupten, dass im Normalfall häufiger *gute* prägenitale Situationen vorhanden sind, zu denen das Individuum zurückkehren kann, wenn es in einem späteren Stadium in Schwierigkeiten gerät. Das ist eine gesunde Erscheinung. So ist die Vorstellung von zwei Arten der Regression in Bezug auf die Triebentwicklung entstanden; die eine ist ein

Rückschritt zu einer frühen verfehlten Situation, die andere ein Rückschritt zu einer frühen Erfolgssituation.

Ich glaube, dass man dem Unterschied zwischen diesen beiden Erscheinungen zu wenig Beachtung geschenkt hat. Bei einem Versagen der Umwelt sehen wir Anzeichen von *persönlicher Abwehr*, die das Individuum organisiert hat und die analysiert werden muss. Bei der normaleren frühen Erfolgssituation sehen wir deutlicher die Erinnerung an Abhängigkeit, und daher begegnen wir nicht einer persönlichen Abwehrorganisation, sondern einer *Umweltsituation.* Die persönliche Organisation ist nicht so deutlich zu erkennen, weil sie beweglich geblieben und weniger defensiv ist. Ich möchte hier erwähnen, dass ich von einer Annahme ausgehe, die ich schon früher oft gemacht habe und die keineswegs immer akzeptiert wird, nämlich der, dass, je mehr wir uns dem theoretischen Beginn nähern, immer weniger persönliches Versagen und schließlich nur noch Versagen der Umweltanpassung festzustellen ist.

Es geht uns daher nicht nur um die Regression auf gute und schlechte Phasen der Trieberfahrungen des Individuums, sondern auch auf gute und schlechte Phasen bei der Anpassung der Umwelt an Ich-Bedürfnisse und Es-Bedürfnisse in der Geschichte des Individuums.

Wir können genitale und prägenitale Stadien der Entwicklung der Triebqualität unterscheiden, wir können das Wort Regression einfach als die Umkehrung von Fortschritt benützen, für eine Reise rückwärts vom Genitalen zum Phallischen, vom Phallischen zum Anal-Urethralen, vom Anal-Urethralen zum Oralen. Aber wie sehr wir auch unser Denken in dieser Richtung fortentwickeln mögen, wir müssen doch zugeben, dass sehr viel klinisches Material sich nicht in den Rahmen dieser Theorie einfügen lässt.

Man kann aber andererseits auch die Betonung auf die Ich-Entwicklung und auf die Abhängigkeit legen, und in diesem Fall sprechen wir, wenn wir von Regression sprechen, sofort auch von der Anpassung der Umwelt mit ihren Erfolgen und Misserfolgen. Ich möchte ganz besonders deutlich machen, dass unser Nachdenken über dieses Thema durch den Versuch verwirrt worden ist, die Ich-Organisation zurückzuverfolgen, ohne zugleich ein wachsendes Interesse an der Umwelt zu entwickeln. Wir können Theorien der Triebentwicklung aufbauen und uns darauf einigen, die Umwelt außer Acht zu lassen, aber das ist bei einer Untersuchung der *frühen Ich-Entwicklung* nicht möglich.

Ich glaube, wir müssen immer daran denken, dass das Endergebnis unseres Nachdenkens über die Ich-Entwicklung der primäre Narzissmus ist. Beim primären Narzissmus hält die Umwelt das Individuum, und *zugleich* weiß das Individuum von keiner Umwelt und ist eins mit ihr.

Wenn ich Zeit dazu hätte, würde ich zeigen, dass eine organisierte Regression manchmal mit verschiedenen Formen von pathologischem Rückzug und defensiver Spaltung verwechselt wird. Diese Zustände sind insofern mit der Regression verwandt, als sie Abwehrorganisationen sind. Die Organisation, die die Regression zu etwas Nützlichem macht, unterscheidet sich dadurch von anderen Abwehrorganisationen, dass sie die Hoffnung auf eine neue Gelegenheit zum Auftauen der eingefrorenen Situation und eine Chance für die Umwelt, d.h. die heutige Umwelt in sich trägt, eine angemessene, wenn auch verspätete Anpassung zu vollbringen.

Daraus leitet sich die Tatsache her, wenn es denn eine Tatsache ist, dass ein Patient von einer Psychose spontan genesen kann, während es bei der Psychoneurose keine Spontanheilung gibt und der Psychoanalytiker wirklich gebraucht wird. Mit anderen Worten: Die Psychose ist eng verwandt mit der Gesundheit, bei der zahllose Situationen, in denen die Umwelt versagt hat, eingefroren werden, mittels der verschiedenen heilsamen Phänomene des gewöhnlichen Lebens wie Freundschaften, Pflege bei körperlicher Krankheit, Dichtung usw. jedoch erreicht und wieder aufgetaut werden.

Meiner Ansicht nach hat die *Regression auf Abhängigkeit* erst in jüngster Zeit in den klinischen Beschreibungen der Fachliteratur den Platz eingenommen, der ihr rechtens zusteht. Der Grund dafür muss darin liegen, dass wir uns erst in jüngster Zeit in unserem Verständnis der individuellen leibseelischen und geistigen Entwicklung so stark gefühlt haben, dass wir es uns erlauben konnten, die Rolle der Umwelt zu untersuchen und zu berücksichtigen.

Ich möchte jetzt unmittelbar zu Freud übergehen und eine etwas künstliche Unterscheidung zwischen zwei Aspekten von Freuds Werk treffen. Wir wissen, dass Freud die psychoanalytische Methode aus der klinischen Situation heraus entwickelt hat, in der es folgerichtig schien, sich der Hypnose zu bedienen.

Sehen wir uns nun an, was Freud bei der Auswahl seiner Fälle tat. Wir können sagen, dass er aus der Gesamtheit der potenziellen Psychiatrie-Patienten, zu denen sowohl alle Geistesgestörten in Heilanstalten als auch die außerhalb der Heilanstalten gehören, die Fälle auswählte, die *im frühesten Säuglingsalter angemessen versorgt worden waren,* die Psychoneurotiker. Dies ließe sich vielleicht nicht bestätigen, wenn man die frühen Fälle Freuds näher untersuchte, aber wir können einer Sache sicher sein, und das ist äußerst wichtig, nämlich der, dass Freuds eigene frühe Entwicklungsgeschichte von der Art war, dass er die ödipale Phase oder die Phase vor der Latenz als ganzer Mensch erreichte, bereit, ganzen Menschen zu begegnen, und bereit, sich in zwischenmenschliche Beziehungen einzulassen. Seine eigenen Erfahrungen im Säuglingsalter waren gut genug gewesen, sodass er bei seiner Selbstanalyse die Bemutterung des Säuglings als selbstverständlich voraussetzen konnte.

Freud setzt die Situation der frühen Bemutterung als selbstverständlich voraus, und ich behaupte, dass *sie bei seiner Gestaltung des Rahmens für seine Arbeit auftauchte,* fast ohne dass er merkte, was er tat. Freud konnte sich selbst als unabhängige und ganze Person analysieren, und er interessierte sich für die Ängste, die zu zwischenmenschlichen Beziehungen gehören. Später fasste er natürlich das Säuglingsalter theoretisch ins Auge und postulierte prägenitale Phasen der Triebentwicklung, und er und andere machten sich daran, Einzelheiten herauszuarbeiten und in der Geschichte des Individuums immer weiter zurückzugehen. Diese Arbeit an den prägenitalen Phasen konnte nie richtig Frucht tragen, weil sie nicht auf dem Studium von Patienten beruhte, die die Regression in der analytischen Situation nötig hatten.[43]

Jetzt möchte ich verdeutlichen, auf welche Weise ich Freuds Werk künstlich in zwei Hälften teile. Erstens ist da die Technik der Psychoanalyse, wie sie sich allmählich entwickelt hat, und wie man sie in der Ausbildung erlernt. Das vom Patienten gelieferte Material soll *verstanden* und *gedeutet* werden. Zweitens ist da der *Rahmen,* das Milieu, in dem diese Arbeit durchgeführt wird.

Sehen wir uns nun den klinischen Rahmen bei Freud an. Ich möchte einige der auffallendsten Merkmale dieses Settings aufzählen.

1. Jeden Tag zu einer festgesetzten Zeit, fünf- oder sechsmal in der Woche, stellte Freud sich dem Patienten zur Verfügung. (Die Zeit wurde so angesetzt, dass sie sowohl dem Analytiker als auch dem Patienten passte.)
2. Man konnte sich darauf verlassen, dass der Analytiker pünktlich da sein würde, lebendig und atmend.
3. Für die vorher festgesetzte, begrenzte Zeit von etwa einer Stunde würde der Analytiker wach bleiben und sich in erster Linie mit dem Patienten befassen.
4. Der Analytiker brachte durch sein positives Interesse Liebe zum Ausdruck; sein Hass äußerte sich im strengen Beginn und Ende der Stunde und in der Honorarfrage. Liebe und Hass wurden vom Analytiker ehrlich geäußert, d.h. nicht verleugnet.
5. Ziel der Analyse sollte es sein, mit dem »Prozess« des Patienten in Berührung zu kommen, das vorgebrachte Material zu verstehen und dieses Verständnis verbal mitzuteilen. Widerstand umfasste Leiden und konnte durch Deutung verringert werden.
6. Die Methode des Analytikers war eine Methode der objektiven Beobachtung.
7. Diese Arbeit sollte in einem Zimmer getan werden, nicht in einem Durchgangsraum, einem ruhigen Zimmer, in dem man nicht auf plötzliche, unvorhersehbare Geräusche gefasst sein musste, das aber auch nicht totenstill war und nicht frei von gewöhnlichen Hausgeräuschen. Dieses Zimmer sollte richtig beleuchtet sein, aber nicht durch ein ins Gesicht

scheinendes Licht, und auch nicht durch ein ständig verändertes Licht. Das Zimmer sollte gewiss nicht dunkel sein, aber behaglich warm. Der Patient sollte auf einer Couch liegen, d.h. bequem und entspannt, wenn er dazu fähig war, und wahrscheinlich war eine Wolldecke und etwas Wasser verfügbar.

8. Der Analytiker hat (wie jeder weiß) moralische Urteile aus der Beziehung herauszuhalten, er hat nicht den Wunsch, sich mit Einzelheiten aus seinem persönlichen Leben und Denken aufzudrängen, und der Analytiker wünscht bei als verfolgend erlebten Systemen nicht Partei zu ergreifen, selbst wenn sie in der Form wirklicher, beiden zugänglicher lokaler oder politischer Situationen oder dergleichen in Erscheinung treten. Natürlich ist der Analytiker auf dem Laufenden, wenn Krieg ist oder ein Erdbeben, oder wenn der König stirbt.
9. Der Analytiker ist in der analytischen Situation viel zuverlässiger, als es die Menschen im gewöhnlichen Leben sind; im Großen und Ganzen ist er pünktlich, hat keine Wutanfälle, verliebt sich nicht Hals über Kopf usw.
10. In der Analyse wird sehr klar zwischen Tatsachen und Phantasien unterschieden, sodass der Analytiker durch einen aggressiven Traum nicht verletzt wird.
11. Man kann sich darauf verlassen, dass Vergeltungsreaktionen nicht vorkommen.
12. Der Analytiker überlebt alles.

Man könnte noch viel mehr sagen, aber das Ganze läuft letzten Endes darauf hinaus, dass der Analytiker oder die Analytikerin sich *gut benimmt,* und das ohne allzuviel Aufwand, einfach deshalb, weil er ein relativ reifer Mensch ist. Wenn Freud sich nicht gut benommen hätte, hätte er weder die psychoanalytische Technik entwickeln können noch die Theorie, auf die ihn die Anwendung seiner Technik stoßen ließ. Das trifft zu, gleichgültig, wie schlau er zugleich gewesen sein mag. Die Hauptsache ist die, dass fast jede Einzelheit sich in einer spezifischen Phase einer Analyse, die eine gewisse Regression des Patienten mit sich bringt, als außerordentlich wichtig erweisen kann.

Wir haben hier eine Fülle ungesichteten Materials, und man wird bemerkt haben, dass zwischen all diesen Dingen und der gewöhnlichen Aufgabe von Eltern eine sehr ausgeprägte Ähnlichkeit besteht, insbesondere mit der Aufgabe der Mutter gegenüber ihrem Säugling oder mit dem Vater, der die Mutterrolle übernimmt, und in mancher Hinsicht mit der Aufgabe, die der Mutter ganz am Anfang zufällt.

Lassen Sie mich hinzufügen, dass es für Freud immer drei Menschen gibt, von denen einer aus dem Behandlungszimmer ausgeschlossen ist. Wenn nur zwei Menschen beteiligt sind, dann ist eine Regression des Patienten im Rahmen der Analyse eingetreten, und der Rahmen repräsentiert die Mutter mit ihrer Technik, und der Patient ist ein Säugling. Es gibt einen Zustand von noch stärkerer Regression, bei der nur ein einziger Mensch vorhanden ist, nämlich der Patient, und dies ist wahr, selbst wenn in einem anderen Sinn, vom Standpunkt des Beobachters aus, zwei Menschen vorhanden sind.

Meine These kann also nun folgendermaßen formuliert werden:

> Psychotische Erkrankungen gehen auf ein Umweltversagen in einem frühen Stadium der emotionalen Entwicklung des Individuums zurück. Das Gefühl, alles sei vergeblich und unwirklich, gehört zur Entwicklung eines Falschen Selbst, die zum Schutz des Wahren Selbst dient.
> Das Milieu der Analyse reproduziert die Techniken der frühen und frühesten Bemutterung. Aufgrund seiner Zuverlässigkeit lädt es zur Regression ein.
> Die Regression eines Patienten ist eine organisierte Rückkehr in die frühe oder doppelte Abhängigkeit. Der Patient und das Milieu verschmelzen zu der ursprünglichen Erfolgssituation des primären Narzissmus.
> Die Fortentwicklung vom primären Narzissmus aus beginnt aufs Neue, wobei das Wahre Selbst fähig ist, Situationen des Umweltversagens zu begegnen, ohne Abwehrmechanismen aufzubauen, in denen ein Falsches Selbst das Wahre Selbst beschützt.
> Bis zu diesem Grade kann eine psychotische Erkrankung nur dadurch behoben werden, dass sich die Bereitstellung einer besonderen Umwelt mit der Regression des Patienten verknüpft.
> Das Fortschreiten von dieser neuen Position aus, bei dem das Wahre Selbst dem Gesamt-Ich unterworfen wird, lässt sich nun an den vielschichtigen Prozessen des individuellen Wachstums studieren.

In der Praxis gibt es eine bestimmte Abfolge von Ereignissen:

1. Die Bereitstellung eines Milieus, das Vertrauen einflößt.
2. Die Regression des Patienten auf Abhängigkeit, mit einem angemessenen Gefühl für das Risiko.
3. Der Patient empfindet ein neues Selbstgefühl, und das bisher verborgene Selbst wird dem Gesamt-Ich unterworfen. Die ins Stocken geratenen einzelnen Prozesse kommen wieder in Gang.
4. Eine Situation des Umweltversagens wird wieder aufgetaut.
5. Aus der neuen Position der Ich-Stärke heraus wird Wut, die sich auf das Umweltversagen in der frühen Kindheit bezieht, in der Gegenwart verspürt und geäußert.

6. Der Patient kehrt aus der Regression auf Abhängigkeit zurück und schreitet dann auf geordnete Weise zur Unabhängigkeit fort.
7. Es wird möglich, Triebbedürfnisse und Triebwünsche mit echter Vitalität und Kraft zu verwirklichen.

Dies alles wird häufig wiederholt.

Hier muss eine Bemerkung zur Psychose-Diagnose gemacht werden.

Bei der Betrachtung einer Gruppe von Geisteskranken muss man einen großen Unterschied machen zwischen denen, deren Abwehr in einem chaotischen Zustand besteht, und jenen, die es fertig gebracht haben, eine Krankheit zu organisieren. Es muss gewiss so sein, dass bei der Anwendung der Psychoanalyse im Fall von Psychosen wahrscheinlich mehr Erfolg da zu erwarten ist, wo eine hoch organisierte Krankheit vorliegt. Mein persönlicher Abscheu vor Leukotomie und mein Misstrauen gegenüber Elektroschocktherapie rühren von meiner Auffassung der psychotischen Erkrankung als einer Abwehrorganisation her, die das Wahre Selbst schützen soll; sie gründen sich aber auch auf mein Gefühl, dass scheinbare Gesundheit mit einem Falschen Selbst für den Patienten keinen Wert hat. Eine noch so schmerzliche Krankheit, bei der das Wahre Selbst gut verborgen ist, ist der einzige gute Zustand, es sei denn, wir können als Therapeuten mit dem Patienten zurückgehen und die ursprüngliche Situation des Umweltversagens durch etwas Besseres ersetzen.

Hier folgt ganz natürlich eine weitere Überlegung. In einer Gruppe von psychotischen Patienten wird es einige geben, die klinisch regrediert sind, und andere, die es nicht sind. Keineswegs sind die klinisch regredierten Patienten die kränkeren. Unter dem Blickwinkel des Psychoanalytikers mag es einfacher sein, den Fall eines Patienten anzugehen, der einen Zusammenbruch gehabt hat, als einen vergleichbaren Fall in einem Zustand der Flucht in die Gesundheit.

Es erfordert viel Mut, einen Zusammenbruch zu erleben, aber es kann sein, dass die Alternative eine *Flucht in die Gesundheit ist,* ein Zustand, der der manischen Abwehr gegen Depression vergleichbar ist. Glücklicherweise lassen sich die Zusammenbrüche bei den meisten unserer Fälle innerhalb der Analysestunden abfangen, oder sie sind begrenzt und lokalisiert, sodass das soziale Milieu des Patienten sie auffangen oder mit ihnen fertig werden kann.

Zur Klärung des Problems möchte ich ein paar Vergleiche anstellen:

> Die Couch und die Kissen sind zum Gebrauch des Patienten da. Sie erscheinen in Vorstellungen und Träumen und repräsentieren dann auf die vielfältigste Weise den Körper des Analytikers, seine Brüste, Arme, Hände usw. Insoweit der Patient regrediert ist (für einen Augenblick oder eine Stunde lang oder über längere Zeit), *ist* die Couch der Analytiker,

die Kissen *sind* Brüste, der Analytiker *ist* die Mutter in einer bestimmten Phase der Vergangenheit. Im Extremfall ist es nicht mehr richtig zu sagen, die Couch repräsentiere den Analytiker.

Es ist angebracht, von den *Wünschen* des Patienten zu sprechen, z.B. dem Wunsch, still zu sein. Beim regredierten Patienten ist das Wort Wunsch unrichtig; stattdessen benützen wir das Wort *Bedürfnis.* Wenn ein regredierter Patient Ruhe *braucht,* dann lässt sich ohne diese Ruhe überhaupt nichts ausrichten. Wenn das Bedürfnis nicht befriedigt wird, ist nicht Wut das Ergebnis, sondern nur eine Reproduktion der Situation des Umweltversagens, aufgrund derer die Prozesse der Selbst-Entwicklung ins Stocken geraten sind. Die Fähigkeit des Individuums, zu »wünschen«, ist gestört, und wir werden Zeugen, wie der ursprüngliche Anlass eines Gefühls von Vergeblichkeit wieder auftaucht.

Der regredierte Patient ist dem Wiedererleben von Traum- und Erinnerungssituationen nahe; das Ausagieren eines Traumes kann die Art und Weise sein, wie der Patient entdeckt, was wichtig ist, und das Besprechen dessen, was ausagiert worden ist, folgt auf die Handlung, kann ihr aber nicht vorausgehen. Oder etwa das Detail der Pünktlichkeit. Der Analytiker ist keiner, der Patienten warten lässt. Patienten träumen davon, dass man sie warten lässt, und von all den anderen Variationen dieses Themas, und sie können wütend werden, wenn der Analytiker sich verspätet. Das alles gehört zu der Art, wie Material ans Licht kommt. Aber es ist unterschiedlich, welcher Augenblick beim Patienten die Regression auslöst. Es gibt Phasen, in denen alles von der Pünktlichkeit des Analytikers abhängt. Wenn der Analytiker wartend dasitzt, ist alles gut – wenn nicht, dann können sowohl der Analytiker als auch der Patient ebensogut zusammenpacken und heimgehen, denn es kann keine Arbeit geleistet werden. Oder halten wir uns die eigene Unpünktlichkeit des Patienten vor Augen: Ein neurotischer Patient, der zu spät kommt, kann sich in einem Zustand der negativen Übertragung befinden. Ein depressiver Patient gibt mit größerer Wahrscheinlichkeit, indem er zu spät kommt, dem Analytiker noch eine kleine Ruhepause, ein bisschen mehr Zeit für andere Tätigkeiten und Interessen (Schutz vor Aggressionen und Gier).

Der psychotische (regredierte) Patient kommt wahrscheinlich zu spät, weil er überhaupt noch keine Hoffnung gefasst hat, der Analytiker werde rechtzeitig da sein. Es ist vergebens, pünktlich zu sein. An dieser Einzelheit hängt so viel, dass der Patient kein Risiko eingehen kann, also kommt er zu spät; darum wird keine Arbeit geleistet.

Neurotische Patienten wiederum haben es gern, wenn die dritte Person immer *ausgeschlossen* ist, und der Hass, den der Anblick anderer Patienten

> erweckt, kann die Arbeit auf unvorhersehbare Weise stören. Depressive Patienten sind vielleicht froh, andere Patienten zu sehen, bis sie zur primitiven oder gierigen Liebe vorstoßen, die in ihnen Schuldgefühle erzeugt. Regredierte Patienten haben entweder nichts dagegen einzuwenden, dass es andere Patienten gibt, oder sie können sich nicht vorstellen, dass es auch nur einen anderen Patienten gibt. Ein weiterer Patient ist nichts anderes als eine neue Version des eigenen Selbst.
>
> Ein Patient rollt sich auf der Couch zusammen, legt den Kopf auf die Hand; er scheint sich warm und zufrieden zu fühlen. Er hat sich die Decke ganz über den Kopf gezogen. Der Patient ist allein. Natürlich sind wir an alle Spielarten des wütenden Rückzugs gewöhnt, aber der Analytiker muss in der Lage sein, diesen regressiven Rückzug zu erkennen, bei dem er nicht gekränkt, sondern auf eine sehr primitive und positive Weise *benützt* wird.
>
> Wichtig ist auch, dass die Regression auf Abhängigkeit ein untrennbarer Bestandteil der Analyse von Phänomenen der frühesten Kindheit ist, und wenn die Couch nass gemacht wird oder der Patient in die Hose macht oder sabbert, wissen wir, dass das dazugehört und keine Komplikation darstellt. Hier wird keine Deutung gebraucht; tatsächlich kann jedes Reden oder sogar eine Bewegung das zerstören, was da vor sich geht, und außerdem für den Patienten äußerst schmerzhaft sein.

Ein wichtiges Element dieser Theorie ist die Voraussetzung eines beobachtenden Ichs. Zwei Patienten, die ein sehr ähnliches unmittelbares klinisches Bild bieten, können in Bezug auf die Organisation ihres beobachtenden Ichs sehr verschieden sein. Am einen Extrem ist das beobachtende Ich beinahe in der Lage, sich mit dem Analytiker zu identifizieren, und am Ende der Analysestunde kann der Patient wieder aus der Regression auftauchen. Am anderen Extrem ist nur ein sehr dürftiges beobachtendes Ich vorhanden; der Patient kann innerhalb der Analysestunde nicht aus der Regression zurückfinden und muss gepflegt werden.

Bei dieser Art der Arbeit muss man das Ausagieren dulden, und beim Ausagieren in der Analysestunde wird es der Analytiker für notwendig halten, eine Rolle zu spielen, wenn auch gewöhnlich in symbolischer Form. Sowohl für den Patienten als auch für den Analytiker gibt es nichts Überraschenderes als die Enthüllungen, die in diesen Augenblicken des Ausagierens stattfinden. Das tatsächliche Ausagieren in der Analyse ist jedoch nur der Anfang, und das neue Stück Verständnis muss später auch immer in Worte gefasst werden. Es gibt dabei eine gewisse Abfolge:

1. Eine Feststellung dessen, was beim Ausagieren geschehen ist.
2. Eine Feststellung dessen, was vom Analytiker gebraucht wurde. Daraus lässt sich ableiten:
3. Was in der ursprünglichen Situation des Umweltversagens »schief gegangen« ist. Das bringt einige Erleichterung, aber nun folgt:
4. Wut, die zur ursprünglichen Situation des Umweltversagens gehört. Diese Wut wird vielleicht zum ersten Mal empfunden, und der Analytiker muss nun unter Umständen dadurch teilnehmen, dass er nicht in Bezug auf seine Erfolge, sondern in Bezug auf seine Misserfolge benützt wird. Wenn das nicht verstanden wird, ist es beunruhigend. Der Fortschritt hat sich dadurch vollzogen, dass der Analytiker versucht hat, sich sehr sorgfältig anzupassen, und doch ist es der *Misserfolg*, der in diesem Augenblick deswegen als wichtig herausgehoben wird, weil er eine Reproduktion des ursprünglichen Versagens oder Traumas ist. In günstigen Fällen entsteht endlich:
5. Im Patienten ein neues Selbstgefühl und ein Gefühl für den Fortschritt, der echte Weiterentwicklung bedeutet. In diesem letzteren Gefühl muss der Analytiker durch seine Identifizierung mit dem Patienten seine Belohnung finden. Nicht immer tritt ein weiteres Stadium ein, in dem der Patient fähig wird, zu begreifen, welcher Belastung der Analytiker ausgesetzt gewesen ist, und sich mit wirklicher Bedeutung bedanken kann.

Diese Belastung des Analytikers ist beträchtlich, besonders dann, wenn Mangel an Verständnis und unbewusste negative Gegenübertragung das Bild verkomplizieren. Andererseits kann ich sagen, dass ich mich bei dieser Art der Behandlung nicht verwirrt gefühlt habe, und das ist in gewissem Maß ein Ausgleich. Die Anstrengung kann ganz einfach sein.

In einer Stunde von entscheidender Bedeutung, ziemlich am Beginn einer solchen Behandlung, verhielt ich mich absolut still, ich atmete nur, und ich wusste genau, dass das notwendig war. Ich fand es aber sehr schwierig, insbesondere deshalb, weil ich noch nicht wusste, welche besondere Bedeutung das Stillschweigen für meinen Patienten hatte. Am Ende kam der Patient aus seinem Regressionszustand wieder hervor und sagte: »Jetzt weiß ich, dass Sie meine Analyse durchführen können.«

Diese Vorstellung wird bisweilen auf die Spitze getrieben: »natürlich will jeder regredieren«, »Regression ist kinderleicht«, »wir müssen unsere Patienten vor der Regression bewahren« oder »Winnicott lädt seine Patienten zum Regredieren ein«, »er hat es gern, wenn seine Patienten regredieren«.

Ich möchte einige grundlegende Bemerkungen zur organisierten Regression auf Abhängigkeit machen.

Sie ist immer äußerst schmerzlich für den Patienten:

1. Am einen Extrem befindet sich der Patient, der ziemlich normal ist; hier wird fast ständig Schmerz empfunden;
2. In der Mitte finden wir alle Abstufungen schmerzlicher Erkenntnis der Gefahren von Abhängigkeit und doppelter Abhängigkeit;
3. Am anderen Extrem steht der Fall, der in der Heilanstalt ist; hier leidet der Patient zum gegebenen Zeitpunkt vermutlich nicht wegen irgendeiner Abhängigkeit. Das Leiden entsteht aus einem Gefühl der Sinnlosigkeit, der Unwirklichkeit usw. Damit soll nicht geleugnet werden, dass kurzfristig aus dem Erlebnis der Regression äußerste Befriedigung gewonnen werden kann. Diese Befriedigung ist nicht sinnlicher Art. Sie beruht auf der Tatsache, dass in der Regression ein Ausgangspunkt erreicht und gefunden wird, etwas, was ich einen *Ort* nennen würde, von dem aus man handeln kann. Das Selbst wird erreicht. Der betreffende Mensch kommt in Berührung mit den fundamentalen Prozessen des Selbst, die die wahre Entwicklung bedeuten, und was von dort aus geschieht, wird als wirklich empfunden. Die damit verbundene Befriedigung ist soviel wichtiger als jedes sinnliche Element des Regressionserlebnisses, dass dieses letztere lediglich erwähnt werden sollte.

Es gibt keinen Grund, warum ein Analytiker *wollen* sollte, dass ein Patient regrediert, abgesehen von grob pathologischen Gründen. Wenn es ein Analytiker gern hat, dass seine Patienten regredieren, muss das schließlich die Handhabung der Regressionssituation stören. Außerdem ist eine Psychoanalyse, die klinische Regression einschließt, während ihrer ganzen Dauer sehr viel schwieriger als die, bei der keine besondere Anpassungsumwelt geschaffen werden muss. Mit anderen Worten:

Es wäre schön, wenn wir nur jene Patienten zur Analyse anzunehmen hätten, deren Mütter ganz am Anfang und auch in den ersten Monaten in der Lage waren, ihren Kindern hinreichend gute Bedingungen zu bieten. Aber die Ära dieser Psychoanalyse geht unaufhaltsam ihrem Ende zu.

Es erhebt sich jedoch die Frage: Was tut ein Analytiker, wenn eine Regression (selbst die allergeringfügigste) auftaucht?

Manche sagen ganz grob: Nun setzen Sie sich mal grade hin! Ziehen Sie sich die Strümpfe hoch! Na los schon! Reden Sie! Aber das ist keine Psychoanalyse.

Bei manchen hat der Arbeitsvorgang zwei Teilaspekte, wenn sie das auch leider nicht immer offen zugeben:

1. Sie gehen streng analytisch vor (freies Assoziieren in Worten; Deutungen in Worten; keine Beruhigung);
   und
2. sie handeln auch intuitiv.
   Hier taucht die Vorstellung von der Psychoanalyse als einer *Kunst* auf. Manche sagen: unanalysierbar, und werfen das Handtuch. Eine Heilanstalt übernimmt den Fall.

Die Vorstellung von der Psychoanalyse als Kunst muss allmählich einer Untersuchung der an die Regression des Patienten angepassten Umwelt weichen. Aber solange die wissenschaftliche Untersuchung der sich anpassenden Umwelt noch nicht entwickelt ist, müssen die Analytiker, so nehme ich an, weiterhin als Künstler ihre Arbeit tun. Ein Analytiker kann ein guter Künstler sein, aber (so habe ich häufig gefragt): Welcher Patient will das Gedicht oder das Gemälde eines anderen sein?

Ich weiß aus Erfahrung, dass manche sagen werden: Das alles führt zu einer Theorie der Entwicklung, die die Frühstadien der Entwicklung des Individuums unbeachtet lässt, die die Frühentwicklung Umweltfaktoren zuschreibt. Das ist ganz und gar nicht der Fall.

In der Frühentwicklung des Menschen *ermöglicht* die Umwelt, die sich gut genug verhält (die eine hinreichend gute aktive Anpassung zuwege bringt), *persönliches Wachstum.* Die Prozesse des Selbst können dann aktiv weiterlaufen, in einer ununterbrochenen Abfolge lebendiger Weiterentwicklungen. Wenn die Umwelt sich nicht gut genug verhält, wird das Individuum zu Reaktionen auf Übergriffe veranlasst, und die Prozesse des Selbst werden unterbrochen. Wenn dieser Zustand eine gewisse quantitative Grenze erreicht, wird damit begonnen, den Kern des Selbst zu schützen; es tritt eine Störung ein, das Selbst kann keine weiteren Fortschritte machen, bis die verfehlte Umweltsituation auf die Weise wieder in Ordnung gebracht wird, die ich beschrieben habe. Während das Wahre Selbst geschützt wird, entwickelt sich ein Falsches Selbst, das auf der Grundlage von Abwehr und Gefügigkeit, auf der Annahme der Reaktion auf Übergriffe aufgebaut ist. Die Entwicklung eines Falschen Selbst ist eine der *erfolgreichsten Abwehrorganisationen,* die den Kern des Wahren Selbst schützen soll, und ihr Vorhandensein ruft das Gefühl der Vergeblichkeit hervor. Ich möchte mich wiederholen und sagen: Solange das Wirkungszentrum des Individuums in einem Falschen Selbst liegt, besteht ein Gefühl der Vergeblichkeit, und in der Praxis stellen wir fest, dass der Übergang zu dem Gefühl, dass das Leben lebenswert ist, in dem Augenblick eintritt, in dem sich das Wirkungszentrum vom Falschen ins Wahre Selbst verlagert, sogar bevor der Kern des Selbst vollständig in den Herrschaftsbereich des Gesamt-Ich übergegangen ist.

Daraus lässt sich ein Grundprinzip des Daseins ableiten: Das, was aus dem Wahren Selbst hervorgeht, wird also wirklich (später als gut) empfunden, welcher Art es auch sein mag, wie aggressiv es auch ist; das, was im Individuum als Reaktion auf Übergriffe geschieht, wird als unwirklich, vergeblich (später als schlecht) empfunden, gleichgültig, wie sinnlich befriedigend es sein mag.

Schließlich wollen wir das Konzept der Regression noch untersuchen, indem wir ihm das Konzept der Beruhigung gegenüberstellen. Das wird deshalb notwendig, weil die Anpassungstechnik, mit der man der Regression eines Patienten begegnen muss, oft (gewiss fälschlich) als Beruhigung klassifiziert wird.

Wir nehmen an, dass Beruhigung kein Teil der psychoanalytischen Technik ist. Der Patient kommt in das analytische Milieu und geht wieder hinaus, und innerhalb dieses Rahmens gibt es nichts weiter als Deutung, richtig und eindringlich und zum richtigen Zeitpunkt gegeben.

Bei der Ausbildung in Psychoanalyse müssen wir weiterhin gegen Beruhigung plädieren.

Wenn wir jedoch ein wenig sorgfältiger hinschauen, erkennen wir, dass das zu einfach formuliert ist. Es geht nicht nur um Beruhigung und Nicht-Beruhigung.

Tatsächlich muss man den ganzen Zusammenhang untersuchen. Was ist eine Beruhigung? Was könnte beruhigender sein, als zu fühlen, dass man gut analysiert wird, dass man sich in einem zuverlässigen Milieu befindet, in dem ein reifer Mensch die Verantwortung übernommen hat, der fähig ist, eindringliche und zutreffende Deutungen zu geben, und festzustellen, dass der eigene, persönliche Prozess respektiert wird? Es wäre unklug, wollte man behaupten, in der klassischen Analyse-Situation gäbe es keine Beruhigung.

Das ganze Gebilde der Psychoanalyse stellt eine einzige große Beruhigung dar, insbesondere die zuverlässige Objektivität und das zuverlässige Verhalten des Analytikers und die Übertragungsdeutungen, die die Leidenschaft des Augenblicks konstruktiv nützen, anstatt sie verschwenderisch auszubeuten.

Diese Frage der Beruhigung lässt sich viel besser im Zusammenhang mit der *Gegenübertragung* besprechen. Reaktionsbildungen im Verhalten des Analytikers sind nicht deswegen schädlich, weil sie in Form von beruhigenden Versicherungen und Verleugnungen zutage treten, sondern weil sie verdrängte unbewusste Anteile im Analytiker darstellen, und die bedeuten eine Einschränkung seiner Arbeitsmöglichkeiten.

Was würde man von der *Unfähigkeit* eines Analytikers sagen, beruhigend wirken zu können? Was, wenn ein Analytiker zum Selbstmord neigte? Wenn überhaupt analytische Arbeit geleistet werden soll, *muss der Analytiker an die menschliche Natur und an den Entwicklungsprozess glauben,* und diesen Glauben spürt der Patient sofort.

Es hat keinen Wert, wenn man die Regression auf Abhängigkeit mit der sie begleitenden Umweltanpassung als eine Form der Beruhigung beschreibt, aber es ist durchaus sinnvoll, schädliche Beruhigung als Ergebnis der Gegenübertragung aufzufassen.

Was erwarte ich nun von Analytikern – wenn ich überhaupt etwas erwarte – in Bezug auf diese Dinge in ihrer praktischen Arbeit?

1. Ich fordere sie nicht auf, psychotische Patienten in Behandlung zu nehmen.
2. Nichts von dem Gesagten berührt die Grundsätze der gewöhnlichen Praxis, insoweit als
   a) der Analytiker im ersten Jahrzehnt seiner Analytikerlaufbahn steht,
   b) der Patient ein echter Neurotiker (kein Psychotiker) ist.
3. Ich weise aber darauf hin, dass Analytiker, während sie darauf warten, durch ihre zunehmende persönliche Erfahrung fähig zu werden, einen Fall anzugehen, in dem eine Regression eintreten muss, sehr viel tun können, um sich darauf vorzubereiten. Sie können:
   a) beobachten, wie Milieufaktoren wirken, und
   b) die Beispiele von geringfügiger Regression mit natürlichem Ausgang beobachten, die im Verlauf von Analysesitzungen auftreten, und
   c) die regressiven Episoden, die im Leben des Patienten außerhalb der Analyse vorkommen, beobachten und benützen, Episoden, die – man erlaube mir, das zu sagen – gewöhnlich, sehr zum Nachteil der Analyse, ungenutzt bleiben.

Wenn die von mir geäußerten Gedanken akzeptiert werden, werden sie vor allem dazu führen, dass die zum Milieu gehörigen Erscheinungen in der gewöhnlichen Analyse von Nicht-Psychotikern richtiger, einfallsreicher und gewinnbringender genutzt werden, woraus sich nach meiner Ansicht ein neuer Weg zum Verständnis der Psychose und ihrer Behandlung durch Psychoanalytiker, die Psychoanalyse praktizieren, ergibt.

Zusammenfassung

Im Vordergrund der Betrachtung steht die Regression, wie sie im Rahmen der Psychoanalyse vorkommt. Berichte über die erfolgreiche psychologische Behandlung von Erwachsenen und Kindern zeigen, dass zunehmend Techniken verwendet werden, bei denen Regression zugelassen wird. Der Psychoanalytiker, der sich mit der für die Behandlung von Psychoneurosen erforderlichen

Technik vertraut gemacht hat, ist am ehesten in der Lage, die Regression und die theoretischen Folgerungen aus den Erwartungen des Patienten zu verstehen, die zum Bedürfnis nach Regression gehören.

Es gibt viele Stufen der Regression; sie kann lokalisiert und auf einen Augenblick beschränkt oder total sein und während einer bestimmten Phase das ganze Leben eines Patienten einbeziehen. Die weniger tief gehenden Regressionen liefern fruchtbares Material für die Forschung. Aus derartigen Untersuchungen erwächst ein neues Verständnis des »Wahren Selbst«, des »Falschen Selbst«, des »beobachtenden Ichs« und der Ich-Organisation, die es ermöglicht, dass die Regression als Heilungsmechanismus wirksam wird, ein Mechanismus, der potenziell bleibt, es sei denn, eine neue und zuverlässige Umweltanpassung werde bereitgestellt, die der Patient benutzen kann, um das ursprüngliche Versagen der Anpassung wiedergutzumachen.

Hier schließt sich die therapeutische Arbeit in der Analyse an die Arbeit an, die durch die Kinderpflege, durch Freundschaft, durch die Freude an Dichtung und an kulturellen Unternehmungen allgemein getan wird. Aber die Psychoanalyse kann den Hass und die Wut, die zu dem ursprünglichen Versagen gehören, zulassen und ausnützen; diese wichtigen Affekte können sehr leicht die Heilerfolge zerstören, die durch nicht-analytische Methoden herbeigeführt worden sind.

Wenn der Patient aus der Regression wieder auftaucht, wobei das Selbst nun vollständiger unter der Herrschaft des Ichs steht, braucht er gewöhnliche Analyse, wie sie für den Umgang mit der depressiven Position und dem Ödipuskomplex in zwischenmenschlichen Beziehungen entwickelt worden ist. Allein schon aus diesem Grunde sollte der Lernende, bevor er zum Studium der Regression übergeht, sich mit der Analyse des sorgfältig ausgewählten nicht-psychotischen Patienten ganz vertraut machen. Eine Vorarbeit dazu kann durch eine genaue Untersuchung des Settings in der klassischen Psychoanalyse geleistet werden.

XI. Rückzug und Regression[44]

Im Laufe des letzten Jahrzehnts habe ich mich verstärkt der Erfahrung verschiedener erwachsener Patienten ausgesetzt, die im Verlauf ihrer Analyse eine Regression in der Übertragung durchgemacht haben.

Ich möchte eine Begebenheit aus der Analyse eines Patienten mitteilen, der nicht wirklich im klinischen Sinne in eine Regression geriet, stattdessen manifestierten sich seine Regressionen in kurzzeitigen inneren Rückzügen, die sich in den analytischen Stunden ereigneten. Mein behandlungstechnischer Umgang mit diesen Zuständen von Rückzug war in hohem Maße von meiner Erfahrung mit regredierten Patienten beeinflusst.

(Mit »Rückzug« bezeichne ich in dieser Arbeit die vorübergehende Auflösung einer wachen Beziehung zur äußeren Wirklichkeit, diese Ablösung zeigt bisweilen die Natur eines Sekundenschlafes. Mit »Regression« bezeichne ich eine Regression auf Abhängigkeit und nicht eine spezifische Regression auf eine der erogenen Zonen).

Im Folgenden[45] soll eine Serie signifikanter Rückzugsepisoden (withdrawal) dargestellt werden. Das Material stammt aus der Analyse eines jetzt 30-jährigen Mannes, der als Stationsarzt an einem Londoner Krankenhaus tätig ist. Eine ältere Schwester des Patienten war lange in Analyse, und zwar mit der Diagnose Schizophrenie; ferner hat der Patient eine verheiratete jüngere Schwester. Er selbst ist ebenfalls verheiratet und hat zwei Kinder. Seine Ehe ist nicht glücklich, aber er hat eine sehr gute Beziehung zu seiner älteren Tochter; er hofft sehr, dass seine Ehe durch die Analyse und die Veränderungen, die sie eventuell in ihm bewirkt, gerettet wird. Seine Mutter lebt noch und hat gleichfalls eine lange Analyse hinter sich. Der Vater ist schon während der Adoleszenz des Patienten gestorben.

Die erste Analyse

Die Analyse zerfällt in zwei Teile. Der erste Teil ging bis Anfang des Krieges und war insofern erfolgreich, als der Patient imstande war, in der Rüstungsindustrie zu arbeiten. Er war mit 18 Jahren in einem Zustand von Benommenheit zu mir gekommen, war unfähig zu arbeiten und sich im Sinne einer männlichen Reifung fortzuentwickeln. Seine Kleidung war auffallend; es schien sich eine homosexuelle Phase anzubahnen, die jedoch niemals manifest wurde. Als er mich verließ, trat er eine Stellung in einer Maschinenfabrik an.

Die erste Analyse hatte zwar die Arbeitsfähigkeit des Patienten erreicht, aber ohne dass er Einsicht in seine unbewussten Vorgänge gewonnen hätte. Es war eben eine Kriegsanalyse, und nach Kriegsende nahm ich Kontakt mit der Mutter des Patienten auf, um mich über seine weitere Entwicklung auf dem Laufenden zu halten, da ich mir bewusst war, dass seine Analyse erst begonnen hatte.

Der Patient machte, wie sein Vater, sein Ingenieursdiplom, heiratete und wechselte dann zur Medizin über (vielleicht in unbewusster Identifikation mit mir, den er aber in der Zwischenzeit ganz vergessen hatte). All dies verzögerte seinen Eintritt ins Leben. Er ist hochintelligent, und die verschiedenen Examina machten ihm keinerlei Schwierigkeiten. Als er jedoch sein Studium abgeschlossen hatte und sich endlich in einer verantwortlichen Position befand, brach er zusammen und wurde in ein Krankenhaus eingewiesen. Während dieser Krankheit war er in einem Zustand leichter Depersonalisation, er hatte das Gefühl, nicht wirklich da zu sein; er war hochgradig abhängig von seiner Ehefrau, die ihrerseits in jener Zeit anfing, ihn langweilig zu finden. Er war unlebendig und unfähig, ein Gespräch anzufangen, obwohl er über jedes Thema sprechen konnte, das von anderen aufgeworfen wurde; seine Beiträge waren dann auch interessant, aber er betrachtete sie nur als intellektuelle Übung.

Wichtig und interessant ist, dass er in diesem Stadium nicht die Kraft aufbrachte, mich um Hilfe zu bitten. Er erwähnte kaum einmal die Tatsache, dass er früher bei mir gewesen war, und wenn es einmal geschah, so erweckte er den Eindruck, dass es sicher zwecklos wäre, wenn man ihn wieder zu mir schicken wurde. Er wäre wohl auch nicht gekommen, wenn ich nicht von seiner Erkrankung gehört und ihn mir sozusagen geholt hätte. Erst nach einigen Monaten dieser zweiten Analyse entdeckte er, dass er den mächtigen, verdrängten Wunsch gehabt hatte, seine Analyse bei mir fortzusetzen. Der Wunsch war so stark, dass ich glaube, jeder andere Analytiker hätte beträchtliche Schwierigkeiten mit ihm bekommen. Es zeigte sich, dass er es gebraucht hatte, von mir in die Analyse zurückgeholt zu werden, dass es ihm aber vollkommen hoffnungslos erschienen war, jemals herauszufinden, was er eigentlich brauchte.

Er war in einem geordneten Elternhaus aufgewachsen und ein aufgewecktes Kind gewesen. Er war neun Monate lang gestillt und dann vorsichtig entwöhnt worden. Seine Reinlichkeitserziehung hatte keine Schwierigkeiten gemacht; auf die Geburt seiner jüngeren Schwester reagierte er nicht auffällig. Er wurde früh selbständig. Sein einziges erkennbares Symptom war Daumenlutschen, das er etwa bis zum zehnten Lebensjahr beibehielt; als er sich dann einmal am Daumen geschnitten hatte und einen Verband tragen musste, gewöhnte er sich das Daumenlutschen von selber ab. Aber bald tauchte die Angewohnheit als Kettenrauchen wieder auf.

Vor seiner ersten Analyse hatte mir die Mutter eingehend seine Lebensgeschichte erzählt und von sich gesagt, sie sei eine ausgezeichnete Mutter gewesen. Auch der Vater sei ein besonders guter Ehemann gewesen. Zunächst schien es mir auch, als ob sie recht hätte, denn das Hauptthema jener ersten Analyse war die Furcht des Patienten vor der völligen Triebbefriedigung. Es war, als ob die völlige Befriedigung das ersehnte Objekt vernichtete, zugleich mit dem Patienten selbst, der damals nicht erfassen konnte, dass mit dem wiederkehrenden Wunsch auch das Objekt neu erschaffen wird. Dies wurde von ihm in meiner Gegenwart durchgearbeitet, wobei es uns beiden allmählich klar wurde, welchen zerstörenden Einfluss die Perfektion seiner Mutter gehabt hatte. Als damals die Analyse abgebrochen werden musste, war mir dieses Paradox noch nicht ganz verständlich.

Später, nachdem die Mutter selbst eine mehrjährige Analyse hinter sich hatte, kam sie einmal zu mir und sagte, sie habe erkannt, dass ihre Selbsteinschätzung als ausgezeichnete Mutter nur in bestimmtem Sinne gerechtfertigt und hochgradig pathologisch gewesen sei. Sie habe einen überstarken, angstvollen Drang nach Vollkommenheit gehabt, der nur ein Hinweis darauf gewesen sei, dass sie zur Liebe im tieferen Sinne gar nicht fähig war. Das gleiche, von der Mutter angeschlagene Thema tauchte nun auch bei dem Sohn auf, der in Wirklichkeit trotz des scheinbar guten Familienlebens ein vernachlässigtes Kind gewesen war. Und zwar behaupte ich, dass er ganz zu Anfang nach der Liebe der Mutter hatte darben müssen, zu einer Zeit, in der die Liebe der Mutter in der Hingabe an die Identifikation mit dem noch Ungeborenen oder Neugeborenen besteht. In der perfektionistischen Technik der Mutter ist ihre übermenschliche Anstrengung zu erblicken, dieses ursprüngliche Versagen wiedergutzumachen, und der Patient empfand ihren Perfektionismus als einen Beweis, dass sie ihn nicht liebte. Dies alles kam deutlich nach einem Jahr in der Analyse zutage, die sich an die im Folgenden zu berichtenden Episoden anschloss.

Die zweite Analyse

Die zweite Analyse begann, nachdem ich mir den Patienten zehn Jahre nach der ersten, wie erwähnt, »geholt« hatte. Zum Zwecke der besseren Darstellbarkeit möchte ich diese zweite Analyse nun in zwei Teile gliedern. Der erste Teil umfasste sechs Monate; dann ereigneten sich die zwei ersten Rückzugsepisoden, die ich beschreiben möchte. Von diesem Wendepunkt an erhielt die Analyse einen anderen Charakter, der sich im Laufe der nächsten Monate festigte. Dieser zweite Abschnitt umfasst vier weitere Rückzugsepisoden, die in dieser Arbeit dargestellt werden sollen.

Von der zu beschreibenden Phase an ging die Analyse dann stetig voran und war auch für den Analytiker äußerst ertragreich. (Über die letzten vier Monate dieses Teils der Analyse habe ich einen wörtlichen Bericht gemacht, der zur Verfügung steht, falls jemand über meine Arbeit mit dem Patienten nachlesen möchte.)

Noch eine letzte Bemerkung, bevor ich zur Beschreibung der Rückzugszustände übergehe. Man kann sagen, dass der Patient im ersten Abschnitt dieser zweiten Behandlung nur allmählich in die Analyse eintrat. Zu Anfang erschien ein Mann, der sozusagen in rhetorischer Weise sprach und dabei gelegentlich einen Fall erwähnte, nämlich seinen eigenen. Ich deutete und erreichte die üblichen Verschiebungen im Material, aber ich wusste, dass ich nicht eigentlich zu dem Patienten sprach. Nach und nach erschien dann eher ein Kindermädchen, das ein Kind mitbrachte. Ich konnte das Kind manchmal beinahe sehen, aber es sprach niemals selbst. Dann traten die ersten zwei Rückzugszustände auf, und die Art und Weise, wie ich mit dem zweiten dieser Zustände umging, hatte zum Erfolg, dass nun das Kind selbst, also das Wahre Selbst, mit dem Kindermädchen kam. Während der ersten Monate des zweiten Abschnittes wurde das Kind oft mit mir im Zimmer alleingelassen, und von da an durfte ich direkt mit dem Wahren Selbst des Patienten verkehren.

Entsprechend diesen Wandlungen hat sich auch das emotionale Leben des Patienten verändert. Er war bald fähig, eine Krankenhausstelle zu übernehmen, die nur wenig Verantwortung erforderte. In der Folge wurde ihm ein höherer Posten übertragen, und inzwischen hat man ihn überredet, nochmals in einer anderen Stellung am gleichen Krankenhaus zu arbeiten, nämlich als Stationsarzt. Seine Ehe ist vielleicht nicht mehr zu retten, aber er steht dem nun realistischer gegenüber und sieht ein, dass er ein sehr langweiliger Ehemann gewesen ist. Seine sexuelle Potenz war übrigens nur wenig gestört.

Eine der wichtigsten Veränderungen besteht vielleicht darin, dass er jetzt imstande ist, mit seiner fünfjährigen Tochter zu spielen. Dass er selbst als Kind nicht hatte spielen können, war in dem Entzücken seiner Eltern über seine

Frühreife nicht bemerkt worden; aber die Hemmung seiner Spielfähigkeit hatte sich als ein wesentliches Symptom erwiesen, und er hatte keinen Spielkontakt mit seinem eigenen Kind finden können.

Er träumte kürzlich während der Analysestunde, dass er mit mir spielte und ich ein Menschenfresser war. Ein solcher Traum bei diesem Patienten macht mich sicher, dass ein sehr großer Fortschritt erreicht ist. Als Diagnose würde ich schizoide Depression angeben.

Die Rückzugszustände

Ich komme nun zu einer Reihe von sechs Episoden, die sich gegen Ende des ersten Abschnittes dieser zweiten Analyse zutrugen.

Wie so viele Patienten versinkt auch dieser Patient gelegentlich tief in die analytische Situation, und bei einigen wenigen, aber wichtigen Gelegenheiten zieht er sich in sich selbst zurück.[46] Während dieser Rückzugsmomente geschehen unerwartete Dinge, die er manchmal erzählen kann. Ich gedenke also, diese seltenen Erscheinungen aus der großen Menge gewöhnlichen psychoanalytischen Materials herauszugreifen, dessen Vorhandensein ich vorauszusetzen bitte.

Zustände von Rückzug und Regression

Die ersten beiden Episoden: In einem kurzen Rückzugszustand hatte der Patient das Gefühl, während er wie gewöhnlich auf der Couch lag, er sei zusammengekrümmt und rolle über das Couchende hinunter. Das war in dieser Analyse der erste direkte Hinweis auf das Vorhandensein eines spontanen Selbst. Ich erkannte die Bedeutung des Ereignisses nicht sogleich. Der nächste Rückzugszustand ereignete sich einige Wochen später. Der Patient hatte eben versucht, mich als einen Vaterersatz zu gebrauchen (der Vater war gestorben, als der Patient 18 Jahre alt war), und hatte mich in einer Einzelheit in Bezug auf seine Arbeit um Rat gefragt. Ich ging zunächst auch auf die Frage ein, wies ihn dann aber darauf hin, dass er mich als Analytiker und nicht als Vaterersatz brauche. Er sagte darauf, es sei Zeitverschwendung, wenn er weiterrede wie immer. Darauf war Schweigen, und dann sagte der Patient, er habe sich sehr zurückgezogen, und zwar sei es wie eine Flucht vor etwas gewesen. Er konnte sich an keinen Traum erinnern, der zu diesem kurzen Schlaf gehörte. Ich gab die Deutung, dass sein Rückzug gerade in diesem Moment eine Flucht vor der schmerzhaften Erfahrung gewesen sei, sich zwischen Wachen und

Schlafen oder zwischen vernünftigem Reden mit mir und einem Zustand des Rückzugs zu befinden. In diesem Moment erinnerte er sich, dass er während des Rückzugs die Vorstellung gehabt hatte, er sei *zusammengerollt*, obwohl er in Wirklichkeit wie gewöhnlich mit vor der Brust gekreuzten Händen auf dem Rücken gelegen hatte.

An dieser Stelle gab ich eine Deutung, von der ich weiß, dass ich sie noch vor einigen Jahren nicht gegeben hätte. Diese Deutung erwies sich als hochgradig bedeutsam und bildet das eigentliche Zentrum dieses Beitrages. Als er sagte, dass er zusammengerollt gewesen sei, deutete er mit Handbewegungen an, wie er sich in diesem zusammengerollten Zustand irgendwo im Raume vor seinem Gesicht befunden und sich umherbewegt habe. Ich sagte darauf sofort: »Wenn Sie davon sprechen, dass Sie zusammengerollt waren und sich umherbewegten, so setzen Sie etwas voraus, das Sie natürlich nicht beschreiben, da Sie sich dessen nicht bewusst sind, Sie setzen *das Vorhandensein eines Mediums* voraus.« Nach einer Weile fragte ich ihn, ob er verstanden habe, was ich meinte, und ich merkte, dass er es sofort verstanden hatte. Er sagte: »Wie das Öl, in dem sich die Räder bewegen.« (Er war bekanntlich Ingenieur gewesen.) Nachdem er die Vorstellung eines Mediums, das ihn trug, aufgegriffen hatte, fuhr er fort, in Worten zu beschreiben, was er mit den Händen angedeutet hatte, nämlich dass er kopfüber vorwärtsgekugelt sei; er setzte es selbst mit seinem Rückwärts-über-die-Couch-Kugeln in Beziehung, von dem er einige Wochen zuvor berichtet hatte.

Von dieser Deutung des Mediums ausgehend, konnte ich nun das Thema der analytischen Situation weiterentwickeln. Wir erarbeiteten gemeinsam eine recht klare Vorstellung von den besonderen Bedingungen, die der Analytiker zur Verfügung stellt, sowie von den Grenzen der Fähigkeit des Analytikers, sich den Bedürfnissen des Patienten anzupassen. In der darauf folgenden Nacht hatte der Patient einen sehr wichtigen Traum. Die Analyse der Assoziationen zu diesem Traum zeigte, dass es ihm möglich geworden war, einen Schutzschild fallen zu lassen, da der Analytiker bewiesen hatte, dass er im Augenblick des Rückzugs ein geeignetes Medium bereitstellen konnte. Es scheint so, dass ich durch die sofortige Umhüllung seines zurückgezogenen Selbst mit einem schützenden Medium seinen *Rückzug in eine Regression verwandelt* und ihn dadurch befähigt hatte, dieses Erleben konstruktiv zu benutzen. Der Patient sagte von dieser Analysestunde, sie habe ihm einen Anstoß gegeben und etwas in Bewegung gebracht.

Diese Deutungskette hatte erhebliche Folgen. Zunächst erwuchs dem Patienten ein besseres Verständnis für die Rolle, die der Analytiker übernehmen konnte; ferner kam er zur Erkenntnis seiner Abhängigkeit vom Analytiker, die zeitweilig sehr groß sein musste und die zu fühlen ihn peinigte. In der Folge konnte der Patient mit seiner Realität sowohl in der Arbeit wie zu Hause in ganz neuer Weise umgehen. Zugleich war es ihm möglich, mir zu eröffnen, dass seine Frau schwanger war, und er verknüpfte nun ohne Schwierigkeit seinen zusammengerollten Zustand mit dem Fötus im Mutterleib. Er hatte sich also tatsächlich mit seinem eigenen Kinde identifiziert und hatte zugleich die Anerkennung seiner eigenen ursprünglichen Abhängigkeit von seiner Mutter zum Ausdruck gebracht.

Als er seine Mutter nach dieser Analysestunde wieder traf, war er zum ersten Mal fähig, sie zu fragen, wieviel die Analyse sie koste, und er konnte zulassen, dass er sich darüber Gedanken machte. In der nächsten Stunde konnte er zum ersten Mal Kritik an mir üben und seinen Argwohn aussprechen, ich sei wegen meines hohen Honorars vielleicht ein Schwindler.

Dritte Episode: Der nächste Vorfall ereignete sich zwei oder drei Monate später nach einer sehr fruchtbaren Periode in der Analyse. Das derzeitige aktuelle Thema war analer Art; es war ein Aspekt der Analyse wiederaufgetaucht, der ihn besonders erschreckte, nämlich der homosexuelle Aspekt der Übertragung. Er berichtete, dass er in der Kindheit unter beständiger Furcht gelebt hatte, dass ein Mann ihm nachlaufe. Ich gab gewisse Deutungen; darauf sagte er, dass er, während ich redete, weit fort gewesen sei, in einer Fabrik. Er hatte, wie man so sagt, »seine Gedanken wandern lassen«, und im klinischen Sinne war er schläfrig geworden. Aber dieses Davonziehen seiner Gedanken war für ihn doch sehr real gewesen; er hatte das Gefühl gehabt, als arbeite er wirklich in jener Fabrik, in die er eingetreten war, als er die erste Analyse bei mir wegen der Kriegsumstände beendet hatte. Ich gab sofort die Deutung, dass er *von meinem Schoß* fortgegangen sei. Das Wort »Schoß« bot sich an, weil er in seiner Zurückgezogenheit und in Bezug auf die affektive Entwicklung für einen Augenblick in ein Kindheitsstadium regrediert war, das die Couch automatisch zum Schoß des Analytikers machte. Man kann leicht erkennen, dass die beiden Deutungen, der Schoß, auf den er sich zurückflüchten konnte, und das schützende Medium, in dem er sich zusammengerollt im Raum umherbewegen konnte, eine innere Beziehung zueinander haben.

Vierte Episode: Diese Episode, die ich herausgreifen möchte, ist nicht so klar. Der Patient hatte davon gesprochen, dass er Schwierigkeiten mit dem Sexualverkehr habe. Er habe seine Frau wahrscheinlich deshalb gewählt, weil sie ihn ihrem Temperament nach ohne irgendwelche große Erregung akzeptierte, ihrerseits aber niemals den Wunsch nach Sexualverkehr äußerte. Auf Grund des vorliegenden Materials konnte ich ihm die Spaltung in seiner Beziehung zur Welt deuten: Seinem spontan impulsiven Wahren Selbst, das daran verzweifelte, jemals ein Objekt zu finden, außer in der Phantasie, stand ein Falsches Selbst gegenüber, das auf die von der Außenwelt kommenden Reize reagierte, wodurch Empfindungen von Irrealität hervorgerufen wurden. Ich wies in der Deutung darauf hin, dass er hoffe, diese Spaltung seines Wesens in der Beziehung zu mir zu überwinden. An dieser Stelle wurde er schläfrig und konnte gleich darauf mitteilen, was sich in ihm während seines Rückzugs ereignet hatte: *Es war dunkel geworden, Wolken waren aufgezogen, und es hatte angefangen zu regnen; der Regen hatte seinen nackten Körper gepeitscht. Ich deutete dieses Bild,* indem ich ihn als neugeborenes Kind, als in die grausame, erbarmungslose Welt ausgesetzt darstellte und ihn darauf hinwies, was für eine Umwelt er vielleicht zu erwarten hätte, wenn er zu Integration und Unabhängigkeit gelangen würde. Also eine umgekehrte »Medium«-Deutung. Nach diesen Episoden kam der Patient ganz in die Analyse herein und entwickelte sich rasch von seiner Abhängigkeit zu relativer Unabhängigkeit; zugleich kam er in seinem affektiven Zustand ganz allgemein vorwärts.

Fünfte Episode: Dieser Vorfall ereignete sich nach einer Pause von neun Wochen, in die auch der Urlaub des Analytikers fiel.

Der Patient sagte in der ersten Stunde nach dieser langen Pause, er wisse nicht, warum er wiedergekommen sei; er finde es sehr schwierig, wieder anzufangen. Das Wichtigste von dem, was er berichtete, war, dass er noch immer Schwierigkeiten hatte, sowohl zu Hause wie unter Bekannten, irgendetwas spontan zu äußern. Er konnte sich an einer Unterhaltung beteiligen, besonders wenn noch zwei andere Partner dabei waren, die die Verantwortung für das Gespräch übernahmen, indem sie miteinander sprachen. Wenn er eine Bemerkung machte, so war es ihm, als ob er die Funktion des einen Elternteils usurpiere (nämlich in der Urszene), während er eigentlich das Bedürfnis hatte, von den Eltern als Säugling anerkannt zu werden. Er berichtete mir soviel über sich, dass ich über seinen Alltag unterrichtet war.

Die fünfte Episode trug sich während der Bearbeitung eines ganz normalen Traumes zu. In der Nacht nach dieser ersten Stunde hatte er einen Traum, den er am folgenden Tage berichtete. Es war ein ungewöhnlich lebhafter Traum. Er war zu einem Wochenendausflug ins Ausland gefahren, und zwar *war er am Sonnabend abgereist und wollte am Montag wieder zurück sein.* Eine Kollegin von ihm wollte eventuell die gleiche Reise machen, würde aber erst später abfahren. Er hatte das Gefühl, er müsse sie dann auch führen, da er ja zuerst an Ort und Stelle sein würde. Die Hauptsache an der Reise war aber, dass er einen Patienten aus seinem Krankenhaus treffen wollte, der zur Behandlung ins Ausland gefahren war. (Es ergab sich, dass dieser Patient sich einer Beinamputation hatte unterziehen müssen. Es waren noch andere wichtige Einzelheiten dabei, die aber das Thema dieser Mitteilung nicht speziell betreffen.) Ich gab zuerst die Deutung, dass er in dem Traum *fortgehe und wiederkomme*. Es geht mir um diese Bemerkung von mir, weil sie an meine Deutungen der zweiten und dritten Episode anschließt, in denen ich ihm ein Medium und einen Schoß bereitgestellt hatte, aber auch an die Deutung der vierten Episode, als ich in die halluzinierte böse Umwelt ein Individuum hineingestellt hatte. Sodann gab ich eine umfassendere Deutung, nämlich dass der Traum die zwei Aspekte seiner Beziehung zur Analyse darstelle: zum einen, dass er weggehe und wiederkomme, zum anderen, dass er in Gestalt des Patienten aus seiner Klinik ins Ausland gehe. Er bleibe aber mit diesem Patienten, der sich im Ausland behandeln lässt, in Kontakt. Dies bedeute, dass er versuche, den Bruch zwischen den zwei Aspekten seiner selbst zu überwinden. Auf diese Deutung hin ergänzte der Patient seine Erzählung, indem er sagte, dass er in seinem Traum besonderen Wert darauf gelegt habe, den Kontakt zu diesem Patienten zu halten; dies besagt wohl, dass er sich der Kluft in sich bewusst geworden war und den Wunsch hatte, sich zu einer Einheit zu integrieren.

Diese Episode ereignete sich also in Form eines Traums, der außerhalb der Analysestunde geträumt worden war. Der Traum enthielt beide Elemente zugleich: das zurückgezogene Selbst und eine sorgende Umwelt. Das heißt, dass der Aspekt des Analytikers als schützendes Medium introjiziert worden war.

Ich deutete weiterhin: Der Traum zeige, wie der Patient mit der Urlaubszeit umging. Es war ihm möglich gewesen, die Erfahrung, der Behandlung entkommen zu sein, zu genießen, während er zugleich wusste, dass er zwar gegangen war, aber zurückkehren würde. Auf diese Weise erwies sich die besonders lange Unterbrechung, die gerade für diesen Patienten bedenklich hätte sein können, als keine große Störung. Der Patient legte Wert darauf, dass diese Sache mit dem Fortgehen, sogar ins Ausland, in seiner Vorstellung eng verbunden war mit dem Wagnis, eine eigene Meinung auszusprechen oder sonst irgendetwas Spontanes zu tun, etwas, das er gerade durch die Analyse zu erreichen hoffte. Dann aber sagte er, er habe an dem gleichen Tage, an dem er diesen Traum gehabt hatte, einen Anfall seiner alten Furcht gehabt: der Furcht, dass er plötzlich jemanden geküsst hätte, irgend jemanden, der gerade neben ihm stand, eventuell sogar einen Mann. Einer der Gründe, warum er die Kollegin in den Traum eingeführt hatte, war, dass es nicht so lächerlich sein würde, wenn es sich herausstellte, dass die Person, die er so unerwartet küsste, eine Frau war. (Später kam es zu einer Liebesbeziehung zwischen ihm und eben dieser Frau, die beiden viel Befriedigung verschaffte. Diese Beziehung gab ihm hinsichtlich seiner Potenz neue Sicherheit. Es war deutlich erkennbar, dass auch ein Element der Flucht vor der Homosexualität eine Rolle spielte, was übrigens beiden zugleich bewusst war.)

Infolge meiner Bemerkungen begann er sich tiefer in die analytische Situation einzulassen. Er fühlte sich wie als kleines Kind zu Hause; was er auch sagte, würde verkehrt sein, und zwar deshalb verkehrt, weil er sich dann ja an die Stelle der Eltern setzte. Er hatte wieder das Gefühl der Hoffnungslosigkeit, dass eine spontane Geste überhaupt akzeptiert werden würde. (Das passt zu dem, was wir von seiner Familiensituation wissen, besonders von der Haltung der Mutter vor ihrer Analyse. Die Mutter hatte sich verändert, aber der Patient war noch nicht imstande, ihre Veränderung zu realisieren.) Es kam nun noch viel tieferes Material zum Vorschein. Er hatte das Gefühl, Leute gingen durch Türen ein und aus. Ich deutete, dass dies mit dem Atmen zusammenhänge, was er mit weiteren Assoziationen bestätigte. Gedanken seien wie Atemzüge; sie seien aber auch wie Kinder, und wenn ich nichts für sie tue, so habe er die Empfindung, sie würden im Stich gelassen. Seine große Angst bezieht sich auf das verlassene Kind oder die nicht aufgenommene Idee bzw. Bemerkung oder die vergebliche Geste eines Kindes. Seine Abwehr ist um diese Furcht der vergeblichen Geste herum errichtet.

Sechste Episode: Eine Woche später kam der Patient (von seinem Standpunkt aus unerwartet) auf die Tatsache, dass er den Tod seines Vaters nie akzeptiert hatte. Dies folgte auf einen Traum, in dem sein Vater da gewesen war und mit ihm aktuelle sexuelle Probleme auf die gleiche freie und vernünftige Weise diskutiert hatte, wie ich es früher getan hatte. Zwei Tage später kam er und erzählte, er habe starke Kopfschmerzen, die ganz anders als früher seien. Der Beginn der Kopfschmerzen fiel ungefähr mit der vorangegangenen Analysestunde zusammen. Der Kopfschmerz wurde an der Stirn und an den Schläfen lokalisiert, aber so, als ob er unmittelbar außerhalb des Kopfes läge. Es war ein dauernder Schmerz, verbunden mit einem Krankheitsgefühl, und wenn seine Frau mehr Mitleid gezeigt hätte, so wäre er nicht zur Analyse gekommen, sondern hätte sich zu Bett gelegt. Das beunruhigte ihn, denn als Arzt sah er natürlich ein, dass es sich um eine funktionelle Störung handelte, die nicht in physiologischen Begriffen zu diagnostizieren war (also so etwas wie Wahnsinn).

Im Laufe der Analysestunde wurde mir klar, welche Deutung angemessen war, und ich sagte: »Da der Schmerz unmittelbar außerhalb des Kopfes sitzt, repräsentiert er *Ihr Bedürfnis, dass jemand Ihnen den Kopf hält*, so wie man es bei einem Kind tut, das sich in einem Zustand tiefen seelischen Leidens befindet.« Zunächst schien ihm dies nicht viel zu sagen, aber allmählich wurde deutlich, dass derjenige Mensch, der ihm als Kind am ehesten im richtigen

Augenblick und auf die richtige Weise den Kopf gehalten hatte, nicht seine Mutter, sondern sein Vater gewesen war. Mit anderen Worten: nach dem Tode des Vaters gab es niemanden, der ihm den Kopf gehalten hätte, wenn ihn ein großer Kummer niederdrückte. Ich verknüpfte nun meine Deutung mit jener Schlüsseldeutung von dem schützenden Medium, und allmählich bekam er das Gefühl, dass mein Gedanke von den Händen richtig war. Er berichtete, dass er in einem Augenblick des Rückzugs das Gefühl gehabt habe, ich besitze eine Maschine, die ich anstellen könne und die Vorrichtungen für eine Art von hypnotischer Behandlung habe. Das hieß für ihn, dass es wichtig war, dass ich ihm jetzt nicht tatsächlich den Kopf hielt, weil das eine mechanische Anwendung technischer Prinzipien gewesen wäre. *Die Hauptsache war, dass ich sofort verstand, was er brauchte.* Am Schluss der Stunde erinnerte er sich zu seiner Überraschung, dass er ja selbst den ganzen Nachmittag über den Kopf eines Kindes gehalten hatte. An dem Kind war unter Lokalanästhesie eine kleine Operation vorgenommen worden, die mehr als eine Stunde gedauert hatte. Er hatte alles Mögliche getan, um dem Kinde zu helfen, aber ohne viel Erfolg. Er hatte das Gefühl gehabt, dass das Kind das Bedürfnis haben musste, dass sein Kopf gehalten wurde.

Er hatte nun das sehr tief gehende Gefühl, dass meine Deutung genau das war, weshalb er an diesem Tage zur Analyse gekommen war, und er war seiner Frau nun fast dankbar, dass sie ihn nicht bedauert und ihm den Kopf gehalten hatte, was sie ja leicht hätte tun können.

Zusammenfassung

Der Autor ist der Meinung, dass der Patient in zurückgezogenem Zustand sein Selbst selber hält und dass, wenn der Analytiker unmittelbar bei Eintreten des Rückzugszustandes den Patienten halten kann, an Stelle des Rückzugs eine Regression eintritt. Der Vorteil einer Regression ist, dass in ihr die Möglichkeit zu einer Korrektur unangemessener Bedürfnis-Anpassungen in der Vergangenheit, das heißt, in der Kindheit des Patienten, enthalten ist. Der Rückzugszustand dagegen leistet das nicht; wenn der Patient aus dem zurückgezogenen Zustand wieder zu sich kommt, hat er sich nicht verändert.

Es muss daran erinnert werden, dass wir den Patienten immer dann halten, wenn wir ihn in der Tiefe verstehen und ihm dies zur rechten Zeit durch eine richtige Deutung zeigen. Wir stehen dann in einer Beziehung zu dem Patienten, in der er bis zu einem gewissen Grade regrediert und von uns abhängig ist.

Der Verfasser verbindet mit dieser Mitteilung eine bestimmte Vorstellung, nämlich dass, wenn der Analytiker sich der Tatsache der Regression in der analytischen Situation bewusst ist, er sie sofort auffangen kann und damit gewisse, nicht allzu kranke Patienten vielleicht in die Lage versetzt, die notwendige Regression in kurzen Phasen zu erleben, vielleicht sogar in nur einem Augenblick.

Es wird gewöhnlich angenommen, dass die Regression des Patienten in der Analyse eine gewisse Gefahr bedeute. Die Gefahr liegt jedoch nicht in der Regression, sondern in der Unfähigkeit des Analytikers, mit der Regression und der dazugehörigen Abhängigkeit umzugehen. Wenn der Analytiker genügend Erfahrung hat und in seiner Handhabung der Regression sicher ist, darf man wahrscheinlich sagen: Je rascher er die Regression akzeptiert und sich ihr in jeder Beziehung stellt, desto geringer wird die Gefahr, dass der Patient es nötig hat, eine Krankheit mit regressiven Zügen zu entwickeln.

XII. Klinische Varianten der Übertragung[47]

Mein Beitrag zu diesem Symposium über Übertragung beschäftigt sich mit einem besonderen Aspekt dieses Themas. Es geht dabei um den Einfluss der neuen Auffassung von Säuglingspflege, wie sie sich aus der analytischen Theorie herleitet, auf die analytische Praxis.

In der Geschichte der Psychoanalyse hat sich die unmittelbare Anwendung der analytischen Metapsychologie auf die Praxis oft verzögert. Freud konnte eine Theorie über die sehr frühen Stadien der emotionalen Entwicklung des Individuums aufstellen, zu einer Zeit als Theorie nur für die Behandlung sorgfältig ausgewählter Neurose-Fälle Verwendung fand. (Ich spreche von der Periode in der Arbeit Freuds, die zwischen 1905 und 1914 lag.)

Die Theorie zum Beispiel, die den Primärvorgang, die primäre Identifizierung und die primäre Verdrängung betraf, manifestierte sich in der analytischen Praxis nur in dem größeren Respekt, den Analytiker, verglichen mit anderen Leuten, vor dem Traum und vor psychischer Realität zeigten.

Wenn wir heute zurückblicken, können wir sagen, dass Fälle sich dann als geeignet und für die Psychoanalyse gut ausgewählt erwiesen, wenn in der frühesten Kindheitsgeschichte des Patienten eine *hinreichend gute Säuglingspflege vorhanden* gewesen war. Diese zu Anfang hinreichend gute Anpassung an die Bedürfnisse hatte dem Ich im Individuum ermöglicht, anzufangen zu existieren, mit dem Resultat, dass der Analytiker die *Frühstadien* der Ich-Entwicklung *als selbstverständlich gegeben voraussetzen konnte.* Daher war es den Analytikern möglich, so zu sprechen und zu schreiben, als sei das erste Erlebnis des menschlichen Säuglings die erste Fütterung und die Objektbeziehung zwischen Mutter und Säugling, die das einschloss, die erste wichtige Beziehung. Das befriedigte den praktizierenden Analytiker, aber es konnte denjenigen nicht zufriedenstellen, der Säuglinge in der Obhut ihrer Mütter direkt beobachtete.

Damals tastete sich die Theorie an eine tiefere Einsicht in dieses Thema der

Mutter mit ihrem Säugling heran, und tatsächlich weist der Ausdruck »primäre Identifizierung« auf eine Umwelt hin, die noch nicht von dem differenziert ist, was später zum Individuum wird. Wenn wir eine Mutter betrachten, die bald nach der Geburt einen Säugling hält oder einen noch ungeborenen Säugling in ihrem Leib trägt, wissen wir, dass noch eine andere Perspektive möglich ist, und zwar die des Säuglings, wie wenn der Säugling schon da wäre; von diesem Gesichtspunkt aus ist der Säugling entweder noch nicht herausdifferenziert, oder der Differenzierungsvorgang hat schon angefangen, und es besteht eine absolute Abhängigkeit von der unmittelbaren Umgebung und ihrem Verhalten. Heute ist es möglich geworden, diesen wesentlichen Bestandteil der alten Theorie in der analytischen Arbeit auf neue und praktische Weise zu studieren, entweder in der Arbeit mit Borderline-Patienten oder in der Arbeit mit den psychotischen Stadien oder Augenblicken, die im Verlauf der Analyse neurotischer Patienten oder normaler Menschen vorkommen. Diese Arbeit erweitert das Konzept der Übertragung, da zur Zeit der Analyse dieser Phasen nicht angenommen werden kann, das Ich des Patienten sei eine gefestigte Einheit, weshalb es auch keine Übertragungsneurose geben kann, für die doch gewiss ein Ich, ja sogar ein intaktes Ich vorhanden sein muss, ein Ich, das die Abwehr gegen Ängste aufrechterhalten kann, die aus dem Trieb erwachsen, für den die Verantwortung übernommen wird.

Ich habe hier von dem Zustand gesprochen, der zu dem Zeitpunkt herrscht, wenn ein Ansatz zur Aufgabe der primären Identifizierung gemacht wird. Hier besteht zunächst noch absolute Abhängigkeit. Es gibt zwei mögliche Auswirkungen: Im einen Fall ist die Anpassung der Umwelt an die Bedürfnisse hinreichend gut, sodass ein Ich entsteht, das mit der Zeit Es-Impulse erleben kann; im anderen Fall ist die Anpassung der Umwelt nicht gut genug, es gibt also auch keine echte Etablierung eines Ichs; stattdessen entwickelt sich ein *Pseudo-Selbst,* das eine Ansammlung von zahllosen Reaktionen auf eine Aufeinanderfolge von verfehlten Anpassungsversuchen ist. Ich möchte hier auf Anna Freuds Abhandlung *The Widening Scope of Indications for Psycho-Analysis* (1954) Bezug nehmen. Die Umgebung wird, wenn sie sich in diesem frühen Stadium erfolgreich anpasst, nicht erkannt oder auch nur registriert, sodass im ursprünglichen Zustand kein Gefühl der Abhängigkeit vorhanden ist; wenn jedoch die Umgebung ihre Aufgabe, sich aktiv anzupassen, verfehlt, wird das jedesmal automatisch als Übergriff registriert, als etwas, das die Kontinuität des Seins unterbricht, eben jenes Seins, das sich, wenn es nicht gestört worden wäre, zum Ich des sich differenzierenden Menschen entwickelt hätte.

Es kann Extremfälle geben, in denen nichts weiter existiert als eine Ansammlung von Reaktionen auf ein Versagen der Umwelt in der Anpassung im kritischen Stadium des Heraustretens aus der primären Identifizierung. Ich bin sicher, dass dieser Zustand mit Leben und physischer Gesundheit vereinbar ist. In den Fällen, auf die meine Arbeit sich gründet, war das vorhanden, was ich ein verborgenes Wahres Selbst nenne, geschützt durch ein Falsches Selbst. Dieses Falsche Selbst ist zweifellos eine Seite des Wahren Selbst. Es verbirgt und beschützt es, es reagiert auf die Anpassungsfehler und entwickelt eine Struktur, die der Struktur des Umweltversagens entspricht. Auf diese Weise ist das Wahre Selbst an den Reaktionen nicht beteiligt und bewahrt sich so eine Kontinuität des Seins. Dieses verborgene Wahre Selbst leidet jedoch an einer Verarmung, die auf einen Mangel an Erfahrung zurückgeht.

Das Falsche Selbst kann eine trügerische falsche Integrität erlangen, d.h. eine falsche Ich-Stärke, abgeleitet von einer Umweltstruktur und von einer guten und zuverlässigen Umwelt, denn auf ein *frühes* Versagen der Mutter muss keineswegs immer ein *allgemeines* Misslingen ihrer Kinderpflege folgen. Das Falsche Selbst kann jedoch nicht lebendig empfinden oder sich als wirklich spüren.

Im günstigen Fall entwickelt das Falsche Selbst gegenüber dem Wahren Selbst eine dauerhafte mütterliche Haltung; es befindet sich ständig in einem Zustand des Haltens für das Wahre Selbst, so wie eine Mutter ganz zu Anfang der Differenzierung und des Heraustretens aus der primären Identifizierung ihr Baby hält.

Bei der Arbeit, von der ich berichte, folgt der Analytiker dem Grundsatz der Psychoanalyse, dass das Unbewusste des Patienten den Weg zeigt und dass allein dieser Weg verfolgt werden soll. Im Umgang mit einer regressiven Tendenz muss der Analytiker bereit sein, dem unbewussten Prozess des Patienten zu folgen, wenn er nicht Befehle erteilen will und so die Rolle des Analytikers zeitweilig aufgeben will. Ich habe festgestellt, dass es nicht notwendig ist, die Rolle des Analytikers zeitweilig aufzugeben, und dass es bei dieser Art von Fällen genauso wie bei der Analyse von Neurosen möglich ist, der unbewussten Führung des Patienten zu folgen. Es gibt jedoch Unterschiede zwischen den beiden Arten des Arbeitens.

Wenn ein intaktes Ich vorhanden ist und wenn der Analytiker diese frühesten Einzelheiten der Säuglingspflege als selbstverständlich voraussetzen kann, dann ist das Milieu der Analyse gegenüber der Deutungsarbeit unwichtig. (Unter Milieu verstehe ich die Summe aller Einzelheiten der Handhabung.) Dennoch gibt es auch in der gewöhnlichen Analyse einen grundlegenden Anteil an aktiver Gestaltung, der von allen Analytikern mehr oder weniger akzeptiert wird.

Bei der von mir beschriebenen Arbeit wird das Milieu wichtiger als die Deutung. Das Gewicht wird vom einen auf das andere verlagert.

Das Verhalten des Analytikers, wie es durch das, was ich als Milieu bezeichnet habe, repräsentiert wird, dadurch, dass er in der Frage der Anpassung an die Bedürfnisse hinreichend gut ist, wird vom Patienten allmählich als etwas wahrgenommen, das die Hoffnung erweckt, das Wahre Selbst werde endlich fähig, die Risiken einzugehen, die mit der Aufnahme lebendiger Erfahrungen verbundenen sind.

Schließlich gibt sich das Falsche Selbst in die Hände des Analytikers. Damit tritt eine Phase großer Abhängigkeit und echter Gefahr ein, und der Patient ist natürlich in einem Zustand tiefer Regression. (Mit Regression meine ich hier Regression auf Abhängigkeit und auf die frühen Entwicklungsprozesse.) Das ist auch ein höchst schmerzlicher Zustand, denn, anders als der Säugling in der ursprünglichen Situation, ist sich der Patient der mit der Regression verbundenen Gefahren bewusst. In manchen Fällen ist ein so großer Teilbereich der Persönlichkeit von der Regression erfasst, dass der Patient vorübergehend hospitalisiert werden muss. Die Prozesse lassen sich jedoch anhand jener Fälle besser studieren, in denen diese Phänomene mehr oder weniger auf die Zeit der Analysesitzungen beschränkt sind.

Ein Merkmal der Übertragung in diesem Stadium ist die Art und Weise, wie wir zulassen müssen, dass die Vergangenheit des Patienten die Gegenwart *ist.* Diese Vorstellung ist enthalten in Frau Sechehayes Buch und in dessen Titel *Symbolic Realization* [Symbolische Wunscherfüllung]. Während bei der Übertragungsneurose die Vergangenheit Eingang ins Behandlungszimmer findet, sollten wir bei dieser Arbeit besser sagen, die Gegenwart geht in die Vergangenheit zurück und *ist* die Vergangenheit. So findet sich der Analytiker mit dem Primärvorgang des Patienten in dem Rahmen konfrontiert, in dem er sich ursprünglich abspielte.

Eine hinreichend gute Anpassung des Analytikers bringt genau das gewünschte Ergebnis hervor, nämlich eine Verlagerung des Lebensschauplatzes vom Falschen in das Wahre Selbst. Zum ersten Mal im Leben des Patienten besteht jetzt Gelegenheit zur Entwicklung eines Ichs, zur Integration des Ichs aus Ich-Kernen, zur Konstituierung des Ichs als Körper-Ich; das Ich kann auch zum ersten Mal eine äußere Umgebung zurückweisen, womit Beziehungen zu Objekten in Gang kommen. Zum ersten Mal kann das Ich Es-Impulse erleben und sich dabei, aber auch während es sich vom Erleben ausruht, wirklich fühlen. Und von hier aus ist schließlich auch eine normale Analyse der Abwehrmechanismen des Ichs gegen die Angst möglich.

Im Patienten baut sich eine Fähigkeit auf, sich die begrenzten Anpassungserfolge des Analytikers nutzbar zu machen; damit wird das Ich des Patienten fähig, damit anzufangen, sich die ursprünglichen Fälle von Versagen der Umwelt wieder ins Gedächtnis zu rufen, die alle registriert wurden und abrufbar sind. Dieses Versagen hatte damals eine einschneidende Wirkung, und eine

Behandlung von der Art, wie ich sie beschreibe, ist schon sehr weit gediehen, wenn der Patient sich ein Beispiel eines ursprünglichen Versagens vornehmen und darüber wütend sein kann. Erst wenn der Patient an diesen Punkt gelangt, kann jedoch die Realitätsprüfung anfangen. Es scheint so, als ob irgendetwas wie primäre Verdrängung diese registrierten Traumata »überhole«, sobald sie in der Behandlung ihren Dienst getan haben.

Die Art und Weise, wie diese Veränderung vom Erleben der Unterbrechung der Kontinuität *zum* Erleben der Wut zustande kommt, ist eine Sache, die mich besonders interessiert, da ich an dieser Stelle in meiner Arbeit eine Überraschung erlebte. *Der Patient macht sich das Versagen des Analytikers zunutze.* Fälle von Versagen müssen vorkommen, und es wird ja nicht versucht, eine perfekte Anpassung zustande zu bringen; meiner Ansicht nach ist es weniger schädlich, bei diesen Patienten Fehler zu machen, als bei neurotischen Patienten. Andere mögen ebenso überrascht sein wie ich, wenn sie feststellen, dass ein grober Fehler vielleicht wenig Schaden anrichtet, eine sehr kleine Fehleinschätzung jedoch eine große Wirkung hervorbringen kann. Der Schlüssel dazu liegt darin, dass der Fehler des Analytikers als ein *vergangener* Fehler benützt wird und auch so behandelt werden muss, ein Fehler, den der Patient wahrnehmen, begreifen und über den er jetzt wütend sein kann. Der Analytiker muss in der Lage sein, sich seine Fehler in Bezug auf ihre Bedeutung für den Patienten zunutze zu machen, und er muss, wenn möglich, für jeden seiner Fehler Verantwortung übernehmen, selbst wenn das bedeutet, dass er seine unbewusste Gegenübertragung untersuchen muss.

In diesen Phasen der analytischen Arbeit ist das, was man in der Arbeit mit neurotischen Patienten Widerstand nennt, immer ein Hinweis darauf, dass *der Analytiker einen Fehler gemacht hat* oder sich in irgendeiner Einzelheit falsch verhalten hat; tatsächlich bleibt der Widerstand erhalten, bis der Analytiker den Fehler herausbekommen, für ihn Rechenschaft abzulegen versucht hat und ihn sich zunutze gemacht hat. Wenn er sich verteidigt, entgeht dem Patienten eine Gelegenheit, über einen Fehler der Vergangenheit wütend zu sein, wo ihm gerade zum ersten Mal Wut möglich geworden wäre. Darin liegt ein großer Gegensatz zwischen dieser Arbeit und der Analyse neurotischer Patienten mit einem intakten Ich. Hier können wir den Sinn der Redensart erkennen, jede gescheiterte Analyse sei ein Scheitern des Analytikers, aber nicht des Patienten.

Diese Arbeit stellt sehr hohe Anforderungen, zum Teil deshalb, weil der Analytiker für die Bedürfnisse des Patienten empfänglich sein und den Wunsch haben muss, ein Milieu zu schaffen, das diesen Bedürfnissen entspricht. Doch der Analytiker ist nicht die natürliche Mutter des Patienten.

Die Arbeit ist auch deswegen anstrengend, weil der Analytiker immer dann, wenn Widerstände auftauchen, nach seinen eigenen Fehlern suchen muss. Aber nur durch die Ausnutzung seiner eigenen Fehler kann er in diesen Phasen den wichtigsten Teil der Behandlung vollziehen, den Teil, der den Patienten befähigt, zum ersten Mal über die Einzelheiten des Anpassungsversagens wütend zu werden, die (zur Zeit ihres Eintretens) zu einer Unterbrechung der Kontinuität geführt haben. Dieser Teil der Arbeit befreit den Patienten aus der Abhängigkeit vom Analytiker.

Auf diese Weise tritt an die Stelle der negativen Übertragung der »Neurotiker-Analyse« die objektive Wut über die Fehler des Analytikers; auch hier besteht wieder ein wichtiger Unterschied zwischen den Übertragungsphänomenen in den beiden Arten der Arbeit.

Wir dürfen nicht erwarten, dass unsere erfolgreiche Anpassung wahrgenommen wird, denn diese Erfolge werden auf einer tiefen Ebene nicht als solche erlebt. Wir können zwar nicht ohne die Theorie arbeiten, die wir in unseren Diskussionen aufbauen, aber diese Arbeit kommt uns unweigerlich auf die Schliche, wenn unser Verständnis für die Bedürfnisse des Patienten nur eine Sache des intellektuellen Verständnisses und nicht eine leibseelische Empfindung ist.

In meiner klinischen Arbeit habe ich zumindest mir selber bewiesen, dass die eine Art der Analyse die andere nicht ausschließt. Ich ertappe mich selbst dabei, wie ich aus der einen in die andere Art und wieder zurück wechsle, entsprechend der Tendenz des unbewussten Prozesses des Patienten. Wenn die Arbeit der besonderen Art, von der ich gesprochen habe, vollendet ist, geht sie natürlicherweise in gewöhnliche analytische Arbeit über, in die Analyse der depressiven Position und der neurotischen Abwehr eines Patienten mit einem Ich, einem intakten Ich, einem Ich, das fähig ist, Es-Impulse zu erleben und die Folgen zu tragen. Was wir jetzt brauchen, ist eine detaillierte Untersuchung der Kriterien, mit deren Hilfe der Analytiker ausmachen kann, *wann er mit der Betonungsverschiebung arbeiten muss,* wie er erkennen kann, dass ein Bedürfnis von der Art entsteht, von der ich gesagt habe, man müsse ihm (zumindest symbolisch) durch aktive Anpassung begegnen, wobei der Analytiker die ganze Zeit das Konzept der primären Identifizierung im Hinterkopf haben muss.

XIII. Die antisoziale Tendenz[48]

Die antisoziale Tendenz stellt die Psychoanalyse vor einige schwierige Probleme sowohl praktischer als auch theoretischer Natur. In seiner Einführung zu Aichhorns *Verwahrloste Jugend* hat Freud gesagt, dass die Psychoanalyse nicht nur zum Verständnis der Delinquenz beiträgt, sondern dass sie ihrerseits durch die Arbeit derjenigen, die mit Delinquenten zu tun haben, bereichert wird.

Ich habe hier als Thema die antisoziale Tendenz gewählt, nicht die Delinquenz. Der Grund dafür ist, dass die organisierte antisoziale Abwehr so sehr von Ersatzbefriedigungen und sozialen Reaktionen bestimmt wird, dass es für den Untersucher schwierig ist, zu ihrem Kern vorzudringen. Im Gegensatz dazu kann die antisoziale Tendenz beim normalen oder beinahe normalen Kind untersucht werden, weil sie dort im Zusammenhang mit den Schwierigkeiten auftaucht, die zur emotionalen Entwicklung gehören.

Ich möchte mit zwei einfachen klinischen Beispielen beginnen:

> Meine erste Kinderanalyse machte ich mit einem Delinquenten. Dieser Junge kam kontinuierlich ein Jahr lang, und die Behandlung endete wegen der Störung, die dieser Junge in der Klinik verursachte. Ich fand, die Analyse ging gut voran, und das Ende war für den Jungen wie für mich selber schmerzlich, obwohl er mir mehrmals übel mitgespielt hatte. Er kletterte hinaus aufs Dach, setzte den Keller unter Wasser, brach mein Auto auf, schloss es kurz und fuhr im ersten Gang davon. Die Klinik ordnete schließlich an, die Behandlung zu beenden, um die anderen Patienten zu schützen. Er kam dann in ein Erziehungsheim.
>
> Lassen Sie mich hinzufügen: Er ist jetzt 35 Jahre alt, und er konnte sich mit einem Job seinen Lebensunterhalt verdienen, der seiner Ruhelosigkeit Rechnung trägt. Er ist verheiratet und hat mehrere Kinder. Trotzdem habe ich Angst, seinen Fall weiterzuverfolgen, weil ich befürchte, ich könnte noch einmal in das Leben dieses Psychopathen hineinverwickelt werden.

Ich ziehe es vor, dass die Gesellschaft weiter die Last der Verantwortung für ihn trägt.

Es ist leicht einzusehen, dass die angemessene Behandlung für diesen Jungen nicht die Psychoanalyse, sondern eine geeignete Unterbringung gewesen wäre. Die Psychoanalyse hätte nur zusätzlich zu einer Unterbringung einen Sinn gehabt. Seitdem habe ich oft beobachtet, wie Analytiker aller Schulen mit der Psychoanalyse antisozialer Kinder gescheitert sind.

Im Gegensatz dazu zeigt die folgende Geschichte, dass die antisoziale Tendenz manchmal sehr leicht behandelt werden kann, wenn sie zusätzlich zu der Versorgung in einer dafür geeigneten Einrichtung stattfindet.

Eine Freundin bat mich, mit ihr über ihren Sohn zu sprechen, dem ältesten von vier Kindern. Sie konnte John nicht offen zu mir bringen, weil ihr Mann die Psychologie aus religiösen Gründen ablehnt. So konnte sie nichts weiter tun, als ein Gespräch mit mir über das zwanghafte Stehlen des Jungen zu führen, das sich zu einem ernsthaften Problem entwickelt hatte. Er stahl in großem Umfang sowohl in Geschäften als auch zu Hause. Aus praktischen Gründen blieb der Mutter und mir nichts anderes übrig, als uns in einem Restaurant zu einem kurzen Imbiss zu treffen, in dessen Verlauf sie mir die Schwierigkeiten schilderte und mich um Rat fragte. Mir blieb nichts zu tun als das, was ich an Ort und Stelle tun konnte. Ich erklärte ihr deshalb die Bedeutung des Stehlens und schlug vor, sie solle einen guten Augenblick in ihrer Beziehung zu dem Jungen abwarten und ihm dann eine Deutung geben. Ich hatte den Eindruck, dass sie und John jeden Abend, wenn er im Bett war, für ein paar Momente guten Kontakt zueinander hatten. Meistens sprach er dann mit ihr über den Mond und die Sterne. Dieser Augenblick ließ sich vielleicht nutzen.

Ich sagte: »Warum sagst du ihm nicht einfach, dass du weißt: er stiehlt nicht deshalb, weil er die gestohlenen Dinge haben will, sondern er sucht nach etwas, auf das er ein Anrecht hat. Er stellt einen Anspruch an Mutter und Vater, weil er ihre Liebe vermisst.« Ich sagte ihr, sie solle eine Sprache sprechen, die er verstehen könne. Übrigens kannte ich diese Familie, in der beide Eltern Musiker sind, gut genug, um verstehen zu können, warum dieser Junge, der doch ein gutes Zuhause hat, in gewissem Grad ein depriviertes Kind geworden ist.

Einige Zeit danach bekam ich einen Brief, in dem die Mutter berichtete, sie habe meinen Vorschlag befolgt. Sie schrieb: »Ich habe ihm gesagt, das, was er wirklich will, wenn er Geld und Essen und andere Sachen stiehlt, sei seine Mama; und ich muss zugeben, obwohl ich nicht damit gerechnet habe, dass er mich verstehen würde, tat er das offensichtlich doch. Ich habe ihn gefragt, ob er denkt, dass wir ihn nicht lieb haben, weil er manchmal so ungezogen ist, und er hat gleich gesagt, er glaubt, wir mögen ihn nicht besonders. Armer kleiner Kerl! Ich kann dir gar nicht sagen, wie entsetzlich ich mich gefühlt habe. Ich hab' ihm also gesagt, dass er nie, nie wieder daran zweifeln darf, und sobald wieder Zweifel auftauchen, soll er mich sofort daran erinnern, ihm das wieder zu sagen. Aber natürlich werde ich diese Erinnerung jetzt erstmal sehr lange nicht brauchen. Es war so ein Schock für mich. Anscheinend braucht man solche Erschütterungen. Ich zeige ihm also jetzt meine Gefühle viel deutlicher und versuche so, ihm seine Zweifel zu nehmen. Und bis jetzt hat er kein einziges Mal wieder gestohlen.«

Die Mutter hatte auch mit der Klassenlehrerin gesprochen und ihr erklärt, dass der Junge dringend Liebe und Anerkennung brauche, und sie hatte ihre Unterstützung gewonnen, obwohl er in der Schule eine Menge Schwierigkeiten macht.

Ich kann jetzt, nach acht Monaten, berichten, dass keine Diebstähle mehr vorgekommen sind und dass sich Beziehung zwischen dem Jungen und seiner Familie sehr verbessert hat.

Bei der Einschätzung dieses Falles muss man bedenken, dass ich die Mutter während ihrer Adoleszenz sehr gut kannte. Ich hatte sie damals bei der Überwindung einer eigenen antisozialen Phase unterstützt. Sie war die Älteste aus einer großen Familie. Ihr Elternhaus war sehr gut, aber ihr Vater forderte strengste Disziplin, besonders, als sie noch sehr klein war. Meine Unterstützung jetzt hatte also einen doppelten therapeutischen Effekt: Die Hilfe, die sie ihrem Sohn geben konnte, vermittelte dieser jungen Frau gleichzeitig Einsicht in ihre eigenen Schwierigkeiten. Wenn wir Eltern helfen können, ihren Kindern zu helfen, so helfen wir in Wirklichkeit ihnen selbst.

(Ich bin dabei, eine Arbeit über den Umgang mit Kindern mit antisozialen Tendenzen zu schreiben, die viele klinische Beispiele enthalten wird. Hier versuche ich nur, kurz die Grundlage für meine persönliche Einstellung zu dem klinischen Problem darzustellen.)

Das Wesen der antisozialen Tendenz

Die antisoziale Tendenz ist keine Diagnose. Dieser Begriff lässt sich nicht mit anderen diagnostischen Begriffen wie Neurose oder Psychose vergleichen.

Die antisoziale Tendenz findet sich bei normalen oder auch neurotischen oder psychotischen Menschen.

Der Einfachheit halber beziehe ich mich nur auf Kinder, aber die antisoziale Tendenz kommt bei allen Altersstufen vor. Die verschiedenen bei uns gebräuchlichen Bezeichnungen stehen in folgender Beziehung zueinander:

Ein Kind wird zu einem *deprivierten Kind*, wenn ihm bestimmte wesentliche Bedingungen zu Hause verloren gegangen sind. Als Folge davon manifestiert sich in mehr oder weniger starkem Ausmaß das, was man den »Deprivations-Komplex« nennen könnte. *Antisoziales Verhalten* tritt zu Hause oder im weiteren Umfeld auf. Wegen dieser *antisozialen Tendenz* muss das Kind möglicherweise als unangepasst eingestuft werden und in einem *Heim für unangepasste Kinder* behandelt werden, oder es wird als *unerziehbar* vor Gericht gestellt. Das Kind, das jetzt als *Delinquent* bezeichnet wird, wird eine Strafe bekommen, die zur *Bewährung* ausgesetzt wird, oder es kann in ein *Erziehungsheim* eingewiesen werden. Wenn das Elternhaus in seinen wichtigsten Aufgaben nicht mehr funktioniert, dann kann dem Kind unter der Obhut des sogenannten Kinderkomitees (nach dem *Children Act* 1948) *»Fürsorge und Schutz«* zuteil werden. Es wird versucht, eine *Pflegefamilie* zu finden. Wenn alle diese Maßnahmen versagen, dann nennt man den jungen Erwachsenen einen *Psychopathen* und lässt ihn vom Gericht in eine *Besserungsanstalt* (Borstal) oder ins Gefängnis einweisen. Inzwischen besteht vielleicht eine gewohnheitsmäßige Neigung, immer wieder straffällig zu werden, wofür wir die Bezeichnung *Rückfälligkeit* benutzen.

All dies hat mit der psychiatrischen Diagnose des Betreffenden nichts zu tun.

Die antisoziale Tendenz ist durch ein Element gekennzeichnet, *das die Umwelt zwingt, Stellung zu beziehen.* Aufgrund eines unbewussten Drangs zwingt der Patient irgendjemanden, sich seiner anzunehmen. Dem Therapeuten fällt die Aufgabe zu, sich auf diesen unbewussten Drang einzulassen, und seine Arbeit hat mit Kontrolle, Toleranz und Verständnis zu tun.

Die antisoziale Tendenz ist ein Hinweis auf Hoffnung. Hoffnungslosigkeit ist das Wesensmerkmal des deprivierten Kindes, das sich natürlich nicht ständig antisozial verhält. In Phasen von Hoffnung jedoch handelt das Kind antisozial. Für die Gesellschaft ist das vielleicht befremdlich – und auch für Sie, wenn das gestohlene Fahrrad Ihnen gehört. Aber wenn man nicht persönlich betroffen ist, dann erkennt man die Hoffnung, die dem zwanghaften Stehlen zugrunde liegt. Dass wir ungern bestohlen werden – ist das vielleicht einer der Gründe, warum wir die Behandlung der Delinquenten gerne anderen überlassen?

In der Behandlung von Kindern mit antisozialer Tendenz ist das Verständnis dafür, dass die antisoziale Tat ein Ausdruck von Hoffnung ist, entscheidend.

Immer und immer wieder erlebt man, wie der Augenblick der Hoffnung zunichte gemacht wird oder ungenutzt verstreicht, weil man falsch oder intolerant reagiert. Auch so lässt sich ausdrücken, dass die Psychoanalyse nicht die richtige Behandlung der antisozialen Tendenz ist, sondern angemessene Betreuung und das Erkennen und Nutzen der Momente, in denen Hoffnung aufkommt.

Es gibt eine direkte Beziehung zwischen der antisozialen Tendenz und der Deprivation. Fachleute wissen das seit Langem. Aber wir haben es vor allem John Bowlby zu verdanken, dass dieser Zusammenhang heute von vielen anerkannt wird – der Zusammenhang nämlich zwischen der antisozialen Tendenz und einem emotionalen Verlust (deprivation), der typischerweise im späten Säuglingsalter oder in der frühen Kleinkindzeit, also etwa zwischen ein und zwei Jahren, eingetreten ist.

Das Vorhandensein der antisozialen Tendenz bedeutet, dass *ein wirklicher Verlust (deprivation) stattgefunden hat* (nicht ein einfacher Mangel); das heißt, etwas Gutes, das das Kind bis zu einem bestimmten Zeitpunkt positiv erlebt hat, ist ihm entzogen worden.[49] Dieser Entzug dauerte länger, als das Kind die Erinnerung an die gute Erfahrung in sich lebendig halten konnte. Eine vollständige Beschreibung der Deprivation umfasst sowohl das frühe, einmalige Trauma, als auch den späteren, länger anhaltenden traumatischen Zustand, das nahezu Normale sowie das eindeutig Abnorme.

Anmerkung: In einer Arbeit, in der ich in meiner eigenen Sprache das Konzept der depressiven Position von Melanie Klein dargestellt habe, versuchte ich, die enge Beziehung zu verdeutlichen, die zwischen diesem Kleinschen Konzept und dem von Bowlby vertretenen Konzept der Deprivation besteht. Bowlbys drei Stadien, die ein zweijähriges Kind durchläuft, das ins Krankenhaus kommt, lässt sich theoretisch als allmählicher Verlust der Hoffnung formulieren, der daher kommt, dass das innere Objekt bzw. die introjizierte Version des äußeren, verlorenen Objekts stirbt. Womit wir uns noch weiter beschäftigen müssen, ist zum einen die Frage, was für eine relative Bedeutung der Tod des inneren Objektes hat, der auf Wut oder die Verbindung des »guten Objekts« mit Produkten des Hasses in der inneren Welt zurückzuführen ist; zum anderen die Frage, welche Bedeutung die Reife oder Unreife des Ich für die Fähigkeit hat, eine Erinnerung lebendig zu erhalten.

Bowlby ist auf Melanie Kleins komplexes Konzept angewiesen, das vom Verständnis der Melancholie ausgeht, wie es von Freud und Abraham entwickelt worden ist. Aber genauso ist die Psychoanalyse auf das von Bowlby entwickelte Konzept der Deprivation angewiesen, wenn sie jemals mit dem besonderen Problem der antisozialen Tendenz zurechtkommen will.

Bei der antisozialen Tendenz gibt es immer zwei Entwicklungstendenzen, wobei der Akzent mehr auf der einen oder auf der anderen liegen kann. Die eine drückt sich typischerweise im Stehlen aus und die andere in zerstörerischem Verhalten. Im einen Fall sucht das Kind irgendwo nach etwas, und wenn es scheitert, sucht es anderswo, solange es Hoffnung hat. Im anderen Fall sucht das Kind nach einer Umgebung, die stark genug ist, um dem Druck durch sein impulsives Verhalten standzuhalten. Das ist die Suche nach etwas in der Umwelt, das verloren gegangen ist, nach einer menschlichen Haltung, die so zuverlässig ist, dass es die Freiheit gewinnt, sich zu bewegen und zu handeln und Erregung zuzulassen.

Besonders um dieser zweiten Tendenz willen provoziert das Kind absolut eindeutige Reaktionen der Umwelt, so, als suche es nach einem sich ständig erweiternden Rahmen, einem Kreis, dessen ursprüngliche Form die Arme der Mutter oder der Körper der Mutter war. Man kann eine Reihe erkennen: der Körper der Mutter, die Arme der Mutter, die elterliche Beziehung, das Elternhaus, die Familie einschließlich Vettern und anderen Verwandten, die Schule, der Wohnort mit der Polizeistation und schließlich das Land mit seinen Gesetzen.

Bei meiner Untersuchung des Fast-Normalen und (im Hinblick auf die individuelle Entwicklung) der frühen Ursprünge der antisozialen Tendenz möchte ich diese beiden Trends, nämlich die Objektsuche und die Zerstörung, immer im Auge behalten.

Stehlen

Das Stehlen und das damit verbundene Lügen stehen im Mittelpunkt der antisozialen Tendenz.

Das Kind, das einen Gegenstand stiehlt, sucht nicht nach *diesem gestohlenen Gegenstand, sondern nach der Mutter, auf die es einen Anspruch hat.* In den Augen des Kindes leitet sich dieser Anspruch aus der Tatsache her, dass es selbst die Mutter erschaffen hat. Die primäre Kreativität des Kindes traf auf die Mutter, und so wurde diese Mutter genau zu dem Objekt, das das Kind bereit war zu finden. (Das hätte auch misslingen können; es hängt von der Kreativität des Kindes ab, welche Bedeutung es der Mutter gibt.)

Ist es möglich, die beiden unterschiedlichen Tendenzen, nämlich das Stehlen und die Zerstörung, die Objektsuche und die Provokation, die libidinösen und die aggressiven Zwänge zu verknüpfen? Ich bin der Meinung, dass diese beiden Trends im Kind eine Einheit bilden und eine *Tendenz in Richtung auf Selbstheilung* darstellen, auf eine Heilung von einer Ent-Mischung der Triebe nämlich.

Wenn zum Zeitpunkt der ursprünglichen Deprivation bereits eine gewisse Verschmelzung von aggressiven (bzw. zur Motilität gehörenden) und libidinösen Triebregungen besteht, dann drückt das Kind seinen Anspruch auf die Mutter durch eine Mischung von Stehlen und Wehtun und chaotischem Verhalten aus – je nachdem, wie der emotionale Zustand des Kindes gerade beschaffen ist. Solange die Verschmelzung noch sehr unvollständig ist, sind die Objektsuche und die Aggression des Kindes stärker voneinander getrennt, und im Kind herrscht ein größeres Maß an Dissoziation. Dies führt zu dem Schluss, *dass es entscheidend ist, wie stark der Anstoß ist, den das antisoziale Kind erregt*, sowie, im günstigen Falle: *je heftiger es provoziert, umso aussichtsreicher ist sein Zustand*, weil das auf die Möglichkeit hinweist, die verlorene Verschmelzung der libidinösen mit den auf Bewegung gerichteten Trieben wiederherzustellen.

Bei der normalen Versorgung des Säuglings hat die Mutter ständig mit der positiven Bedeutung des Anstoßes zu tun, den ihr Kind erregt. So pinkelt ein Baby z.B. häufig während des Stillens auf ihren Schoß. Später tritt das gleiche Phänomen als vorübergehende Regression im Schlaf oder beim Erwachen auf, und Bettnässen ist die Folge. Wenn das »Anstoß-Erregen« eines Säuglings überhand nimmt, ist das vielleicht ein Hinweis auf ein gewisses Maß an Deprivation und antisozialer Tendenz.

Die antisoziale Tendenz drückt sich im Stehlen und Lügen, in Inkontinenz und chaotischem Verhalten aus. Obwohl jedes Symptom seine besondere Bedeutung und seinen besonderen Wert hat, so geht es doch hier bei meinem Versuch, die antisoziale Tendenz zu beschreiben, um den gemeinsamen Faktor *der positiven Bedeutung des Anstoßes, den das Symptom erregt*. Genau diesen positiven Wert des Anstoßes nutzt das Kind aus, er geschieht keineswegs zufällig. Ein großer Teil der Motivation ist unbewusst, aber nicht unbedingt die gesamte.

Erste Anzeichen der antisozialen Tendenz

Meiner Ansicht nach kommen die ersten Anzeichen einer Deprivation so häufig vor, dass sie als normal gelten. Nehmen wir z.B. das herrische Verhalten eines Kindes, auf das die meisten Eltern mit einer Mischung aus Nachgeben und Widerstand reagieren. *Hier geht es nicht um infantile Omnipotenz*; diese ist ein bestimmter innerer Zustand, nicht ein bestimmtes Verhalten.

Ein sehr weit verbreitetes antisoziales Symptom ist eine allgemeine Gierigkeit, die eng verwandt ist mit der Appetitlosigkeit. Wenn wir die Gierigkeit untersuchen, dann stoßen wir auf den Deprivationskomplex. Anders ausgedrückt: Wenn ein Säugling sich gierig verhält, dann ist das ein Zeichen für ein gewisses Ausmaß an Deprivation und das zwanghafte Bedürfnis, in Bezug auf diese Deprivation in der Umwelt nach einer Therapie zu suchen. In der großen Mehrzahl der Fälle, in denen dieser Zwang beobachtet werden kann, sorgt die Mutter selbst für den therapeutischen Erfolg, indem sie bereit ist, sich auf die Gierigkeit des Säuglings einzulassen. Die Gierigkeit eines Säuglings ist nicht das Gleiche wie Gier: Das Wort Gier ist ein theoretischer Begriff für die ungeheuren Triebbedürfnisse eines Säuglings am Anfang seines Lebens der Mutter gegenüber, wenn er gerade erst beginnt, ihr eine eigenständige Existenz zuzugestehen und das Realitätsprinzip anzunehmen.

Nebenbei: Es heißt manchmal, es sei wichtig, dass der Mutter die Anpassung an die Bedürfnisse ihres Säuglings nicht gelingt. Ist das nicht ein Irrtum, der damit zu tun hat, dass es dabei um Es-Bedürfnisse geht, während die Ich-Bedürfnisse außer Acht gelassen werden? Eine Mutter muss zwar bei der Befriedigung der Triebbedürfnisse teilweise versagen, aber es kann ihr durchaus völlig gelingen, den Säugling nicht »im Stich zu lassen«, *seine Ich-Bedürfnisse zu befriedigen*, bis der Säugling eine ichstützende Mutter introjiziert hat und alt genug ist, um diese Introjektion auch dann aufrechtzuerhalten, wenn die äußere Umwelt in dieser Funktion scheitert.

Der (noch nicht zu Mitgefühl fähige) primitive Liebesimpuls ist nicht dasselbe wie das erbarmungslose gierige Verhalten. Im Entwicklungsprozess eines Säuglings ist es die mütterliche Anpassung, die den primitiven Liebesimpuls von der Gierigkeit trennt. Die Mutter versagt notwendigerweise bei dem Versuch, ein hohes Maß an Anpassung an die Es-Bedürfnisse des Säuglings aufrechtzuerhalten, und deshalb erleidet jedes Kind einen gewissen Verlust. Der Verlust kann die Mutter aber dazu bringen, diesen Zustand einer »Sub-Deprivation« dadurch zu heilen, dass sie auf sein gieriges und chaotisches Verhalten eingeht, Verhaltensweisen, die Symptome der Deprivation sind. Die Gierigkeit gehört zu dem zwanghaften Versuch des Säuglings, die Mutter, die an der Deprivation schuld ist, zur Heilung zu bewegen. Diese Gierigkeit ist antisozial und der Vorläufer des Stehlens. Die Mutter kann ihr dadurch begegnen und sie heilen, dass sie sich therapeutisch darauf einstellt, was leicht als Verwöhnung missverstanden wird. Allerdings kann nichts von dem, was die Mutter tut, die Tatsache ungeschehen machen, dass sie zunächst bei der Anpassung an die Ich-Bedürfnisse des Säuglings versagt hat. Gewöhnlich ist die Mutter in der Lage, sich auf die zwanghaften Ansprüche des Säuglings einzustellen und auf diese Weise den Deprivationskomplex schon unmittelbar nach seiner Entstehung erfolgreich zu *behandeln*: Sie heilt ihn schon beinahe dadurch, dass sie es dem Säugling ermöglicht, seinen Hass auszudrücken, obwohl sie, die Therapeutin, in Wirklichkeit die für die Deprivation verantwortliche Mutter ist.

Wichtig ist, dass der Säugling der Mutter gegenüber nicht »verpflichtet« ist, wenn die Mutter auf seine primitiven Liebesimpulse eingeht, dass aber ihre Therapie, d.h. ihre Bereitschaft, auf seine Ansprüchlichkeit einzugehen, mit der er auf die Frustration reagiert und die einen Anstoß im positiven Sinne bedeutet, ein gewisses Gefühl von Verpflichtung zur Folge hat. Die mütterliche Therapie mag heilen – Mutterliebe ist es nicht.

Wenn man das verwöhnende Verhalten einer Mutter ihrem Säugling gegenüber so betrachtet, dann enthält der Begriff Mütterlichkeit (mothering) weit mehr als normalerweise zugestanden wird. Mutterliebe wird oft mit diesem verwöhnenden Verhalten gleichgesetzt, das aber in Wirklichkeit die *Therapie eines Mangels an Mutterliebe* ist. Es ist eine Therapie, eine zweite Chance für Mütter, von denen man nicht erwarten kann, dass sie ihre anfängliche, sehr heikle Aufgabe der primären Liebe ununterbrochen erfolgreich meistern. Wenn eine Mutter diese Therapie als Reaktionsbildung auf ihre eigenen Probleme unternimmt, dann sagt man, sie verziehe ihr Kind. Tat sie es aber, weil sie die Notwendigkeit dafür erkennt, dass sie sich auf die Ansprüche des Kindes einstellen und mit seiner zwanghaften Gierigkeit geduldig umgehen muss, dann ist das eine Therapie, die normalerweise erfolgreich ist. Daran ist oft nicht nur die Mutter, sondern auch der Vater und sogar die ganze Familie beteiligt.

In der Praxis gibt es eine schwierig zu erfassende Grenze zwischen einer erfolgreichen und einer erfolglosen mütterlichen Therapie. Oft beobachten wir eine Mutter, die ihren Säugling verwöhnt, ohne dass dies zu einer erfolgreichen Therapie wird. Dann war die ursprüngliche Deprivation zu schwer für eine »Primärheilung« (um einen Ausdruck aus der Chirurgie für Wundnähte zu entlehnen).

Genauso wie Gierigkeit können auch chaotisches Verhalten, Einnässen und zwanghaftes Zerstören Ausdruck einer Reaktion auf eine Deprivation sein. All diese Ausdrucksformen sind eng miteinander verknüpft. Beim Bettnässen, über das so häufig geklagt wird, liegt die Betonung entweder auf der Regression im Augenblick des Traumes oder auf dem antisozialen Zwang, das Recht zu beanspruchen, den Körper der Mutter nass zu machen.

Bei einer vollständigeren Darstellung des Stehlens müsste ich auch auf den Kaufzwang eingehen, den wir so häufig bei unseren psychoanalytischen Patienten als Ausdruck der antisozialen Tendenz antreffen. Man kann mit solch einem Patienten eine lange und interessante Analyse machen, ohne diese Art von Symptom jemals zu verändern, weil es nicht zu den neurotischen oder psychotischen Abwehrmechanismen dieses Patienten gehört, sondern zur antisozialen Tendenz, also zu den Reaktionen auf eine Verlusterfahrung (deprivation) ganz besonderer Art zu einem ganz bestimmten Zeitpunkt. So ist verständlich, dass Geburtstagsgeschenke und Taschengeld einen bestimmten Teil der normalerweise zu erwartenden antisozialen Tendenz auffangen können.

In dieselbe Kategorie wie die Kauf-Expeditionen gehört das »Ausgehen« ohne besonderes Ziel, das *Weglaufen*, eine zentrifugale Tendenz, die an der Stelle der im Stehlen enthaltenen zentripetalen Geste steht.

Der ursprüngliche Verlust

Eines möchte ich besonders hervorheben: Die Grundlage der antisozialen Tendenz ist eine frühe gute Erfahrung, die verloren gegangen ist. Gewiss besteht eine wesentliche Bedingung darin, dass der Säugling die Fähigkeit entwickelt hat, wahrzunehmen, dass der Grund für die Katastrophe in einem Versagen der Umwelt liegt. Das – zutreffende – Wissen darum, dass der Grund für die Depression oder für die Desintegration ein äußerer und nicht ein innerer ist, ist verantwortlich für die Verformung der Persönlichkeit und den Drang, in neuen Umweltbedingungen eine Heilung zu suchen. Der Grad der Ich-Reife, von dem eine Wahrnehmung dieser Art abhängig ist, ist dafür verantwortlich, dass sich eine antisoziale Tendenz und nicht eine psychotische Erkrankung entwickelt. Eine große Anzahl antisozialer Zwänge wird in ihren frühen Stadien von den Eltern erfolgreich behandelt. Allerdings üben antisoziale Kinder (unbewusst oder aufgrund unbewusster Motivationen) ständig Druck aus, um von ihrer Umwelt diese Heilung ermöglicht zu bekommen, ohne dass sie in der Lage sind, Nutzen daraus zu ziehen.

Wahrscheinlich liegt der Zeitpunkt der ursprünglichen Deprivation in der Phase, in der das Ich des Säuglings oder des kleinen Kindes gerade dabei ist, die libidinösen und aggressiven (oder zur Motilität gehörenden) Es-Impulse miteinander zu verschmelzen. In einem Augenblick der Hoffnung geht Folgendes vor sich:

> Das Kind nimmt eine neue Situation wahr, in der Elemente von Zuverlässigkeit enthalten sind.
> Es erlebt einen Drang, den man als Objektsuche bezeichnen könnte.
> Es spürt, dass Rücksichtslosigkeit sich in ihm breit macht, und deshalb versetzt es seine unmittelbare Umgebung in Aufruhr, um sie vor der Gefahr zu warnen und dazu zu bringen, sich auf die Provokation einzustellen.
> Wenn die Situation standhält, so muss die Umwelt immer wieder daraufhin getestet werden, ob sie die Fähigkeit hat, die Aggression auszuhalten, die Zerstörung zu verhindern oder zu reparieren, die Störung zu ertragen,

die positiven Elemente in der antisozialen Tendenz zu erkennen und ein Objekt zur Verfügung zu stellen und zu schützen, das gesucht und gefunden werden kann.

In günstigen Fällen, d.h. wenn nicht zu viel Verrücktheit oder unbewusster Zwang oder paranoide Organisation usw. vorliegt, können die günstigen Bedingungen dem Kind im Lauf der Zeit dazu verhelfen, einen Menschen zu finden und zu lieben, statt die Suche dadurch fortzusetzen, dass es sich Ersatzobjekte aneignet, die ihre symbolische Bedeutung verloren haben.

Im nächsten Stadium benötigt das Kind die Fähigkeit, in einer Beziehung auch Verzweiflung zu erleben, nicht nur Hoffnung. Erst dann kann das Kind wirklich leben. Wenn die Heimerzieher und Betreuer das Kind durch all diese Entwicklungsprozesse hindurchgeleiten, *dann haben sie eine Therapie durchgeführt, die sich ganz bestimmt mit der analytischen Arbeit vergleichen lässt.*

Häufig erfüllen Eltern diese Aufgabe bei einem ihrer eigenen Kinder. Aber viele Eltern sind zwar in der Lage, normale Kinder aufzuziehen, schaffen das jedoch nicht, wenn eines ihrer Kinder aus irgendwelchen Gründen eine antisoziale Tendenz entwickelt.

In dieser Darstellung bin ich absichtlich nicht auf die Beziehung der antisozialen Tendenz zu den folgenden Themen eingegangen: Ausagieren, Masturbation, pathologisches Über-Ich und unbewusste Schuld, die Stadien der libidinösen Entwicklung, Wiederholungszwang, Regression auf die Stufe vor der Entwicklung von Mitgefühl, paranoide Abwehr, Einfluss des Geschlechts auf die Symptomatik.

Behandlung

Um es kurz zu machen: Die Behandlungsform der antisozialen Tendenz ist nicht die Psychoanalyse. Einem solchen Kind sollte wirklich Fürsorge zuteil werden, die es auf diese Weise wiedererleben und in deren Rahmen es mit seinen Es-Impulsen experimentieren kann und deren Grenzen auszuprobieren sind. Es ist die Stabilität dieser neuen Versorgung durch die Umwelt, die die therapeutische Wirkung ausmacht. Die Es-Impulse müssen, wenn sie sich sinnvoll anfühlen sollen, in einer Verfassung erlebt werden, in der der Patient Kontakt mit dem eigenen Ich hat. Und wenn es sich dabei um ein depriviertes Kind handelt, muss dieser Bezug zum eigenen Ich durch den Bezug des Therapeuten zu diesem Ich unterstützt werden. Nach der in dieser Arbeit entwickelten Theorie ist es die Umwelt, die eine neue Möglichkeit für diesen Kontakt mit dem Ich bereitstellen muss, denn das Kind hat wahrgenommen, dass es ursprünglich die Umwelt war, die in ihrer Funktion als Ich-Stütze versagt und damit die antisoziale Tendenz ausgelöst hat.

Wenn das Kind in Analyse ist, dann muss der Analytiker entweder zulassen, dass sich das Hauptgewicht der Übertragung außerhalb der Analyse entfaltet, oder er muss damit rechnen, dass sich die antisoziale Tendenz in voller Stärke in der analytischen Situation entfalten wird, und er muss darauf gefasst sein, selber die Hauptlast zu tragen.

XIV. Die manische Abwehr[50]

Für mich hat sich ein wachsendes Verständnis für Melanie Kleins Konzept, das sie vorläufig die »manische Abwehr« nennt, im Verein mit einer allmählichen Vertiefung meiner Auffassung der inneren Realität ergeben. Noch vor drei oder vier Jahren pflegte ich »Phantasie« und »Realität« einander gegenüberzustellen, was meine nicht psychoanalytisch vorgebildeten Freunde veranlasste, mir zu sagen, ich benützte das Wort Phantasie anders, als es gewöhnlich üblich sei. Ich entgegnete auf ihre Einwände, dieser andere Gebrauch lasse sich nicht vermeiden; denn (wie beim Gebrauch des Wortes Angst seitens der Psychoanalytiker) die Erfindung eines neuen Wortes lasse sich weniger leicht rechtfertigen als die leichte Umfärbung eines bereits bestehenden Begriffs.

Allmählich stelle ich jedoch fest, dass ich das Wort Phantasie immer mehr in seinem normalen Sinn gebrauche, und mittlerweile vergleiche ich die äußere Realität nicht mehr so sehr mit der Phantasie als vielmehr mit einer inneren Realität.

In gewissem Sinn ist diese Erklärung eine Spitzfindigkeit, denn wenn die (bewusste und unbewusste) »Phantasie« genügend anerkannt würde, ginge die Umstellung beim Gebrauch des Ausdrucks »innere Realität« mühelos vonstatten. Es mag aber Leute geben, für die, wie für mich, der Wandel der Terminologie eine Vertiefung des Glaubens an die innere Realität[51] mit sich bringt.

Der Zusammenhang zwischen dieser Vorrede und dem Titel meiner Abhandlung – »Die manische Abwehr« – liegt darin, dass es Teil der manischen Abwehr eines jeden Menschen ist, der inneren Realität ihre volle Bedeutung nicht zugestehen zu können. Die eigene Fähigkeit, der inneren Realität Achtung zu erweisen, ist Schwankungen unterworfen, die mit der eigenen depressiven Angst zusammenhängen. Das hat zur Folge, dass an bestimmten Tagen in der analytischen Praxis ein Patient, der sich hauptsächlich der manischen Abwehr bedient, Material bringt, das sich zu diesem Zeitpunkt nicht deuten lässt; möglicherweise sind die Aufzeichnungen der Assoziationen dieser Sitzung am nächsten Tag ohne Weiteres verständlich.

Dieses neue Verständnis lädt dazu ein, die »Flucht in die Realität« (Searl 1929) neu zu definieren, und zwar nicht als Flucht vor der Phantasie, sondern vor der inneren Realität. Man muss die innere Realität selbst in der Sprache der Phantasie beschreiben; sie ist jedoch nicht das Gleiche wie die Phantasie, denn bei ihr handelt es sich um jene Phantasie, die persönlich und organisiert ist und historisch mit den physischen Erlebnissen, Erregungen und Lust- und Schmerzgefühlen des Säuglingsalters zusammenhängt. Die Phantasie ist Teil der Bemühungen des Individuums, mit der inneren Realität fertig zu werden. Man kann sagen, Phantasie[52] und Tagträume seien eine omnipotente Manipulation der äußeren Realität. Eine omnipotente Beherrschung der Realität erfordert Phantasien über die Realität. Das Individuum dringt zur äußeren Realität mittels der omnipotenten Phantasien vor, die im Zuge der Bemühungen ausgearbeitet worden sind, der inneren Realität zu entkommen.

Im letzten Absatz ihrer Abhandlung *(The Flight to Reality,* 1929) schreibt Searl:

> »... in der Gefahr will (das Kind) die ideal liebenden und geliebten Eltern immer bei sich behalten, ohne Trennungsangst; zugleich möchte es die unfreundlichen, strengen Eltern, die es den schrecklichen Gefahren unbefriedigter libidinöser Spannungen anheimfallen lassen, voller Hass zerstören. Das heißt, in seiner omnipotenten Phantasie frisst es sowohl die liebenden als auch die strengen Eltern auf ...«

Ich habe das Gefühl, dass hier die Erkenntnis der Beziehung zu den Objekten fehlt, die als etwas im eigenen Inneren empfunden werden. Mir scheint, wir begegnen nicht nur einer Phantasie der Einverleibung guter und böser Eltern; wir begegnen auch der Tatsache, die dem Kind weitgehend nicht bewusst ist, dass sadistische Angriffe – aus den gleichen Gründen, die in der Beziehung des Kindes zu den äußeren Eltern wirksam waren – *im Inneren* des Kindes *stattfinden,* Angriffe gegen die guten oder einander gegenseitig liebenden Eltern (weil sie es frustrieren, indem sie miteinander glücklich sind), Angriffe gegen die Eltern, die durch Hass böse gemacht worden sind, Abwehr gegen die bösen Objekte, die jetzt auch das Ich bedrohen, ebenso Versuche, die guten vor den bösen zu retten, die bösen zu verwenden, um den bösen entgegenzuwirken, und so fort.

Omnipotente Phantasien sind nicht so sehr die innere Realität selbst als vielmehr eine Abwehr dagegen, sie anzunehmen. Bei dieser Abwehr sieht man sich einer Flucht in die omnipotente Phantasie gegenüber, einer Flucht von einer Art von Phantasien in eine andere und – in dieser Abfolge – einer Flucht in die äußere Realität. Dies ist der Grund, warum ich glaube, dass man Phantasie und Realität nicht vergleichen oder einander gegenüberstellen kann. Im üblichen extravertierten Abenteuerbuch sehen wir oft, wie der Autor sich als Kind in Tagträume geflüchtet und sich später für die gleiche Flucht der äußeren Realität bedient hat. Er ist sich der inneren depressiven Angst, vor der er geflohen ist, nicht bewusst. Er hat ein Leben voller Zwischenfälle und Abenteuer geführt, und das gibt er vielleicht richtig wieder. Aber beim Leser bleibt der Eindruck einer relativ seichten Persönlichkeit zurück – gerade weil der Abenteurer-Autor sein Leben auf die Verleugnung der persönlichen inneren Realität gründen musste. Von solchen Schriftstellern wendet man sich mit Erleichterung jenen zu, die depressive Angst und Zweifel ertragen können.

Man kann das Nachlassen der manischen Abwehr im Verhalten und in den Phantasien eines Patienten im Verlauf seiner Analyse spüren. Während die depressiven Ängste infolge der Analyse abnehmen und der Glaube an gute innere Objekte zunimmt, wird die manische Abwehr weniger stark und weniger notwendig; man nimmt sie daher weniger wahr.

Es sollte möglich sein, das Nachlassen der omnipotenten Manipulation und der Steuerung und Abwertung mit Normalität und mit einem Grad der manischen Abwehr zu verknüpfen, die jedermann im täglichen Leben benützt. Man ist z.B. in einem Variété, auf die Bühne kommen die Tänzerinnen, die geübt sind, Lebhaftigkeit zu demonstrieren. Man kann sagen, hier ist die Urszene, hier ist Exhibitionismus, hier ist anale Beherrschung, hier ist eine masochistische Unterwerfung unter eine Disziplin, hier ist ein Sieg über das Über-Ich. Früher oder später fügt man hinzu: Hier ist das *Leben.* Könnte es nicht sein, dass die Hauptsache an der Aufführung eine Verleugnung des Totseins ist, eine Abwehr gegen depressive Vorstellungen vom »Tod im Inneren«, und dass die Sexualisierung erst an zweiter Stelle steht?

Wie steht es denn mit solchen Erscheinungen wie der des unaufhörlich vor sich hindudelnden Radios? Wie steht es mit dem Leben in einer Stadt wie London, wo der Lärm niemals aufhört und die Lichter nie gelöscht werden? Beides macht die Beruhigung durch die Realität angesichts der Vorstellung vom Tod im eigenen Inneren und einen Gebrauch der manischen Abwehr anschaulich, der normal sein kann.

Auch um die Existenz der Spalten mit Hof- und Klatschnachrichten in unseren Zeitungen zu erklären, müssen wir ein allgemeines Bedürfnis nach Beruhigung in Bezug auf Vorstellungen von Krankheit und Tod in der königlichen Familie und beim Adel voraussetzen; eine solche Beruhigung kann durch eine zuverlässige Veröffentlichung von Tatsachen erreicht werden. Aber in Bezug auf die Vernichtung und Desorganisation der entsprechenden Gestalten der inneren Realität ist keine Beruhigung möglich. Was »God Save the King« angeht, genügt es nicht zu sagen, dass wir den König vor dem unbewussten Hass bewahren möchten, den wir gegen ihn hegen. Wir könnten sagen, dass wir ihn in unserer unbewussten Phantasie töten, ihn vor unserer Phantasie schützen möchten, aber damit wird das Wort Phantasie überbeansprucht. Ich sage lieber: In unserer inneren Realität wird der internalisierte Vater immerzu getötet, beraubt, verbrannt und zerschnitten, und wir begrüßen es, wenn dieser internalisierte Vater durch einen wirklichen Menschen verkörpert wird, zu dessen Schutz wir beitragen können. Die Hoftrauer ist ein unbedingter Befehl, der der Normalität des Trauerns Rechnung trägt. Bei der manischen Abwehr kann keine Trauer erlebt werden.

In diesen Zeitungsspalten werden die Handlungen des Adels geschildert und vorhergesagt, und hier kann man – nur schwach verhüllt – die omnipotente Kontrolle von Personen erkennen, die an der Stelle innerer Objekte stehen.

In Wahrheit kann man *auf abstrakte Weise* kaum erörtern, ob derartige Vorkehrungen eine normale Beruhigung durch die Realität oder eine abnorme manische Abwehr darstellen; man *kann* jedoch die Verwendung der Abwehr besprechen, der wir im Verlauf der Analyse eines Patienten begegnen.

Bei der manischen Abwehr wird eine Beziehung zum äußeren Objekt beim Versuch benützt, die Spannung in der inneren Realität herabzusetzen. Es ist aber bezeichnend für die manische Abwehr, dass das Individuum nicht ganz an die Lebendigkeit glauben kann, die das Totsein leugnet, da es nicht an seine eigene Fähigkeit zur Objektliebe glaubt, denn die Wiedergutmachung kann nur dann real sein, wenn man die Zerstörung anerkennt.

Möglicherweise hängt ein Teil unserer Schwierigkeiten, uns über eine Bezeichnung für das zu einigen, was wir heute als manische Abwehr bezeichnen, direkt mit dem Wesen der manischen Abwehr selbst zusammen. Man kann nicht umhin festzustellen, dass das Wort »Depression« in der volkstümlichen Ausdrucksweise nicht nur gebraucht, sondern auch ganz richtig gebraucht wird. Ist es nicht möglich, darin die mit der Depression einhergehende Introspektion zu entdecken? Man könnte den Umstand, dass es für die manische Abwehr keinen volkstümlichen Ausdruck gibt, sich mit dem Mangel an Selbstkritik in Zusammenhang bringen, der sie klinisch begleitet. Dem Wesen der manischen Abwehr entsprechend, sollten wir erwarten, in dem Augenblick, in dem diese Abwehr wirksam wird, gar nicht fähig zu sein, sie durch Introspektion wahrnehmen zu können.

Gerade wenn wir deprimiert sind, *fühlen* wir uns auch deprimiert. Aber gerade wenn wir in manischer Abwehr begriffen sind, ist es *am wenigsten wahrscheinlich,* dass wir uns so *fühlen,* als wehrten wir eine Depression ab. In solchen Phasen fühlen wir uns mit größerer Wahrscheinlichkeit erhoben, glücklich, geschäftig, humorvoll, allwissend, lebensvoll – und zugleich interessieren wir uns weniger als gewöhnlich für ernsthafte Dinge und die Schrecken von Hass, Zerstörung und Mord.

Ich will nicht behaupten, dass man in den Analysen der Vergangenheit – d.h. vor Melanie Klein – an die tiefsten unbewussten Phantasien, die ich (nach Freud) hier als »innere Realität« bezeichne, nicht herangekommen sei. Wenn wir die psychoanalytische Technik lernen, bringt man uns bei, *innerhalb der Übertragung* zu deuten. Eine vollständige Analyse der Übertragung erbringt eine Analyse der inneren Realität. Aber man muss diese verstehen, um die Übertragung deutlich verstehen zu können.

Merkmale der manischen Abwehr

Ich komme jetzt zu einer näheren Untersuchung des Wesens der manischen Abwehr. Ihre charakteristischen Merkmale sind eine omnipotente Manipulierung oder Beherrschung und eine verächtliche Abwertung; sie wird in Hinsicht auf die zur Depression gehörigen Ängste aufgebaut – diese Depression ist die Stimmung, die aus dem Nebeneinanderbestehen von Liebe, Hass und Gier in den Beziehungen zwischen den inneren Objekten herrührt.

Die manische Abwehr zeigt sich auf mehrere und verschiedene Weisen, die aber untereinander in einem Zusammenhang stehen. Diese sind:

Verleugnung der inneren Realität.
Flucht vor der inneren Realität in die äußere Realität. Die Menschen der inneren Realität werden in einem »Schwebezustand zwischen Leben und Tod« gehalten.
Die *Empfindungen* der Depression – die Schwere, die Traurigkeit – werden durch ausgesprochen entgegengesetzte Empfindungen wie Leichtigkeit, Heiterkeit usw. verleugnet.
Verwendung fast aller Gegensätze zur Beruhigung in Bezug auf den Tod, das Chaos, das Geheimnis usw., und auf Vorstellungen, die zu den *Phantasie-Inhalten* der depressiven Position gehören.

Verleugnung der inneren Realität. Ich habe schon von ihr gesprochen, als ich erklärte, warum ich selbst die tiefsten unbewussten Phantasien erst spät erkannt habe. In der klinischen Praxis sehen wir nicht so sehr die Verleugnung als vielmehr die gehobene Stimmung, die mit der Verleugnung zusammenhängt, oder ein Gefühl der Unwirklichkeit in Bezug auf die äußere Realität oder eine Gleichgültigkeit ernsten Dingen gegenüber.

Es gibt eine Art von partieller Erkenntnis der inneren Realität, die man in diesem Rahmen nicht unerwähnt lassen sollte. Man kann eine erstaunliche tiefe Erkenntnis gewisser Aspekte der inneren Realität bei Menschen antreffen, die trotzdem nicht anerkennen, dass die Menschen, die in ihnen wohnen, Teil ihrer selbst sind. Ein Maler hat z.B. das Gefühl, als werde sein Bild von jemandem gemalt, der aus seinem Inneren heraus handelt, oder ein Prediger hat das Gefühl, als spreche Gott durch ihn. Viele Menschen, die ein normales und wertvolles Leben führen, fühlen sich für das Beste, was in ihnen steckt, nicht verantwortlich. Sie sind stolz und glücklich, für einen geliebten und bewunderten Menschen zu handeln oder für Gott, aber sie leugnen, dass sie die Eltern des internalisierten Objekts sind. Ich glaube, es ist mehr über auf diese Weise verleugnete böse Objekte geschrieben worden als über die Verleugnung guter innerer Kräfte und Objekte.

Hier ist ein praktischer Gesichtspunkt zu beachten. Bei der Analyse der zufriedensten Art von religiösen Patienten ist es nämlich angezeigt, so zu arbeiten, als gehe man von der Grundlage einer übereinstimmend anerkannten inneren Realität aus, und die Erkenntnis des persönlichen Ursprungs des Gottes des Patienten sich von selbst einstellen zu lassen, als Ergebnis der Verringerung der Angst, die auf die Analyse der depressiven Position folgt. Es ist natürlich gefährlich für den Analytiker, wenn er im Geist den Gott seines Patienten als »Phantasieobjekt« sieht. Der Gebrauch dieses Wortes gäbe dem Patienten das Gefühl, als unterschätze der Analytiker den Wert des guten Objekts, was er in Wirklichkeit ja nicht tut. Etwas Ähnliches wäre, wie ich glaube, bei der Analyse eines Künstlers in Bezug auf die Quelle seiner Inspiration zu beachten, ebenso bei der Analyse der »inneren Menschen« und imaginären Gefährten, mit denen unsere Patienten uns bekanntmachen können.

Flucht vor der inneren Realität in die äußere Realität. Davon gibt es mehrere klinische Typen. Es gibt den Patienten, der die äußere Realität die Phantasie ausdrücken lässt. Es gibt den Patienten, der sich Tagträumen hingibt und die Realität omnipotent manipuliert, dabei aber weiß, dass es eine Manipulation ist. Es gibt den Patienten, der alle erdenklichen physischen Aspekte der Sexualität und der Sinnlichkeit ausbeutet. Es gibt den Patienten, der die inneren Körperempfindungen ausnützt. Der erste der beiden letzten Typen, der zwanghafte Masturbator, vermindert die psychische Spannung mit Hilfe der Befriedigung, die sich aus autoerotischer Betätigung und aus zwanghaft angestrebten heterosexuellen und homosexuellen Erlebnissen gewinnen lässt; der zweite, der Hypochonder, kann die psychische Spannung dadurch aushalten, dass er den Phantasie-Inhalt leugnet.

Schwebezustand zwischen Leben und Tod. Bei diesem Aspekt der Abwehr, wo der Patient die internalisierten Eltern beherrscht und sie in einem Zustand zwischen Leben und Tod hält, wird die gefährliche innere Realität (mit ihren bedrohten guten Objekten, ihren bösen Objekten und Teilen von Objekten und ihren gefährlichen Verfolgern) in gewissem Maß (unbewusst) anerkannt und bewältigt. Die Abwehr ist unbefriedigend, weil die omnipotente Beherrschung der bösen internalisierten Eltern auch alle guten Beziehungen abbricht und der Patient sich im Inneren tot fühlt und die Welt als einen farblosen Ort empfindet. Mein zweiter Fall wird das anschaulich machen.

Verleugnung bestimmter Aspekte von mit der Depression einhergehenden Gefühlen. Die Verwendung von Gegensätzen zur Beruhigung. Diese beiden Aspekte kann man zusammenfassen. Um deutlicher zu machen, was ich meine, nenne ich eine Reihe von Gegensatzpaaren, die von Patienten im Zustand der manischen Abwehr in ihren omnipotenten Phantasien und in der omnipotent gesteuerten äußeren Realität häufig verwendet werden. Manche werden gewöhnlich mehr dazu benützt, sich durch die äußere Realität Beruhigung zu verschaffen, sodass Omnipotenz und Abwertung relativ wenig auffallen.

Leer	Füllend
Tot	Lebendig, wachsend
Unbewegt	Bewegt
Grau	Farbig
Dunkel	Hell, leuchtend
Unveränderlich	Sich ständig ändernd
Langsam	Schnell
Drinnen	Draußen
Schwer	Leicht
Sinkend	Aufsteigend
Tief unten	Hoch oben
Traurig	Erheiternd, fröhlich
Niedergeschlagen	Leichtherzig, obenauf
Ernsthaft	Komisch
Getrennt	Verbunden
Auseinanderstrebend	Verbindend
Formlos	Geformt, proportioniert
Chaos	Ordnung
Uneinigkeit	Harmonie
Scheitern	Erfolg
Aufgespalten	Integriert
Unbekannt und geheimnisvoll	Bekannt und verständlich

Die Schlüsselwörter sind hier tot und lebendig – bewegt – wachsend.

Deprimierend – erhebend
Ich möchte kurze Zeit bei einer dieser Abwehrformen verweilen, die mich besonders interessiert.

Als ich mich nach einem Wort umsah, mit dem man den Gesamtkomplex der Abwehr gegen die depressive Position bezeichnen könnte, begegnete mir das Wort *»ascensive«* (aufsteigend, erhebend). Dr. J.M. Taylor schlug es mir als einen Gegensatz zu depressiv vor, und es ist besser als das Wort *»buoyant«* (steigend), das im Englischen an der Börse benützt wird, um das Gegenteil von »sinkend« zu bezeichnen.

Mir scheint, man kann dieses Wort – aufsteigend, erhebend – gut gebrauchen, wenn man die Aufmerksamkeit auf die Abwehr gegen einen Aspekt der Depression lenken will, der mit Ausdrücken wie »schweren Herzens«, »in tiefer Verzweiflung«, »ein Gefühl des Versinkens« usw. angedeutet wird.

Man braucht nur an die Wörter »schwer«, »Schwere«, »Schwerkraft« und an »leicht«, »Leichtigkeit« und »Schweben« zu denken; jedes dieser Wörter ist doppeldeutig. Schwere bedeutet Ernsthaftigkeit, aber auch das Wirken einer physikalischen Kraft. Leichtigkeit bedeutet leichtfertiges Abtun und Spaßmachen wie auch das Fehlen physikalischer Schwere. Ich habe immer festgestellt, dass im Spiel der Kinder Ballons, Flugzeuge und fliegende Teppiche einen Hinweis auf manische Abwehr einschließen, manchmal ganz ausdrücklich, manchmal nebenbei. Auch das Empfinden, dass der Kopf sich irgendwie leicht (schwindlig) anfühlt (*light-headedness*[53]) ist ein weit verbreitetes Symptom einer unmittelbar bevorstehenden depressiven Phase; es ist eine Abwehr gegen die Schwere, der Kopf ist wie mit Gas gefüllt, gleichsam, als wolle er den Patienten über seine Schwierigkeiten erheben. In diesem Zusammenhang ist interessant, dass wir beim Lachen uns selbst und unseren Mitmenschen beweisen, wieviel Luft wir haben und übrig haben, während wir beim Seufzen und Schluchzen mit unseren knapp bemessenen Einatmungsversuchen zeigen, dass wir relativ wenig Luft haben.

Das Wort *»ascensive«* (erhebend) wirft Licht auf die Bedeutung der Himmelfahrt (*ascension*) in der christlichen Religion. Ich glaube, früher einmal hätte ich die Kreuzigung und die Auferstehung als symbolische Kastration mit darauf folgender Erektion trotz körperlicher Verletzung bezeichnet. Wenn ich diese Erklärung einem Christen angeboten hätte, wäre mir nicht nur aufgrund der allgemeinen Ungläubigkeit gegenüber der unbewussten Sexualsymbolik Widerspruch begegnet; mindestens ein Teil der Empörung wäre dadurch *gerechtfertigt*[54] gewesen, dass ich die Bedeutung des Mythos in Bezug auf Depression und Erhebung unberücksichtigt gelassen hätte. Der Christ empfindet jedes Jahr die Tiefen der Traurigkeit, Verzweiflung und Hoffnungslosigkeit in den Erlebnissen des Karfreitags. Der durchschnittliche Christ kann die Depression nicht so lange aushalten, also geht er am Ostersonntag zu einer manischen Phase über. Die Himmelfahrt bringt die Genesung von der Depression zum Ausdruck.

Viele Menschen können Traurigkeit sogar ohne die Hilfe der Religion an sich heranlassen und ertragen, traurig zu sein, ohne die Unterstützung zu erleben, die das gemeinsame Erleben bietet. Aber wenn ich hörte, wie Menschen in der Analyse über die Religion spotteten, kam es mir so vor, als zeigten sie insofern eine manische Abwehr, als es ihnen misslang, Traurigkeit und Gefühle von Schuld und Wertlosigkeit anzuerkennen und zu begreifen, dass es sich lohnt, an diese Gefühle heranzukommen, die zur persönlichen inneren oder psychischen Realität gehören.

Manische Abwehr und Symbolik

Das von mir gewählte Thema lässt sich gewiss sehr umfassend behandeln. Ein Problem, das mich sehr interessiert, ist das des theoretischen Zusammenhangs zwischen Phänomenen der manischen Abwehr und psychischer Symbolik. Beispielsweise hat das Aufsteigen eine phallische, d.h. eine Erektionsbedeutung, was offensichtlich ist, aber das ist nicht das Gleiche wie seine »hebende« oder kontra-depressive Wirkung. Ballons sind in Phantasien und Spielen Symbole für die Brüste der Mutter oder für ihren Körper, für den Blähbauch, die Flatuserektion, den Flatus; sie werden *auch* als kontra-depressive Symbole verwendet. In Bezug auf Gefühle sind sie immer kontra-depressiv, gleichgültig, welches Objekt sie vertreten.

Fallen hat eine sexuelle oder passiv-masochistische Bedeutung; es hat *auch* eine depressive Bedeutung usw.

Eine Frau beneidet möglicherweise den Mann, wünscht sich, ein Mann zu sein, ist äußerst ungern eine Frau, weil sie, da sie selbst zu depressiver Angst neigt, den Mann allmählich mit der Erektion identifizieren gelernt hat, daher auch mit der »hebenden« manischen Abwehr.

Diese und andere Beziehungen zwischen Formen der manischen Abwehr und der Sexualsymbolik müssen späteren Untersuchungen vorbehalten bleiben.

Klinische Beispiele

Bei allen zehn Patienten, die ich zur Zeit in Behandlung habe, wäre es leicht, aus dem Material dieser oder jeder beliebigen anderen Woche relevante Einzelheiten anzuführen.

Ich habe Ausschnitte aus vier Behandlungen ausgewählt. Die ersten beiden Patienten gehören zum asozialen Typus, der dritte ist stark zwanghaft, der vierte depressiv.

Der erste, Billy, ist fünf Jahre alt und seit vier Sitzungen bei mir. Als er mit dreieinhalb Jahren zu mir kam, war er ruhelos, interessierte sich vor allem für Geld und Eiscreme; er war in gewissem Maß habsüchtig, konnte aber das Erworbene nicht genießen. Er hatte angefangen, Geld zu stehlen, und ich glaube, dass er ohne Analyse kriminell geworden wäre, besonders deshalb, weil er als einziges Kind bei Eltern aufwächst, die einander fremd geworden sind. Sein Verhalten in den Frühstadien der Analyse entsprach der Diagnose »asozial, potenziell delinquent«.

Ich nenne drei Spiele, die ich aufs Geradewohl und doch, wie ich glaube, nicht unbillig ausgewählt habe, um die Veränderungen deutlich zu machen, die während der Analyse eingetreten sind. Zwischen dem ersten und dem zweiten Stadium und zwischen dem zweiten und dem dritten lag jeweils eine Pause von einigen Monaten.

Im ersten Stadium, vor den drei Spielen, konnte man seine Betätigungen kaum als Spiele bezeichnen – es hatte bestenfalls wilde Angriffe auf Seeräuber gegeben.

Beim ersten Spiel steht er an der Mündung einer Kanone, die ich abfeuere. Er wird hoch in die Luft und mit großer Geschwindigkeit über das Festland hinweg nach Afrika getragen. Unterwegs schlägt er verschiedene Leute mit einem Stock nieder – und in Afrika befasst er sich von oben aus der Luft mit Eingeborenen, die auf verschiedene Weise beschäftigt sind – er stürzt sie aus Baumwipfeln in tiefe Brunnen und schlägt dem Häuptling den Kopf ab.

Während einer Stunde, die von diesem Spiel beherrscht wurde, war er schrecklich erregt, und ich war nicht überrascht, als er nach dem Ende der Stunde bei der Abfahrt mit dem Aufzug aus dem zweiten Stock, wo mein Sprechzimmer war, versehentlich in den Keller fuhr – gleichsam in die Tiefe des Brunnens hinunter – und von Entsetzen ergriffen wurde. Ich war ihm an diesem Tag (heimlich) gefolgt, weil er so aufgeregt war, und konnte ihm daher aus seiner Schwierigkeit heraushelfen; es beruhigte ihn unendlich, dass ich seinen ungewöhnlichen Zustand richtig eingeschätzt hatte und ihm so zur Verfügung stand, als er in Not geriet.

Auf diese Stunde folgte zuhause eine Szene mit seiner Mutter, die natürlich weitgehend aufgrund seiner eigenen Ambivalenz zustande kam, die jetzt zutage trat. Diese Szene war zugleich der Höhepunkt seines sogenannten »manischen« Verhaltens; sie wurde zur gegebenen Zeit mit der Analyse der depressiven Position und dem Beginn eines Gefühls von Traurigkeit und Hoffnungslosigkeit in Beziehung gesetzt. Erst mit dem Beginn der Phase von Traurigkeit wurde konstruktives Spiel wieder möglich.

Das Spiel, das mich an das eben Beschriebene erinnerte, hatte eine Reihe von Reisen im Flugzeug zum Inhalt. Inzwischen war eine Pause von mehreren Monaten vergangen. Wir fliegen wieder nach Afrika, und wir erwarten Feinde. Wir sehen auf die Welt hinunter und lachen darüber, wie unbedeutend sie ist. Aber ein besonderes Merkmal der Reise ist ein höchst verblüffendes System von Sicherheitsvorkehrungen. Wir haben zwei Bücher mit Anweisungen dabei, wie man ein Flugzeug oder ein Wasserflugzeug fliegen muss. Wir haben zwei Maschinen, einen Hubschrauber für den Fall, dass die Maschinen ausfallen – und außerdem jeder einen Fallschirm. Wir haben ein Untergestell mit Rädern und ein Paar Schwimmer für den Fall, dass wir aus Versehen auf dem Wasser niedergehen müssen. Wir haben einen reichlichen Nahrungsmittelvorrat und auch einen Beutel Gold für den Fall, dass uns die Nahrungsmittel oder die Ersatzteile ausgehen. Wir sichern uns auch noch auf viele andere Weisen gegen ein Misslingen unseres Versuchs, uns über unsere Schwierigkeiten zu erheben.

In diesem zweiten Spiel wurde offensichtlich ein Zwangsmechanismus benutzt, und die Verfolger waren angemessenere Gegner: Flugzeuge eines anderen Landes, die zu Bundesgenossen in einem Krieg gegen ein drittes Land werden konnten. (Das zeigte sich in späteren Spielen.) Die Abwertung verminderte sich, ebenso die Omnipotenz-Gefühle; aber das Oben-Sein war nicht nur so zu erklären, dass wir in der Lage waren, auf die da unten zu scheißen – es enthielt immer noch ein erhebendes oder kontra-depressives Element.

Zum Zweck des Vergleichs mit diesen beiden Spielen schildere ich ein noch späteres.

Wir bauen ein Schiff und machen uns auf den Weg in ein Seeräuberland. In diesem Spiel (von dem ich nur die wichtigsten Einzelheiten erwähne) vergessen wir unser Ziel, da es ein sehr schöner Tag ist: Wir liegen an Deck, sonnen uns und genießen das Beieinandersein fröhlich und unbefangen. Von Zeit zu Zeit tauchen wir ins Meer und schwimmen träge herum. Es sind auch ein paar Haie und Krokodile da, die uns manchmal recht unsanft an ihre Eigenschaft als Verfolger erinnern, aber der Junge hat ein Gewehr, das sogar unter Wasser schießt, sodass wir uns keine großen Sorgen zu machen brauchen.

Wir nehmen ein kleines Mädchen an Bord, das wir vor dem Ertrinken retten, und wir bauen ihm eine Rutschbahn für seine Puppe. Der Kapitän macht Schwierigkeiten. Von Zeit zu Zeit stoppen die Maschinen, und als man nach der Ursache sucht, stellt sich heraus, dass der Kapitän Dreck ins Getriebe geworfen hat. Was für ein Kapitän! Er holt den Dreck wieder heraus, und wir fahren wieder weiter und genießen Sonnenschein und schönes Wasser.

Ein Vergleich dieses Spiel-Ausschnitts mit den anderen beiden Spielen zeigt das Nachlassen der Verfolgungsangst (früher hatten uns die Seeräuber ständig und stark beunruhigt), die Verwandlung von bösen Objekten in gute (das Meer war früher voller Krokodile und fast völlig böse), den Glauben an Güte und Freundlichkeit (der Sonnenschein und das allgemeine Feriengefühl), die Verknüpfung von Phantasie und körperlichen Erlebnissen (das Gewehr, mit dem man unter Wasser schießen kann), die Beeinflussbarkeit des verräterischen Verhaltens des Kapitäns, das dieser selbst wiedergutmacht (Entfernung des Drecks aus den Maschinen), die neuen Objektbeziehungen (die sich besonders in der Einbeziehung eines neuen guten Objekts in Form eines kleinen Mädchens zeigen, das aus dem Meer gerettet und mit gut bemessenem Auf und Ab beglückt wird) und auch das Nachlassen der zwanghaften, übermäßigen Sicherung gegen Gefahren. Abwertung ist kein Bestandteil des Spieles mehr.

Die manische Abwehr tritt bis zu dem Grad auf, dass Gefahren ausgeblendet werden, aber der Umstand, dass die inneren Objekte etwas stärker gut werden, verringert die manische Abwehr und führt auch die anderen Veränderungen herbei. Manische Abwehr zeigt sich darin, dass der Junge mit der Gefahr in manischer Weise umgeht und auf Verfolger im eigenen Körper (unter Wasser) schießt; trotzdem ist zum Beispiel in der Beziehung zwischen dem Schießen unter Wasser und dem Urinieren in der Badewanne ein stärkerer Bezug zur äußeren Realität zu sehen.

Ich spiele die Rolle eines imaginären Bruders, aber auch die einer Mutter.

Klinisch ist Billy ein sehr viel normaleres Kind geworden. In der Schule lernt er gut, und er freut sich über seine Beziehung zu anderen Kindern und zu den Lehrern. Zuhause ist er nicht ganz normal; er fordert immer noch Geld, wird schnell laut, und besonders in dem Augenblick, wenn das Essen beginnen soll, benimmt er sich oft völlig unvernünftig. Aber er ist ein reizendes Kind, sein Verständnis für die Schwierigkeiten seiner Eltern, die einander weiterhin kühl gegenüberstehen, entwickelt sich. Die Mutter ist selbst sehr krank, depressiv und drogensüchtig.

***

David (acht Jahre alt), ein anderes asoziales Kind, kam am Anfang dieser Behandlungszeit zu mir, da er sonst aufgrund von »Sexual- und Klosettzwängen« und einiger nur vage definierter Handlungen gegenüber bestimmten Jungen und Mädchen von der Schule verwiesen worden wäre. Er ist das einzige Kind eines begabten, aber depressiven Vaters, der manchmal aus unklaren Gründen tagelang im Bett bleibt, und einer Mutter, die – wie sie selbst erkennt – sowohl höchst neurotisch, aber auch realistisch besorgt über die Familiensituation ist. Die Mutter unterstützt mich ausgezeichnet.

Wie die meisten delinquenten Kinder erweckt David bei jedem, mit dem er nicht zu nah in Berührung kommt, sofort Zuneigung, wenn auch nur für kurze Zeit. Tatsächlich hat es seit Beginn der Behandlung »draußen« keine unerfreulichen Vorkommnisse gegeben, aber man berichtet mir, es sei ermüdend, längere Zeit mit ihm zusammen zu sein, da man ihn ständig beschäftigen müsse, wonach er auch verlangt. Sein Wissen über die äußere Realität ist bemerkenswert, wenn auch für einen Delinquenten typisch.

In einer der ersten Stunden sagte er zu mir: »Ich hoffe, ich ermüde Sie nicht.« Aufgrund dieses Ausspruches, weil die Eltern mir erzählt hatten, er ermüde sie ständig, und aufgrund meiner Erfahrung mit einem ähnlichen Fall (den ich behandelt habe, bevor ich viel von der inneren Realität verstand) war ich auf einen anstrengenden Fall vorbereitet.

Einmal, als ich in einem Seminar die Behandlung eines delinquenten Kindes beschrieb, bemerkte Dr. Ernest Jones, aus diesem Fall ergebe sich eine praktische Frage, nämlich: Kann man es nicht vermeiden, sich im Umgang mit einem Delinquenten völlig zu verausgaben? Falls es unvermeidlich sei, bedeute das eine starke Einschränkung für die Behandlung solcher Fälle. Damals hatte jedoch Dr. Schmideberg ohne allzu große Schwierigkeiten bei der Durchführung der Analyse ein delinquentes Kind behandelt, sodass ich glaube, dass das, was Dr. Jones in diesem Moment innerlich bewegte, sich auf Mängel in meiner Technik bezogen haben[55] muss.

Das Ziel, mich durch Ermüdung zur Strecke zu bringen, wurde bald deutlich, aber vorher war ein gutes Stück Analyse möglich gewesen. Hauptsächlich die kleinen Spielsachen hatten David die Möglichkeit gegeben, für mich und für sich selbst einen großen Schatz an Phantasiematerial aufzuhäufen, der sehr viele Einzelheiten umfasste[56].

Nach ein paar Tagen ergriff David die Flucht vor den Ängsten, die zu tiefen Phantasien gehören, und interessierte sich für die Welt draußen, die Straßen, wie man sie vom Fenster aus sah, und die Welt vor meiner Tür – besonders den Aufzug. Das Innere des Zimmers war zu seinem eigenen Inneren geworden, und wenn er mit mir und dem, was sich in meinem Zimmer befand (Vater und Mutter, Hexen, Geister, Verfolger und so weiter) umgehen sollte, musste er die Mittel haben, dies alles zu beherrschen. Da er fürchtete, er könne es nicht beherrschen, musste er es müde machen – und ich hatte das Gefühl, dass er damit ein gewisses Misstrauen gegen die Omnipotenz zeigte. In diesem Stadium bekam ich deutliche Hinweise auf eine Selbstmordneigung bei ihm. Zugleich mit dem Bedürfnis, mich völlig zu erschöpfen, entwickelte er den Wunsch, mich vor der Erschöpfung zu schützen, sodass er wie ein Sklavenhalter mit unendlicher Sorgfalt darauf achtete, dass sein Sklave sich nicht erschöpfte. Er verordnete mir obligatorische Ruhezeiten.

Bald wurde deutlich, *dass er es war, der sich erschöpfte*, und das Problem, dass der Analytiker müde wurde, wurde allmählich durch die Deutungen in Bezug auf seine eigene Erschöpfung gelöst, die aus dem Versuch der Beherrschung der internalisierten Eltern erwuchs, die sowohl einander als auch ihn erschöpften.

Ich hatte das Glück, ihn am Waffenstillstandstag um elf Uhr vormittags in meinem Sprechzimmer zu haben. Die Frage der Feier des Waffenstillstandstages interessierte ihn sehr; das lag nicht so sehr daran, dass sein Vater am Krieg teilgenommen hatte, als vielmehr an der Tatsache, dass er (schon vor der Analyse und in Verbindung mit ihr) bereits ein Interesse für die Straßen und den Straßenverkehr entwickelt hatte, die ein Muster der inneren Realität lieferten, das nicht hoffnungslos unbeherrschbar war.

Als er kam, war er noch ganz von dem Vergnügen erfüllt, das ihm der Kauf einer Ansteck-Mohnblume bei einer Dame bereitet hatte, und um elf Uhr interessierte er sich für jede Einzelheit dessen, was auf der Straße vor sich ging. Dann kamen die lange erwarteten zwei Schweigeminuten. In meiner Wohngegend herrschte eine ungewöhnlich vollständige Stille, und er war ganz entzückt. »Ist es nicht wundervoll!« Während zweier Minuten seines Lebens hatte er das Gefühl, nicht müde zu sein, da er es nicht nötig hatte, die Eltern zu ermüden, weil eine allmächtige von außen auferlegte und von allen als real angenommene Kontrolle wirksam geworden war.

Interessant war seine Phantasievorstellung, nach der während der Schweigeperiode die Damen weiterhin Blumen verkauften[57]; das war die einzige erlaubte Tätigkeit; eine manischere innere Omnipotenz hätte alles anhalten lassen (auch das Gute).

Die Analyse der depressiven Position und der manischen Abwehr hat sein fieberhaftes Vergnügen an der Analyse verringert. Nun tauchten auch Augenblicke starker Müdigkeit, Traurigkeit und Hoffnungslosigkeit auf, und er hat indirekt Anzeichen von Schuldgefühlen zu erkennen gegeben. Er hat ein paar Wochen mit Spielen zugebracht, in denen ich sehr große Angst bekommen und abwechselnd damit mich schuldig fühlen musste und die entsetzlichsten Albträume habe. Diese Woche hat er sogar gespielt, er habe selbst Angst bekommen, und heute hatte er wirklich vor etwas Angst. Er machte mir seinen Widerstand anschaulich, indem er mich dazu verleitete, ihm das Tauchen beizubringen, das er sich in Wirklichkeit zu lernen weigert, und ich muss sagen: »Du verschwendest ja meine Zeit! Wie kann ich Dir das Tauchen beibringen, wenn Du nicht stehen kannst? Ich bin sehr wütend auf Dich« – und so weiter und so weiter. Dies alles entwickelt sich zu einem enormen Spaß, und er bringt mich dazu, von Herzen zu lachen, und dann ist er sehr zufrieden. Aber es ist ihm jetzt klar, dass all diese Späße Teil der Abwehr gegen die depressive Position sind, und im Augenblick ganz besonders gegen Schuldgefühle; zur gleichen Zeit wird allmählich die Abwehr analysiert.

Wie kann er in das Innere des Körpers tauchen[58], in die innere Realität, wenn er nicht stehen kann, nicht sicher sein kann, dass er lebt, nicht sicher sein kann, dass er versteht, was er drinnen finden wird?

Davids Fall macht deutlich, welche Gefahr die bösen inneren Objekte für das Ich bedeuten; der Junge hat Angst, er werde von den inneren Eltern, die sich ständig gegenseitig ausleeren, selber entleert und erschöpft werden.

David zeigt die Flucht vor der inneren Realität in das Interesse an der Oberfläche seines Körpers und an seinen Oberflächengefühlen und von da aus in ein Interesse am Körper und an den Gefühlen anderer Kinder.

Das Fortschreiten seiner Analyse macht auch deutlich, wie wichtig ein Verständnis der Mechanismen der omnipotenten Beherrschung innerer Objekte ist und welche Beziehung zwischen der Verleugnung von Müdigkeit, Angst und Schuldgefühlen und der Verleugnung der inneren Realität besteht.

***

Charlotte (30 Jahre alt) ist seit zwei Monaten bei mir in Analyse. Sie ist klinisch eine Depressive mit Selbstmordängsten, kann aber auch ihre Arbeit und Betätigungen im Freien in gewissem Umfang genießen.

Gleich zu Beginn der Analyse erzählte sie einen häufig auftretenden Traum: Sie kommt in einen Bahnhof, wo ein Zug steht, *aber der Zug fährt niemals ab.*

In der letzten Woche hat sie in einer Nacht einen Traum zweimal geträumt. Ich muss viele Einzelheiten auslassen, aber das Wesentliche war, dass sie jedesmal im Gang eines Zuges auf und ab ging, um nach einem Wagen zu suchen, in dem eine ganze Sitzreihe frei wäre, sodass sie sich hinlegen und während der Reise schlafen könnte. Eine Frau Soundso, die sie gern hat (und die mir darin ähnlich ist, dass sie sich sehr intensiv mit der Patientin beschäftigt, ihr aber eilig Mittel gegen ihre Hämorrhoiden vorschlägt, während ich nichts tue, um sie zu behandeln), sagte ihr, sie solle sich eine Waschgelegenheit suchen.

Im ersten Traum fand sie das Abteil, in dem eine Sitzreihe unbesetzt war, im zweiten fand sie die Waschgelegenheit. *In jedem Traum fuhr der Zug ab.* Diese letzte beiläufige Bemerkung erinnerte mich an den bei ihr häufig auftretenden Traum. Die Hämorrhoiden, die zu diesem Zeitpunkt zum klinischen Hauptmerkmal geworden waren, deuten offenbar auf anale Erregung und anale Phantasien hin, und man ist nicht überrascht, dass Reisen in den Träumen eine Rolle spielen. In dieser Stunde beschrieb die Patientin, dass sie in schweren Schuhen durch den Park gegangen sei, was ihr geholfen habe, ihren Gefühlen Luft zu machen; sie beschrieb auch, wie sie mit ihrem Neffen gespielt hatte, der sie auf dem Fußboden Turnübungen hatte machen lassen.

Ich könnte auf meine Mutterrolle in der Übertragung hinweisen, wobei die Patientin indirekt den Drang äußerte, mich zu beschmutzen, mich mit den Füßen zu stoßen und auf mir herumzutrampeln usw., aber ich glaube, ich hätte etwas sehr Wichtiges ausgelassen, wenn ich nicht auf die Bedeutung des Nachlassens der manischen Abwehr und die neuen Gefahren hingewiesen hätte, die darin lagen. Der Zug, der sich niemals auf den Schienen in Bewegung setzte, war ein Bild für die omnipotent kontrollierten Eltern – Eltern, die zwischen Leben und Tod gehalten wurden; die Formulierung Joan Rivieres – »der Würgegriff der manischen Abwehr« – bezeichnet den klinischen Zustand, den die Patientin damals fürchtete. Das Abfahren der Züge zeigte das Nachlassen dieser Herrschaft über die internalisierten Eltern an und war zugleich ein Warnsignal vor den darin liegenden Gefahren und ein Hinweis auf die Notwendigkeit neuer Abwehrformen für den Fall, dass das Vorprellen in dieser Richtung die Ich-Entwicklung, die die Analyse zur Folge hatte, überrennen sollte. In jüngster Zeit waren Material und Deutungen in Bezug darauf vorgekommen, dass die Patientin mich und mein Sprechzimmer usw. in sich hineinnehmen wollte.

Einfach ausgedrückt: Züge, die sich in Bewegung setzen, können Unglücke erleiden.

Die Suche nach der Waschgelegenheit hing in diesem Rahmen wahrscheinlich mit der Entwicklung der Zwanghaftigkeit zusammen, ebenso mit deren Bedeutung in Bezug auf die Fähigkeit, die depressive Position zu ertragen und Objektliebe und Abhängigkeit anzuerkennen.

In der nächsten Stunde fühlte sich die Patientin verantwortlich für Spuren von Fußtritten an meiner Tür und für schmutzige Spuren auf den Möbeln und wollte sie abwaschen.

***

Mathilda (39 Jahre alt) ist seit vier Jahren in Analyse. Klinisch gesehen war sie ein schwerer Zwangscharakter. In der Analyse zeigte sie sich als Depressive mit ausgeprägten Selbstmordängsten. Sie ist seit ihrer frühen Kindheit psychisch krank und kann sich an keinerlei glückliche Zeit erinnern. Mit vier

Jahren konnte man sie nicht im Kindergarten lassen, und etwa von dieser Zeit an bis in ihre späte Kindheit war ihr Leben beherrscht von der Furcht, sich übergeben zu müssen.

In der Analyse durfte das Wort »Ende« überhaupt nicht erwähnt werden, in welchem Zusammenhang es auch hätte auftreten mögen. Man könnte die ganze Analyse fast als eine Analyse ihrer Beendigung beschreiben[59].

Gerade jetzt werden die ersten wirklichen Kontakte hergestellt, das anale Interesse und anale Wünsche, die zutiefst verdrängt waren, sind eben erst zutage getreten.

Ich möchte eine Sitzung beschreiben, die ich aus der Arbeit der letzten Woche ausgewählt habe. Am Anfang der Stunde versuchte sie, mich zum Lachen zu bringen, und lachte selbst über den Gedanken, aus meiner Handhaltung könne man schließen, ich hielte mit meinen Händen meinen Urin zurück. Bei dieser Patientin stellte ich, wie bei manchen anderen, fest, dass diese Bemühung zu lachen und mich zum Lachen zu bringen ein Signal für depressive Angst war; der Patient kann sehr erleichtert sein, wenn man diese Bedeutung rasch erkennt, selbst wenn er in Tränen ausbricht, anstatt weiter zu lachen und Späße zu machen. Die Patientin zog nun ein sogenanntes »Polyfoto« von sich selbst hervor. Ihre Mutter wollte ein Bild von ihr haben, und sie hatte gemeint, wenn man (wie bei dieser Methode) 48 Kleinbildaufnahmen machte, würden vielleicht ein oder zwei gute darunter sein. Diese Methode entspricht auch einer Hoffnung, die Teilchen der Brust, der Eltern und von einem selber zusammensetzen zu können[60]. Sie forderte mich auf, alle 48 Fotos anzuschauen und das auszuwählen, das mir am besten gefiele. Sie wollte mir eins geben. Dahinter steckte der Wunsch, ich sollte etwas *außerhalb der Analyse* tun, und als ich anstatt in die Falle zu gehen (ein paar Tage vorher hatte sie mich vor solchen Fallen gewarnt), begann, die Situation zu analysieren, verlor sie alle Hoffnung, sagte, sie würde niemandem ein Foto geben und sie werde sich umbringen. Wir hatten schon viel über das Thema der lebensspendenden Kraft des Anschauens gesprochen, und ich sollte nun zu einer Verleugnung ihres Totseins durch Anschauen und Sehen verführt werden.

Wenn ich nicht annahm, fühlte sie sich verletzt, was mit ihrer extremen Angst im Zusammenhang mit der Phantasie verknüpft war, die Brust der Mutter abgelehnt zu haben (wodurch die Mutter veranlasst wurde, sich schlecht oder verletzt zu fühlen), im Gegensatz zu dem Gefühl der Wut, wenn sie von der Mutter frustriert wurde. Meistens empfand sie das Ende jeder Analysestunde wie eine wütende Ablehnung der Analyse selbst, wogegen sie sich wehrte, indem sie frustrierende Aspekte des Analytikers herausstrich.

Die Deutungen förderten zutage, dass sie die Analyse als eine Waffe in meinen Händen empfand, und dass sie es darüber hinaus *als wirklicher empfand, wenn ich ihr Foto sah* (ein Achtundvierzigstel von ihr), wie wenn ich sie selbst anschaute. Die analytische Situation (von der sie vier Jahre lang behauptet hatte, sie sei für sie die einzige Wirklichkeit) erschien ihr nun zum ersten Mal als unwirklich oder zumindest als eine narzisstische Beziehung, eine Beziehung zum Analytiker, die sie hauptsächlich zu ihrer Erleichterung braucht, ein Nehmen ohne Geben, eine Beziehung zu ihren eigenen inneren Objekten. Sie erinnerte sich, dass sie vor ein oder zwei Tagen plötzlich gedacht hatte: »Wie furchtbar, wirklich man selbst zu sein, wie schrecklich allein ist man dann.«

Man-selbst-Sein bedeutet, eine Beziehung zwischen Vater und Mutter auszuhalten. Wenn sie liebevoll und glücklich miteinander sind, erwecken sie im Einsamen Gier und Hass; und wenn sie böse sind, beraubt, grausam, wenn sie sich streiten, sind sie so aufgrund der Wut des Einsamen, einer Wut, deren Wurzeln in der Vergangenheit liegen.

Diese Analyse war sehr lang, zum Teil deswegen, weil ich während der ersten zwei Jahre die depressive Position noch nicht verstand; tatsächlich hatte ich erst im letzten Jahr das Gefühl, die Analyse gehe wirklich gut voran.

Ich habe Mathildas Fall vor allem angeführt, um das Gefühl der Unwirklichkeit anschaulich zu machen, das bei der manischen Abwehr mit der Verleugnung der inneren Realität einhergeht. Der Vorfall mit dem »Polyfoto« war eine Aufforderung an mich, mich in ihrer manischen Abwehr zu verfangen, anstatt ihr Totsein, ihre Nicht-Existenz, ihr Unwirklichkeitsgefühl zu verstehen.

Zusammenfassung

Ich hatte mir vorgenommen, bestimmte Aspekte der manischen Abwehr und ihrer Beziehungen zur depressiven Position darzustellen. Ich habe dabei zur Erörterung des Begriffs »innere Realität« und seiner Bedeutung im Vergleich zu »Phantasie« und »äußere Realität« eingeladen.

Für meine psychoanalytische Praxis hat mein gesteigertes Verständnis für die manische Abwehr und meine wachsende Erkenntnis der inneren Realität eine große Rolle gespielt.

Ich hoffe, dass mein Fallmaterial anschaulich gemacht hat, auf welche Weise die manische Abwehr überall als Mechanismus verwendet wird; der Analytiker muss, wie bei jedem anderen Abwehrmechanismus, ständig auf sie gefasst sein.

Es genügt nicht zu sagen, dass in gewissen Fällen manische Abwehr auftritt, da die depressive Position auf jeden Fall früher oder später erreicht wird und man immer irgendeine Abwehr dagegen zu erwarten hat. Und die Analyse der

Beendigung einer Analyse (die vielleicht schon am Anfang beginnt) schließt immer die Analyse der depressiven Position mit ein.

Es ist nicht unmöglich, dass eine gute Analyse unvollständig ist, weil das Ende gekommen ist, ohne dass es vollständig analysiert worden wäre; die Analyse kann sich auch sehr in die Länge ziehen, zum Teil deswegen, weil das Ende und der erfolgreiche Ausgang selbst für den Patienten erst erträglich werden, wenn sie analysiert worden sind, das heißt, nach dem Abschluss der Analyse der depressiven Position und der möglicherweise gegen sie eingesetzten Abwehrmechanismen, einschließlich der manischen Abwehr.

Der Ausdruck »manische Abwehr« soll die Fähigkeit eines Menschen bezeichnen, die der emotionalen Entwicklung innewohnende depressive Angst zu verleugnen, eine Angst, die zur Fähigkeit des Individuums gehört, Schuldgefühle zu empfinden und die Verantwortung für Trieberfahrungen und für die mit ihnen verbundene Aggression in der Phantasie auf sich zu nehmen.

XV. Wiedergutmachung und ihre Beziehung zur organisierten Abwehr der Mutter gegen Depression[61]

Das Konzept der depressiven Position wird allgemein als nützlich für die praktische analytische Arbeit angesehen, ebenso für den Versuch, den Fortgang der normalen emotionalen Entwicklung zu beschreiben. In den Analysen, die wir durchführen, können wir an die Schuldgefühle in ihrer Beziehung zu aggressiven und destruktiven Impulsen und Vorstellungen herankommen und beobachten, wie der Drang zur Wiedergutmachung in Erscheinung tritt, sobald der Patient fähig wird, das Schuldgefühl zu berücksichtigen, zuzulassen und auszuhalten. Kreativität hat auch noch andere Wurzeln, aber die Wiedergutmachung ist ein wichtiges Bindeglied zwischen dem schöpferischen Impuls und dem Leben, das der Patient führt. In der Entwicklung des gesunden Menschen ist die Aneignung der Fähigkeit zur Wiedergutmachung persönlicher Schuld einer der wichtigsten Schritte, und wir wundern uns heute, wie wir überhaupt analytisch haben arbeiten können, bevor wir uns dieser einfachen Wahrheit bewusst bedient haben.

In der klinischen Arbeit begegnen wir jedoch einer falschen Wiedergutmachung, die nicht spezifisch auf die eigene Schuld des Patienten bezogen ist, und darauf möchte ich näher eingehen. Diese falsche Wiedergutmachung kommt dadurch zustande, dass der Patient sich mit der Mutter identifiziert, und der beherrschende Faktor ist nicht die eigene Schuld des Patienten, sondern die organisierte Abwehr der Mutter gegen Depression und unbewusste Schuldgefühle.

Es kann sein, dass ich mit einer derartigen Entfaltung meines Titels schon genug gesagt habe: Ich bin gewiss nicht der Ansicht, dieser Gedanke sei originell oder bedürfe umfänglicher Bearbeitung. Trotzdem möchte ich versuchen, kurz zu verdeutlichen, was ich meine.

Im Lauf von 25 Jahren ist in meiner Krankenhaus-Ambulanz eine ganze Prozession von klinischem Material an mir vorübergezogen. Während die Jahre dahingehen, verändert sich am allgemeinen Muster nicht viel. An eine bestimmte Art von Kindern erinnere ich mich besonders gut; sie sind mir von Anfang an begegnet. Ich empfinde sie als besonders entzückend; oft sind sie überdurchschnittlich begabt. Wenn es ein Mädchen ist, ist es mit Sicherheit hübsch angezogen und sauber. Das Wesentliche an ihm ist eine Lebhaftigkeit, die die eigene Stimmung sofort beeinflusst, sodass man sich leichter fühlt. Ohne große Überraschung hört man, dass dieses Mädchen tanzt oder zeichnet und malt und Gedichte schreibt. Es mag vorkommen, dass es ein oder zwei Gedichte schreibt, während es wartet, bis es bei mir an die Reihe kommt. Wenn es mir ein Bild malt, weiß ich schon, dass es fröhliche Farben und interessante Einzelheiten haben wird und dass die Gestalten eine gewisse Munterkeit zeigen werden, sodass sie zu leben, sich zu bewegen scheinen. Häufig ist auch eine deutliche humoristische Komponente zu erkennen.

Die Mutter bringt das Kind zu mir, weil es zu Hause reizbar, verstimmt, zuweilen trotzig oder offenkundig deprimiert ist. Vielleicht haben schon viele Ärzte nicht glauben wollen, dass das Kind irgendetwas anderes als ein kleiner Sonnenschein sein könne. Die Mutter erzählt mir von verschiedenen Beschwerden und Wehwehchen, über die das Kind klagt, und die das eine oder andere Mal von Ärzten als rheumatische Beschwerden diagnostiziert worden sind, in Wirklichkeit aber hypochondrischer Natur sind.

Am Anfang meiner Laufbahn kam ein kleiner Junge ganz allein zu mir ins Krankenhaus und sagte mir: »Ach bitte, Herr Doktor, meine Mutter klagt über Schmerzen in meinem Bauch«, und das lenkte glücklicherweise meine Aufmerksamkeit auf die Rolle, die die Mutter spielen kann. Es ist auch eine Tatsache, dass das Kind, das angeblich Schmerzen hat, oft noch nicht einmal weiß, wo der Schmerz sitzt. Wenn man es packen kann, bevor seine Mutter vorgebracht hat, was sie erwartet, kann man es ganz verwirrt finden; es möchte einfach nur sagen, der Schmerz sei »drinnen«. Gemeint ist damit, es sei ein Gefühl da, etwas stimme nicht oder könne nicht stimmen.

Vielleicht habe ich in einer Kinderambulanz ein besonders deutliches Bild von diesem Problem bekommen, weil eine solche Ambulanz in Wirklichkeit eine *Abteilung für den Umgang mit der Hypochondrie von Müttern* ist. Es gibt keine scharfe Trennungslinie zwischen der offenkundigen Hypochondrie einer depressiven Frau und der echten Sorge einer Mutter um ihr Kind. Eine Mutter muss hypochondrisch sein können, wenn sie fähig sein soll, an ihrem Kind die Symptome zu bemerken, nach denen die Ärzte bei ihrem Versuch, Krankheiten möglichst früh festzustellen, immer fragen. Ein Doktor, der nichts von Psychiatrie weiß oder die Abwehrmechanismen gegen Depression nicht kennt und nicht weiß, dass Kinder depressiv werden können, wird wahrscheinlich die Mutter beschwichtigen, die sich über das Symptom eines Kindes Sorgen macht, und die sehr realen psychiatrischen Probleme, die vorliegen, nicht erkennen. Ein Psychoanalytiker andererseits, dem das neu entdeckte Verständnis für die Depression des Kindes noch frisch im Gedächtnis ist, könnte leicht darüber hinwegsehen, dass die Mutter manchmal kränker ist als das Kind. Da ich viele dieser Fälle über Zeiträume von 10 oder sogar 20 Jahren fortwährend beobachtet habe, habe ich erkennen können, dass die Depression des Kindes eine Spiegelung der Depression der Mutter sein kann. Das Kind benützt die Depression der Mutter als Möglichkeit des Ausweichens vor der eigenen Depression; daraus entsteht eine falsche Wiedergutmachung und Wiederherstellung im Bezug auf die Mutter, und das behindert die Entwicklung einer persönlichen Fähigkeit zur Wiedergutmachung, denn die Wiedergutmachung steht in keiner Beziehung zu den eigenen Schuldgefühlen des Kindes. In jeder Gruppe vielversprechender Schüler sind immer einige, die es nicht zu Höchstleistungen bringen, weil Wiedergutmachung im Hinblick auf die Depression der Mutter und nicht im Hinblick auf die eigene Depression geleistet wird. Auch wenn eine besondere Begabung vorhanden zu sein scheint und selbst ein Anfangserfolg sich einstellt, bleibt eine Instabilität bestehen, die mit der Abhängigkeit des Kindes von der Mutter zusammenhängt. Manchmal kann dies Phänomen von homosexuellen Strebungen überlagert werden. Irgendwo in einem Buch über das Ballett sagt Arnold Haskell: »Man sollte sich daran erinnern, dass jeder Ballett-Tänzer eine Mutter hat.« Diese Kinder, die ich beschreibe, haben gewiss ihre Mütter und Väter. Natürlich ist es nicht immer die Mutter, die hier von Bedeutung ist. Viele heranwachsende Jungen und Mädchen, die zu erfolgreicher Arbeit fähig zu sein scheinen, brechen ganz unerwartet zusammen, wenn sie durch die Bedürfnisse des einen oder des anderen oder beider Elternteile des Erfolges ihrer Arbeit beraubt werden. Der Jugendliche, der versucht, sich eine persönliche Identität zu schaffen, hat dann nur noch die Möglichkeit, dies durch einen Misserfolg zu tun; das gilt besonders für den Fall des Jungen, von dem man erwartet, er solle in die Fußstapfen seines Vaters treten, und der doch niemals fähig sein wird, die Machtposition des Vaters infrage zu stellen.

Man wird gewahr, dass diese Kinder in Extremfällen vor eine Aufgabe gestellt werden, die sie niemals vollbringen können. Ihre Aufgabe ist es zunächst, mit der Stimmung der Mutter zurechtzukommen. Wenn sie diese naheliegende Aufgabe erfolgreich lösen, gelingt ihnen zunächst nicht mehr als die Herstellung einer Atmosphäre, in der sie *ihr eigenes Leben beginnen* können. Es ist leicht zu verstehen, dass diese Situation für das Individuum eine Ablenkung von der Übernahme persönlicher Verantwortung, die ein wesentlicher Teil der Entwicklung des Individuums ist, bedeuten kann. Wenn das Kind die Möglichkeit hat, durch eine Analyse bis zu seinem persönlichen Schuldgefühl vorzudringen, ist überdies noch die Stimmung der Mutter (oder des Vaters) zu bewältigen. Der Analytiker muss entweder erkennen, dass Anzeichen dafür in der Übertragung auftauchen, oder die Analyse muss scheitern, weil sie gelingt. Ich beschreibe hier eine ziemlich offensichtliche Erscheinung.

Gewöhnlich stellt sich heraus, dass die Mutter (oder der Vater) des Kindes eine übermächtige Persönlichkeit ist. Ich glaube, als Analytiker müssen wir sagen, dass das Kind völlig dem Einflussbereich der elterlichen Persönlichkeit ausgeliefert ist, und dieser Bereich hat pathologische Züge. Im typischen Fall des entzückenden Mädchens, den ich beschrieben habe, findet das Bedürfnis der Mutter nach Hilfe im Hinblick auf die Leblosigkeit und Dunkelheit ihrer inneren Welt eine Antwort in der Lebhaftigkeit und Farbigkeit des Kindes.

In einem Großteil dieser Fälle ist dieser Zustand nicht extrem, sodass die Wiedergutmachungsbemühungen des Kindes auf sich selbst bezogen sein *können,* obwohl stets die Gefahr besteht, dass die Mutter dem Kind seinen Erfolg stiehlt, damit aber auch das zugrunde liegende Schuldgefühl. In solchen Fällen ist es nicht schwer, erstaunliche klinische Erfolge dadurch zu erzielen, dass man im Frühstadium einer psychotherapeutischen Behandlung des Kindes die Mutter (den Vater) aktiv ausschließt. Wenn der Fall günstig gelagert ist, kann man sich gegen die Eltern auf die Seite des Kindes stellen und *zugleich* das Vertrauen der Eltern erwerben und behalten.

> Ich wurde von einem Lehrerbildungs-College zu einer Studentin gerufen, der ein Hinauswurf angedroht war. Sie hatte unvorhergesehen einer Kommilitonin gegen den Fußknöchel getreten. Ich fand ein Mädchen vor, das sein ganzes Leben lang die Depression seiner Mutter zu tragen gehabt hatte und das gegen Ende seines Studiums endlich mit dem Problem konfrontiert war, ob es sein eigenes Leben oder das Leben seiner Mutter führen sollte. Es gelang mir, die Mutter dazu zu bewegen, Vertrauen in mich zu setzen, während ich mich tatsächlich zwischen sie und ihre Tochter stellte. Die Tochter wurde wieder ins College aufgenommen, schaffte einen guten Abschluss und suchte sich eine Reihe von Anstellungen weit weg von zu Hause. Sie hat sich sehr gut bewährt und ist heute Oberstudienrätin. Dies war ein Borderline-Fall, und ohne mein Eingreifen hätte sie versagen und zusammenbrechen oder einen falschen Erfolg inszenieren müssen, denn sie wäre gezwungen gewesen, alle Hoffnung aufzugeben, jemals ein von der vorzüglich organisierten Depression ihrer verwitweten Mutter unabhängiges Leben führen zu können.

Bei dieser Art des Vorgehens heimst man als Therapeut seine aufsehenerregendsten Erfolge ein. Dies sollte dem Psychoanalytiker eine Lehre sein, der zu Beginn seiner Laufbahn leicht dazu verleitet werden kann zu glauben, dass ein schneller Erfolg einer Behandlung auf seine Deutungen zurückgeht, während in Wirklichkeit das Wichtigste ist, dass er einen guten, aber depressiven Elternteil »verdrängt« hat. Trotz des Anfangserfolges liegen die üblichen Schwierigkeiten, einschließlich der Entdeckung der eigenen Schuldgefühle des Patienten, noch vor ihm. Am Anfang ist vor allem wichtig, dass der Analytiker nicht depressiv ist, und dass der Patient sich selbst findet, weil der Analytiker nicht darauf angewiesen ist, dass der Patient gut oder sauber oder gefügig ist, und es nicht einmal nötig hat, dem Patienten etwas beibringen zu können. Der Patient kann mit der ihm angemessenen Geschwindigkeit vorwärtsgehen. Wenn er will, kann er versagen, und man lässt ihm Zeit und gibt ihm eine Art von sicherem Raum. Diese äußeren Einzelheiten des Umgangs mit dem Patienten sind die Voraussetzung dafür, dass er seine eigene Liebe mit der unvermeidlichen Komplikation durch Aggressionen und Schuldgefühle entdecken kann, wodurch allein Wiedergutmachung und Wiederherstellung ihren Sinn bekommen. Im Extremfall kommt der Patient in die Analyse, wenn er noch kaum mit der Herausforderung begonnen hat, mit seinen eigenen Schuldgefühlen umzugehen, oder wenn er seine eigenen Aggressionen noch nicht entdeckt hat, die zur primitiven Liebe gehören, und das ungeachtet dessen, dass man ihn geschätzt hat.

Wer mit Gruppen arbeitet, hat viel mit dieser Beziehung des Patienten zur Stimmung seiner Umgebung zu tun. In manchen Fällen ist ein Vergleich zwischen der Stimmung der Gruppe, die der Patient in gewissem Maß steuern kann, und der Stimmung seiner Mutter nützlich, die sie an den Tag legte, als er ein Säugling war und diese Stimmung nicht beeinflussen konnte; als Säugling konnte er die jeweilige Stimmung der Mutter nur als Tatsache akzeptieren und sich in den Abwehrmechanismen der Mutter gegen die Depression verfangen. In anderen Fällen kann das eine Gruppenmitglied sich nicht in die Stimmung der Gruppe versetzen, weil es ein zu starkes Bedürfnis hat, seine eigene Individualität zu verteidigen oder für sie zu kämpfen.

Die Gruppe kann eine Familie sein. Nach meiner Ansicht ist es gewiss sehr nützlich für das Familienleben, wenn die einzelnen Familienmitglieder auf persönlicher Basis ohne Schwierigkeiten die depressive Position erreicht haben, sodass auch die Familienstimmung den ihr gemäßen Raum einnehmen und ein gemeinsamer Faktor im Leben der einzelnen Familienmitglieder sein kann. Das ist das Gleiche wie das gemeinsame Teilhaben an einer Kultur. Es ist offensichtlich pathologisch oder führt zu einer Verarmung der Familie oder der Gruppe, wenn ein einzelnes Mitglied die Wiedergutmachungshandlungen einer Gruppe nicht mitmachen kann. Und es ist andererseits eine schwerwiegende Verarmung im Leben des Gruppenmitglieds, wenn es nur an Unternehmungen teilnehmen kann, die ganz ausdrücklich Gruppen-Unternehmungen sind.

Im ersten Fall, wenn der Einzelne nicht mitmachen kann, muss er sich sein eigenes persönliches Vorgehen schaffen, bevor das Mitmachen möglich ist. Im zweiten Fall, wo eine Gruppe notwendig ist, scheint es zunächst so, als könne er auf nützliche Weise mittun, aber seine Mitarbeit fällt am Ende in sich zusammen; er bleibt in gewissem Maß in der Position des in der inneren Welt seiner Mutter gefangenen Kindes, woraus der Verlust der persönlichen Verantwortlichkeit folgt.

Mir scheint, man kann diese Vorstellungen ganz praktisch auf die Psychoanalytische Gesellschaft anwenden. Ich beziehe mich insbesondere auf die von Glover (1945, 1949) geäußerte Ansicht. Er glaubt, dass bestimmte Analytiker (Melanie Klein und ihre Schüler) gewisse Phantasien so beschreiben, als seien sie Phantasien ihrer Patienten, wo doch wahrscheinlich die Analytiker selbst diese Phantasien entwickelt hätten. Jeder Analytiker ist sich der Aufgabe bewusst, seine eigenen Phantasien und die seiner Patienten auseinanderzuhalten, andererseits ist man allgemein der Ansicht, die Psychoanalytiker selbst seien am besten in der Lage, in dieser Frage scharfsichtig vorzugehen. Es fällt mir sehr schwer zu glauben, dass Vorstellungen, die sowohl in meiner analytischen als auch in meiner nicht-analytischen Arbeit regelmäßig auftauchen, rein subjektiv sein sollen. Trotzdem erkenne ich an, dass Ideen, wenn sie subjektiv sind, nicht objektiv beobachtet werden können (s.a. Whitehead: »Das Material und die Zustände, aus denen der klinische Forscher ein geordnetes Wissen schmieden muss, sind eine ständige Herausforderung sowohl für seine Fähigkeit, begrifflich zu denken, als auch für seine Beobachtungsgabe«). Es ist jedoch wichtig herauszufinden, was der Hintergrund einer Bemerkung, wie der von Glover zitierten, ist, die von uns berichteten Phantasien seien subjektiv und gar nicht wirklich bei unseren Patienten zu finden. Zunächst müssen wir fragen: Ist die Analyse der depressiven Position schlecht vorgetragen worden, und zwar derart, dass die Ideen aufgrund der Art ihrer Darstellung unannehmbar sind? (s.a. Brierley 1951.) Hat man beispielsweise den Umstand genügend berücksichtigt, dass jeder einzelne Analytiker alles neu entdecken muss? Auf jeden Fall muss man den Wert von Ideen und die Gefühle, die sie durch die Art und Weise hervorrufen, wie sie dargestellt worden sind, deutlich unterscheiden.

Wie dem auch sei, wir müssen das Problem im Zusammenhang mit der in dieser Abhandlung vorgelegten Idee betrachten.

Man kann mit Recht von mir fordern, ich müsse, wenn ich behaupte, die Phantasien meiner Patienten zu beschreiben, wissen, dass Patienten manchmal *gerade das hervorbringen, von dem sie das Gefühl haben, ich hätte es gerne.* Das trifft umso mehr zu, je mehr meine Erwartungen unbewusst sind. Vor Kurzem war ein Patient einmal ganz überzeugt, ich hätte gern anales

Material, und brachte natürlich eine Menge derartiges Material, um mir zu gefallen; es dauerte einige Zeit, bis dies deutlich wurde, und bevor er zu seinen eigenen wahren analen Gefühlen durchdrang. Auf die gleiche Weise bringen Patienten Phantasien hervor (und verbergen sie auch), die sich auf die innere Welt beziehen, weil sie das Bedürfnis haben, die Depression, die sie bei mir vermuten, zu lindern oder zu verschlimmern. In der Übertragung ist eine elterliche Depression wieder zum Leben erweckt worden. Ich muss fähig sein, das zu erkennen. Wenn ich behaupte, in Bezug auf Vorstellungen, die Patienten von ihrem eigenen Inneren haben, und auf den Kampf der guten und schlechten Objekte oder Kräfte in ihnen wirklich objektiv zu sein, muss ich in der Lage sein, zwischen dem zu unterscheiden, was für mich produziert wird, und dem, was für den Patienten echtes persönliches Material ist. Ich glaube, dass Analytiker Jungscher Richtung meistens »Jungsche Träume« geliefert bekommen, und dass bei Freudianern diese kunstvollen mystischen Bildungen nur selten vorkommen.

Wir haben in dieser unserer wissenschaftlichen Vereinigung ein gemeinsames theoretisches Wissen, und wir bieten eine Gruppe oder einen Rahmen für Wiedergutmachung in Bezug auf einen gemeinsamen Fundus von Schuldgefühlen an. Jedes Mitglied wird von der Stimmung der Gesellschaft berührt und hat die Möglichkeit, zum Wiedergutmachungsdrang der Gruppe, der mit den depressiven Ängsten der Gruppe zusammenhängt, seinen Beitrag zu leisten. Aber diese Wiedergutmachung in der Gruppe muss immer hinter der wichtigeren Aufgabe zurückstehen, nämlich der, dass jeder Einzelne persönliches Schuldgefühl und persönliche depressive Ängste erreichen muss. Jedes einzelne Mitglied unserer Gesellschaft muss in dem *ihm* gemäßen Tempo seine *eigene* Entwicklung vollziehen und sein *eigenes* Verantwortungsgefühl entwickeln, das wirklich auf persönlicher Besorgnis in Bezug auf seine eigenen Liebesimpulse und deren Folgen beruht.

Zusammenfassung

Der Wiedergutmachungsdrang eines Individuums kann weniger mit dem persönlichen Schuldgefühl verbunden sein als mit dem Schuldgefühl oder der Depression eines Elternteils. Der Beitrag, den ein Individuum zu einer Gruppe leisten kann, wird dadurch beeinflusst, wie gut oder schlecht es ihm gelingt, persönliche und nicht etwa elterliche Schuldgefühle als Wurzel seiner Wiedergutmachungsleistungen und seiner konstruktiven Bemühungen zu setzen.

XVI. Die depressive Position in der normalen emotionalen Entwicklung[62]

Dies ist ein Versuch, eine persönliche Darstellung von Melanie Kleins Konzept der depressiven Position zu geben. Der Fairness halber muss ich feststellen, dass ich nicht bei ihr in Analyse war und auch nicht bei irgendjemand, der von ihr analysiert worden ist. Was mich veranlasste, ihren Beitrag näher zu studieren, war der Wert, den er für mich in meiner Arbeit mit Kindern hatte; ich wurde von 1935 bis 1940 von Melanie Klein unterwiesen, als sie meine Fälle kontrollierte. Melanie Kleins eigene Darstellung findet sich in ihren Schriften (1935, 1940).

Das Wort »normal« im Titel ist wichtig. Der Ödipuskomplex ist ein Charakteristikum der normalen oder gesunden Entwicklung von Kindern, und ein normales Stadium in der Entwicklung gesunder Kleinkinder ist die depressive Position (das Gleiche gilt für die absolute Abhängigkeit oder den primären Narzissmus, ein normales Stadium des gesunden Säuglings am Anfang oder nahe dem Anfang seines Lebens).

Was ich herausheben möchte, ist die depressive Position in der emotionalen Entwicklung *als Errungenschaft.*

Es ist ein Merkmal der depressiven Position, dass sie in einen Bereich der klinischen Psychiatrie gehört, der auf halbem Wege zwischen den Ursprungsgebieten von Psychoneurose und Psychose liegt.

Das Kind (oder der Erwachsene), das jene Fähigkeit zur Herstellung interpersonaler Beziehungen erreicht hat, durch die beim Gesunden das Kleinkindalter gekennzeichnet ist, und bei dem eine gewöhnliche Analyse der unendlichen Spielformen der menschlichen Dreiecksbeziehungen durchführbar ist, ist durch die depressive Position *hindurch*- und über sie *hinaus*gegangen. Andererseits ist das Kind (oder der Erwachsene), das hauptsächlich mit den naturgegebenen Problemen der Persönlichkeitsintegration und mit dem In-Gang-Setzen einer Beziehung zur Umwelt beschäftigt ist, in seiner persönlichen Entwicklung noch nicht bei der depressiven Position angekommen.

Von der Umwelt aus gesehen: Das Kleinkind lebt in einer Familiensituation und faltet sein Triebleben in interpersonalen Beziehungen aus; der Säugling wird von einer Mutter gehalten, die sich an seine Ich-Bedürfnisse anpasst; zwischen den beiden steht in einer Zwischenstellung das Kleinkind, das die depressive Position erreicht und von der Mutter gehalten wird; sie hält es nicht nur körperlich, sondern sie gibt ihm während einer bestimmten Phase seines Lebens auch psychisch Halt. Man wird bemerken, dass *ein Zeitfaktor* hinzugekommen ist und dass die Mutter *eine Situation aufrechterhält*, sodass der Säugling die Möglichkeit hat, die Folgen von Trieberfahrungen durchzuarbeiten; wie wir sehen werden, ist das Durcharbeiten gut vergleichbar mit dem Verdauungsprozess – und von vergleichbarer Komplexität.

Die Mutter erhält die Situation aufrecht; sie tut dies wieder und wieder, und das in einer kritischen Phase im Leben des Babys Die Folge ist, dass sich bei irgendetwas etwas unternehmen lässt. Die Technik der Mutter macht es möglich, dass die gleichzeitig bestehenden Gefühle von Liebe und Hass bei dem Säugling einerseits voneinander geschieden, andererseits miteinander verknüpft und von innen her allmählich auf gesunde Weise unter Kontrolle gebracht werden[63].

Man denke an ein Baby im Alter der Entwöhnung. Die tatsächliche Entwöhnungsphase ist je nach den kulturellen Bedingungen verschieden; für mich ist das Entwöhnungsalter das, in dem der Säugling fähig wird, das Spiel des »Fallenlassens« zu spielen. Dieses Spiel beginnt irgendwann um den fünften Lebensmonat und tritt regelmäßig auf, bis etwa zum Alter von einem bis anderthalb Jahren. Stellen wir uns also ein Baby vor, das dieses Spiel des »Fallenlassens« schon sehr weit entwickelt hat – also etwa neun Monate alt ist (siehe Freud 1920. Siehe auch Kapitel I).

Die depressive Position ist eine Errungenschaft, die zum Entwöhnungsalter gehört. Wenn alles gut geht, wird die depressive Position irgendwann in der zweiten Hälfte des ersten Lebensjahres erreicht und gefestigt. Oft dauert es viel länger, bis sie gefestigt ist, selbst bei einer mehr oder weniger gesunden Entwicklung. Wir wissen auch, dass bei vielen Kindern und Erwachsenen, die in Analyse sind, die Annäherung und die wiederholte Annäherung an die depressive Position ein wichtiger Bestandteil der Analyse sind; sie sind ein Zeichen des Fortschritts und zugleich ein Hinweis darauf, dass in diesem Entwicklungsstadium etwas nicht erreicht worden ist. Man braucht kein genaues Alter festzulegen. Vielleicht erreichen einige Säuglinge die depressive Position zu einem Zeitpunkt vor dem Alter von sechs Monaten, vielleicht sogar viel früher. Eine solche Errungenschaft wäre ein günstiges Zeichen, sie bedeutet aber nicht, dass die depressive Position gefestigt ist. Wenn ein Analytiker in Bezug auf die Entwicklung, die zu den ersten sechs Lebensmonaten gehört, der depressiven Position allzuviel Betonung verleiht, neige ich zu der Bemerkung: Schade, wenn man ein wertvolles Konzept dadurch verdirbt, dass man es unglaubwürdig macht.

Der Grund, warum ich in den ersten Monaten nicht nach dieser Phase suche, liegt nicht darin, dass ich glaubte, die früheste Kindheit verlaufe ohne Zwischenfälle. Beileibe nicht! Von Anfang an, ja, sogar schon vor der Geburt, geschieht sehr viel; aber ich bezweifle, ob es den hohen Grad von Komplexität besitzt, der zur depressiven Position gehört – wie z.B. das Aushalten von Angst und Hoffnung über einen längeren Zeitraum. Ich werde mich trotzdem nicht beunruhigt fühlen, wenn einmal bewiesen werden sollte, dass ein Baby in der ersten Lebenswoche einen Augenblick lang die depressive Position erreicht hat. Halten wir unterdessen die depressive Position für etwas, das ins Alter von sechs bis zwölf Monaten gehört, ein allmählich stärker werdender Beweis für die persönliche Entwicklung, eine Entwicklung, die von einer sensiblen und stetigen Versorgung durch die Umgebung abhängig ist.

Wir können sagen, welche Vorbedingungen erfüllt sein müssen, damit die depressive Position erreicht wird. Wir können uns auf eine große Menge praktischer Erfahrungen stützen, weil wir so viele Male beobachtet haben, wie Patienten, Patienten jeden Alters, unter den eindeutigen Bedingungen einer gut funktionierenden Analyse diese Phase in der emotionalen Entwicklung erreicht haben. Die früheren Stadien müssen, wenn die depressive Position erreicht werden soll, entweder im wirklichen Leben oder in der Analyse oder in beidem erfolgreich abgeschlossen worden sein. Um die depressive Position erreichen zu können, muss das Baby zur ganzen Person geworden und zu ganzen Personen als ganze Person in Beziehung getreten sein. Hier rechne ich die Brust als ganze Person, denn wenn das Baby zur ganzen Person wird, wird die Brust, der Körper der Mutter oder jeder Teil von ihr, der gerade da sein mag, von ihm als ein Ganzes wahrgenommen.

Wenn wir alles Vorhergegangene akzeptieren, können wir, wenn wir von einem ganzen Baby sprechen, das zu einer ganzen Mutter in Beziehung steht, sagen, die Bedingungen seien vorhanden, aufgrund derer die depressive Position erreicht werden kann. Wenn man diese Ganzheit nicht als selbstverständlich voraussetzen kann, ist nichts von dem, was ich über die depressive Position zu sagen habe, von Bedeutung. Der Säugling kommt einfach ohne sie weiter; das ist bei vielen der Fall. Tatsächlich kann es bei schizoiden Typen vorkommen, dass sie nie eine ausgeprägte depressive Position erreichen, und da das, was wir als Wiederherstellung und Wiedergutmachung bezeichnen, ausfällt, muss das Kind (der Erwachsene) sich einer magischen Wiedererschaffung bedienen. Ich habe Analytiker gekannt, die bei Patienten nach der depressiven Position gesucht haben, obwohl deren Vorbedingungen nicht erfüllt waren. Es ist natürlich sehr bedauerlich, wenn man das Scheitern eines anderen mit ansehen muss, und die Schlussfolgerung, die depressive Position sei ein falsches Konzept, ist nicht sehr überzeugend. Es gibt *umgekehrt* auch Analytiker, die Erscheinungen der depressiven Position in Analysen von Patienten nachzuweisen versuchen, wo sie gar nicht im Mittelpunkt stehen, da die Patienten die depressive Position schon als Säuglinge erreicht haben, zur gleichen Zeit, als sie zur Einheit wurden.

Wenn wir als selbstverständlich voraussetzen können, dass sich in der Entwicklung eines Babys das Gefühl des Ganz-Seins tatsächlich eingestellt hat, können wir auch annehmen, dass das Baby in seinem Körper lebt. Dieses Detail ist wichtig, aber ich kann das Thema hier nicht weiter entwickeln.

Wir haben hier also eine Person, ein ganzes menschliches Baby, und die Mutter erhält die Situation aufrecht, wodurch sie es dem Kind ermöglicht, bestimmte Prozesse durchzuarbeiten, die ich später beschreiben werde.

Zunächst muss ich jedoch einige Anmerkungen zu der Bezeichnung »depressive Position« machen.

Der Ausdruck »depressive Position« ist eine schlechte Bezeichnung für einen normalen Vorgang; es hat leider niemand einen besseren Ausdruck finden können. Ich habe vorgeschlagen, man solle dieses Stadium *»das Stadium der Besorgnis«* nennen. Ich glaube, dass mittels dieses Ausdrucks das Konzept leicht Verbreitung finden könnte. In ihren Beschreibungen verwendet Melanie Klein selbst das Wort »Besorgnis«. Dieser deskriptive Ausdruck erfasst jedoch nicht das ganze Konzept. Ich fürchte, der ursprüngliche Ausdruck wird bestehen bleiben.

Man hat oft darauf hingewiesen, dass man einen Ausdruck, der auf Krankheit hinzudeuten scheint, nicht verwenden sollte, um einen normalen Vorgang zu beschreiben. Der Ausdruck »depressive Position« scheint anzudeuten, dass gesunde Säuglinge ein Stadium der Depression oder Schwermut durchmachen. In Wirklichkeit ist das nicht gemeint.

Wenn Spitz (1946) bei Säuglingen, denen es an der normalen guten Versorgung mangelt, Depression entdeckt und beschreibt, sagt er mit Recht, dies sei kein Beispiel für die »depressive Position«, tatsächlich hat das nichts mit ihr zu tun. Die von Spitz beschriebenen Babys sind depersonalisiert und haben die Hoffnung auf Kontakte mit der Außenwelt aufgegeben; es fehlen ihnen die wesentlichen Vorbedingungen für das Erreichen der depressiven Position.

Mit dem Konzept der depressiven Position in der normalen Entwicklung wird nicht zwangsläufig behauptet, dass Säuglinge normalerweise depressiv werden. Depression, so häufig sie auch auftritt, ist ein Krankheitssymptom, weist auf eine Stimmung hin und lässt unbewusste Komplexe vermuten, die bewusst werden könnten. Die unbewussten Prozesse haben mit Schuldgefühlen zu tun, und die Schuldgefühle gehören zu dem destruktiven Element, das der Liebe innewohnt. Die Depression als affektive Störung ist weder unanalysierbar noch eine normale Erscheinung.

Um was geht es also bei dieser sogenannten depressiven Position?

Man kann sich dem Problem leichter nähern, wenn man mit dem Wort »erbarmungslos« beginnt. Zu Anfang ist der Säugling (von uns aus gesehen) erbarmungslos; es gibt noch keine Besorgnis in Bezug auf die Folgen der triebhaften Liebe[64]. Diese Liebe ist ursprünglich eine Form von Impulsivität, eine Geste, eine Art Kontakt, eine Form der Beziehung, und sie ermöglicht dem Säugling die Befriedigung der Selbstäußerung und der Entlastung von Triebspannung; mehr noch, sie versetzt das Objekt an einen Ort außerhalb des Selbst.

Man beachte, dass das Kleinkind sich nicht als unbarmherzig empfindet, aber im Rückblick (und dieser kommt in der Regression vor) kann das Individuum sagen: Ich war damals erbarmungslos! Das Stadium selbst liegt vor der Fähigkeit zu Erbarmen oder der Erbarmungslosigkeit.

Irgendwann in der Entwicklungsgeschichte jedes normalen Menschen tritt eine Veränderung von der Erbarmungslosigkeit zum Erbarmen ein. Niemand wird das bestreiten. Die einzige Frage ist: Wann geschieht es, wie und unter welchen Bedingungen? Das Konzept der depressiven Position ist ein Versuch, diese drei Fragen zu beantworten. Nach diesem Konzept geht der Wandel von der Erbarmungslosigkeit zum Erbarmen allmählich vor sich, und zwar unter bestimmten, genau definierten Bedingungen der Bemutterung und in der Zeit zwischen dem Alter von fünf bis zwölf Monaten; der endgültige Abschluss dieses Wandels ist oft erst sehr viel später zu beobachten, und möglicherweise stellt man in einer Analyse fest, dass er niemals eingetreten ist.

Die depressive Position ist also eine komplexe Angelegenheit, ein grundlegender Zug, der zu einer allgemein unbestrittenen Erscheinung gehört, zu dem Umstand nämlich, dass jedes menschliche Individuum einen Wandel von Unbarmherzigkeit zu Erbarmen oder Besorgnis durchmacht.

Die Funktion der Umgebung

Wir untersuchen die psychischen Vorgänge in dem Stadium, das unmittelbar auf das folgt, in dem der neugeborene Mensch zu einer Einheit geworden ist. Selbstverständlich wird alles, was diesem Status der Einheit vorangeht, absichtlich weggelassen. Ich möchte hier jedoch die Anmerkung einfügen, dass man, je weiter man zurückgeht, umso deutlicher erkennt, dass es wirklich keinen Sinn hat, von einem Individuum zu sprechen, ohne die ganze

Zeit eine hinreichend gute Anpassung der Umgebung an die Bedürfnisse des Individuums als selbstverständlich vorauszusetzen. Im frühesten Stadium hat man sogar eine Position vor sich, bei der nur der Beobachter zwischen dem Individuum und der Umwelt unterscheiden kann (primärer Narzissmus); das Individuum kann es nicht, und es ist hier daher angebracht, nicht von einem Individuum, sondern von einer Kombination zwischen Individuum und Umwelt zu sprechen.

Auch die weitere Entwicklung, nachdem der Status der Einheit erreicht ist, hängt immer noch von der Stabilität und der zuverlässigen Einfachheit der Umgebung ab.

Die Mutter muss fähig sein, zwei Funktionen miteinander zu vereinbaren und diese beiden Funktionen beizubehalten, sodass das Kleinkind Gelegenheit hat, diese besonderen Bedingungen zu nützen. Sie hat sich mittels ihrer Technik der Säuglingspflege ganz allgemein den Bedürfnissen des Säuglings angepasst (siehe A. Freud 1953), und der Säugling hat diese Technik als einen Teil der Mutter kennengelernt, wie z.B. ihr Gesicht und ihre Ohren und die Halsketten, die sie trägt, sowie ihre verschiedenen Haltungen (beeinflusst durch Eile, Trägheit, Angst, Besorgnis, Erregung usw.). Der Säugling hat die Mutter als Verkörperung all dieser Dinge geliebt. Hierher gehört der Ausdruck Zuneigung, und diese Eigenschaften der Mutter verkörpern sich in dem Gegenstand, den so viele Kleinkinder herumtragen und herzen (siehe Kapitel XVII).

Zugleich ist die Mutter während der Phasen der Triebspannung »Angriffsziel« gewesen. Man beachte, dass ich zwischen den Funktionen der Mutter unterscheide, je nachdem, ob das Baby ruhig oder erregt ist. Die Mutter hat zwei Funktionen, die dem Ruhe- und Erregungszustand des Säuglings entsprechen.

Endlich ist es soweit, dass diese beiden Funktionen der Mutter im Geist des Kindes zusammenfinden können. Gerade an diesem Punkt können sehr große Schwierigkeiten entstehen, und diese werden insbesondere in den bahnbrechenden Arbeiten Melanie Kleins untersucht, die nirgends reicher oder produktiver waren als in diesem Bereich.

Der Säugling kann die Tatsache nicht akzeptieren, dass diese Mutter, die in den Phasen der Ruhe so sehr geschätzt wird, dieselbe Person ist, die in den Erregungsphasen erbarmungslos angegriffen worden ist und wieder angegriffen werden wird.

Der Säugling als ganze Person ist fähig, sich mit der Mutter zu identifizieren, aber für das Baby ist noch keine klare Unterscheidung zwischen dem möglich, was beabsichtigt ist, und dem, was wirklich geschieht. Funktionen und ihre Äquivalente in der Phantasie werden noch nicht als Tatsachen und

Vorstellungen klar auseinandergehalten. Es ist erstaunlich, was das Baby etwa zu dieser Zeit alles zu leisten hat.

Sehen wir uns einmal an, was geschieht, wenn die »ruhige« Mutter die Situation während eines gewissen Zeitraums »hält«, sodass das Baby »erregte« Beziehungen erleben und die Folgen kennenlernen kann.

So einfach wie möglich ausgedrückt: Das erregte Baby, das kaum weiß, was geschieht, wird vom rohen Trieb mitgerissen und von Vorstellungen von eben der Durchschlagskraft, wie sie zum Trieb gehören. (Wir müssen dabei eine relativ befriedigende Fütterung oder eine andere Trieberfahrung voraussetzen.)

Es kommt die Zeit, da das Kind erkennt: Hier wird die gleiche Mutter auf zwei ganz verschiedene Weisen gebraucht. Eine neue Art von Bedürfnis, gegründet auf Impulse und auf Triebspannungen, die nach Abfuhr verlangen, ist entstanden; dazu gehört ein Höhepunkt oder Orgasmus. Wo ein orgastisches Erlebnis eintritt, ist notwendigerweise eine Zunahme von Schmerz und Frustration zu finden. Mit dem Beginn der Erregung und dem Anstieg der Spannung ist ein Risiko mit ins Spiel gekommen.

Meiner Meinung nach müssen wir von der Annahme ausgehen, dass sehr viel erlebt worden sein muss, bevor in vollem Umfang empfunden werden kann, was dies alles umfasst[65].

Wie gesagt, es geschehen zwei Dinge. Das eine ist die Wahrnehmung der Identität der beiden Objekte, der Mutter der ruhigen Phasen und der Mutter, die auf dem Triebhöhepunkt gebraucht und sogar angegriffen wird. Das andere ist der Beginn der Erkenntnis, dass Gedanken, Phantasien, bildhafte Ausgestaltungen von Funktionen, das Annehmen von Vorstellungen und von Phantasien, die mit Tatsachen verknüpft, aber nicht mit ihnen zu verwechseln sind.

So vielschichtige Fortschritte in der emotionalen Entwicklung des Individuums sind ohne hinreichend gute Unterstützung durch die Umgebung nicht möglich. Diese Umwelthilfe wird hier durch das »Überleben« der Mutter ausgedrückt. Erst wenn das Kind Erinnerungsmaterial angesammelt hat, kann die Mutter auch einmal verschwinden[66].

Meiner Ansicht nach setzt die Kleinsche Theorie voraus, dass der Mensch die bare Tatsache der erregten Beziehung, der Triebbeziehung oder des triebhaften Angriffs auf die »ruhige« Mutter nicht akzeptieren kann. Die Aufspaltung zwischen der fürsorglichen Umwelt und der erregenden Umwelt (den beiden Aspekten der Mutter) kann im Geist des Kindes nicht integriert werden, falls die Bemutterung nicht hinreichend gut ist und die Mutter nicht über einen längeren Zeitraum die »Angriffe« überlebt.

Stellen wir uns nun einen Tag vor, an dem die Mutter die Situation »hält«, und nehmen wir an, dass das Baby irgendwann früh am Morgen eine Trieberfahrung macht. Der Einfachheit halber denke ich an eine Fütterung, denn so etwas liegt wirklich der ganzen Sache zu Grunde. Es spielt sich ein kannibalischer, erbarmungsloser Angriff ab, der sich zum Teil im körperlichen Verhalten des Babys zeigt, zum Teil aber auch in der eigenen phantasievollen Ausschmückung der körperlichen Funktionen durch das Baby liegt. Das Baby nimmt das eine wahr, nimmt das andere wahr und kommt allmählich zu dem Schluss, dass eins und eins eins ist, und nicht zwei. Die Mutter der (anaklitischen) Abhängigkeitsbeziehung ist auch das Objekt der triebhaften (biologisch gesteuerten) Liebe.

Das Baby wird durch die Fütterung selbst geprellt; die Triebspannung verschwindet, und das Baby ist sowohl befriedigt als auch düpiert. Man nimmt allzu leicht an, auf eine Fütterung folge Zufriedenheit und Schlaf. Oft folgt auf dieses Geprelltwerden Kummer, besonders dann, wenn die physische Befriedigung dem Säugling die reizvolle Spannung nimmt. Er bleibt dann mit nicht abgeführter Aggression zurück – weil nicht genug Muskelerotik oder primitiver Impuls (oder Motilität) am Stillvorgang beteiligt waren – oder mit einem Gefühl der »Erschlaffung«, da plötzlich eine Quelle der Lust am Leben verschwunden ist und da das Baby nicht weiß, dass sie wiederkehren wird. Das alles kommt in der klinischen analytischen Erfahrung deutlich zum Vorschein, und die direkte Beobachtung von Säuglingen steht zumindest nicht im Widerspruch dazu.

Aber wir können uns nicht mit zu vielen Komplikationen auf einmal abgeben. Nehmen wir an, das Baby habe eine Triebentladung erlebt. Die Mutter »hält« die Situation und der Tag geht weiter, und das Kind erkennt, dass die »ruhige« Mutter in die ganze Wucht des Trieberlebnisses einbezogen war und doch überlebt hat. Dies wiederholt sich Tag für Tag und addiert sich schließlich zu der dämmernden Erkenntnis des Kindes, dass zwischen dem, was man Tatsachen und Phantasie oder äußere und innere Realität nennt, ein Unterschied besteht.

Depressive Angst

Ich habe nun einen noch komplizierteren Sachverhalt zu beschreiben. Das Triebleben bringt für das Baby zweierlei Angst mit sich. Die erste habe ich schon beschrieben: Angst um das Objekt der triebhaften Liebe. Die Mutter ist danach nicht dieselbe wie vorher. Wenn wir wollen, können wir Worte verwenden, um zu beschreiben, was der Säugling fühlt, und sagen: Da ist ein Loch, wo vorher ein Körper voller Reichtum war. Es gibt eine Vielzahl anderer

Weisen, dies zu formulieren, je nachdem, ob wir berücksichtigen, dass der Säugling ein paar Wochen älter ist und differenziertere Vorstellungen hat.

Die andere Angst bezieht sich auf das eigene Innere des Säuglings. Er hat ein Erlebnis gehabt und fühlt sich anders als vorher. Der Vergleich mit der Veränderung eines Erwachsenen von einem guten Gefühl zu einem schlechteren nach einem sexuellen Erlebnis wäre durchaus legitim. Man beachte, dass die Mutter die ganze Zeit die Situation »hält«. Nun müssen wir die persönlichen Vorgänge im Innern des Säuglings im Einzelnen untersuchen.

Wir wollen weiterhin die Erfahrung des Gefüttertwerdens verwenden[67]. Der Säugling nimmt Materie in sich auf. Sie wird als gut oder schlecht empfunden, je nachdem, ob sie während eines befriedigenden Trieberlebnisses aufgenommen worden ist oder während eines Erlebnisses, das durch übermäßige Wut aufgrund einer Frustration kompliziert worden ist. Eine gewisse Wut über Frustration ist ein natürlicher Bestandteil sogar einer ansonsten befriedigenden Fütterung.

Ich vereinfache das Erleben im Inneren hier ein wenig, werde aber später eine genauere Schilderung der Phantasie des Säuglings vom Inneren des Selbst mit seinen einander widerstreitenden Kräften und seinen Steuerungssystemen geben.

Wir können über die Vorstellungen des Säuglings von seinem eigenen Inneren sprechen, weil wir als gegeben vorausgesetzt haben, dass der Säugling den Status einer Einheit erreicht hat; er ist schon zu einer Person mit einer begrenzenden Membran, mit einem Innen und einem Außen geworden.

Unser Kind ist nach der Fütterung nicht nur ängstlich wegen des Loches im Körper der Mutter, das es sich vorstellt, sondern auch stark von dem Kampf innerhalb des Selbst in Anspruch genommen, einem Kampf zwischen dem, was als gut, also selbsterhaltend, angesehen wird, und dem, was als böse, d.h. als eine »Verfolgung« des Selbst empfunden wird.

Im Inneren ist ein komplizierter Zustand entstanden, und das Kind kann nur sein Ergebnis abwarten, genauso, wie nach der Fütterung das Ergebnis der Verdauung abgewartet werden muss. Sicherlich wird ein gewisser Versuch unternommen, Ordnung zu schaffen, der im Stillen und mit der ihm eigenen Geschwindigkeit abläuft. Jenseits von intellektueller Steuerung und gemäß persönlichen Strukturen, die sich allmählich entwickeln, werden die erhaltenden und die verfolgenden Elemente miteinander verwoben, bis ein gewisses Gleichgewicht erreicht ist, aufgrund dessen der Säugling entsprechend seinem inneren Bedürfnis etwas zurückhält oder etwas ausscheidet. Mit der Ausscheidung bekommt der Säugling weiteren Spielraum für seine Fähigkeit zu steuern, da die Ausscheidung wieder Körperfunktionen ins Spiel bringt[68]. Aber während wir beim körperlichen Verdauungsprozess nur eine Ausscheidung von unbrauchbaren Stoffen vor uns haben, umfasst die Ausscheidung bei den Vorstellungsprozessen sowohl gute als auch schlechte Inhalte.

Ich vermeide es absichtlich, von analen und urethralen Erlebnissen als eigenständigen Triebbefriedigungen zu sprechen, da derartige Erwägungen nicht hierher gehören; in unserem Zusammenhang sind anale und urethrale Erlebnisse der die Ausscheidung betreffende Teilbereich des Gesamtvorgangs der Nahrungsaufnahme und -verdauung.

Die ganze Zeit über »hält« die Mutter unaufhörlich die Situation. So schreitet der Tag des Säuglings voran, die körperliche Verdauung findet statt und ebenso ein entsprechendes Durcharbeiten in der Psyche. Dieses Durcharbeiten braucht seine Zeit, und der Säugling kann das Ergebnis nur abwarten, passiv dem unterworfen, was in seinem Inneren abläuft[69]. Beim gesunden Kind wird diese persönliche Innenwelt zum unendlich reichen Kern des Selbst.

Am Ende eines solchen Lebenstages hat jedes gesunde Kind als Ergebnis geleisteter innerer Arbeit Gutes und Böses anzubieten. Die Mutter nimmt das Gute und das Böse an, und es wird erwartet, dass sie weiß, was als Gutes und was als Böses angeboten wird. Hier findet das erste Geben statt, und ohne dieses Geben ist kein wirkliches Empfangen möglich. Das alles sind ganz praktische und alltägliche Erscheinungen in der Säuglingspflege wie auch in der Analyse.

Der Säugling, der mit einer Mutter gesegnet ist, die überlebt, mit einer Mutter, die eine Geste des Gebens erkennt, wenn sie angedeutet wird, kann jetzt in Bezug auf jenes Loch, das Loch in der Brust oder im Körper, das er in seiner Phantasie im Augenblick des Höhepunktes der Trieberfüllung ausgehöhlt hat, etwas unternehmen. Hier werden die Ausdrücke Wiedergutmachung und Wiederherstellung wichtig, die im richtigen Rahmen so viel bedeuten, aber leicht zu Leerformeln werden, wenn man sie nachlässig gebraucht. Die Geste des Gebens kann eine Wiedergutmachung (Schließen des Lochs) bedeuten, wenn die Mutter mitspielt.

Man kann jetzt vielleicht erkennen, warum ich immer wieder die Wichtigkeit des Umstands betont habe, dass die Mutter eine Situation über längere Zeit »hält«.

Es kommt jetzt ein wohltuender Kreislauf in Gang. Innerhalb all der Komplikationen können wir Folgendes unterscheiden:

> Eine Beziehung zwischen Säugling und Mutter, die durch Trieberfahrungen verkompliziert wird.
> Eine verschwommene Wahrnehmung der Wirkung (Loch).
> Ein inneres Durcharbeiten, bei dem die Folgen der Erfahrung auseinandersortiert werden.

Eine Fähigkeit zu geben, die auf der Unterscheidung des Guten und des Bösen im eigenen Inneren beruht.
Wiedergutmachung.

Das Ergebnis einer Tag für Tag erfolgenden Verstärkung dieses wohltuenden Kreislaufs besteht darin, dass der Säugling fähig wird, das Loch (die Folge der triebhaften Liebe) zu ertragen. Hier liegen also die Ursprünge des Gefühls von *Schuld.* Es ist das einzige echte Schuldgefühl, da ein eingepflanztes Schuldgefühl dem Selbst nicht wirklich entspricht. Das Schuldgefühl nimmt damit seinen Anfang, dass die beiden Mütter, die ruhige und die erregte Liebe, und Liebe und Hass zusammengebracht werden, und dieses Gefühl wird allmählich zu einem gesunden Ausgangspunkt von Aktivität im Rahmen der Beziehungen. Hier liegt eine Quelle der Potenz, der tätigen Teilnahme am gesellschaftlichen Leben und eine Quelle künstlerischer Leistungen (aber nicht der Kunst selbst, die ihre Wurzeln auf einer tieferen Ebene hat).

Es ist also offensichtlich, wie ungeheuer wichtig die depressive Position ist; Melanie Kleins Beitrag zur Psychoanalyse bedeutet hier eine echte Leistung für die Gesellschaft, einen wesentlichen Beitrag zum richtigen Umgang mit Kindern und zur Erziehung. *Das gesunde Kind hat eine persönliche Quelle des Schuldgefühls*; man braucht ihm nicht beizubringen, sich schuldig oder besorgt zu fühlen. Natürlich ist ein gewisser Prozentsatz von Kindern in dieser Hinsicht nicht gesund; sie haben die depressive Position nicht erreicht, und ihnen muss man ein Gefühl für Recht und Unrecht vermitteln. Das folgt schon aus der ersten Feststellung. Aber zumindest theoretisch hat jedes Kind das Potenzial, ein Gefühl für Schuld zu entwickeln. Unter klinischen Bedingungen bekommen wir Kinder ohne Schuldgefühle zu sehen, aber es gibt kein menschliches Kind, das unfähig wäre, ein persönliches Gefühl für Schuld zu entwickeln, wenn man ihm dazu Gelegenheit gibt, bevor es zu spät ist, die depressive Position zu erreichen. Bei *Borderline-Fällen* werden wir tatsächlich gewahr, wie diese Entwicklung, z.B. bei antisozialen Kindern, die in Schulen für sogenannte Milieugestörte versorgt werden, durchaus auch außerhalb der Analyse stattfindet.

Wenn der wohltuende Kreislauf in Gang kommt, wird für das Kind seine Besorgnis dadurch erträglich, dass ihm die Erkenntnis dämmert, dass es, wenn es nur genug Zeit hat, etwas in Bezug auf das Loch und die verschiedenen Wirkungen von Es-Impulsen auf den Körper der Mutter unternehmen kann. So wird der Trieb freier, und ein größeres Risiko kann eingegangen werden. Es entstehen größere Schuldgefühle, aber es stellt sich auch eine Intensivierung des Trieberlebens *und* seiner Ausgestaltung in der Phantasie ein, sodass eine reichere Innenwelt entsteht, die wiederum eine größere Fähigkeit zu geben nach sich zieht.

In der Analyse sehen wir das immer wieder, wenn in der Übertragung die depressive Position erreicht wird. Wir sehen, wie auf den Ausdruck von Liebe Angst um den Analytiker und auch hypochondrische Befürchtungen folgen. Oder wir sehen, positiver, eine Triebbefreiung, eine Entwicklung in Richtung auf eine reichere Persönlichkeit und eine Zunahme der Potenz oder des allgemeinen Potenzials für aktive Teilnahme am sozialen Leben zum Ausdruck kommen.

Offenbar kann das Individuum nach einer gewissen Zeit Erinnerungen an Erfahrungen aufbauen, die als gut empfunden worden sind, sodass die Erfahrung der Mutter, die die Situation »hält«, zu einem Teil des Selbst wird und in das Ich eingeht. So wird die wirkliche Mutter allmählich immer weniger unentbehrlich. Das Individuum erwirbt eine »innere Umwelt«. Das Kind wird auf diese Weise fähig, neue Erfahrungen zu machen, in denen es selbst die Situation »hält«, und mit der Zeit kann es dann die Funktion dessen, der die Situation für jemand anderen hält, ohne Groll selbst übernehmen.

Aus diesem Konzept vom wohltuenden Kreislauf der depressiven Position ergeben sich einige sehr beachtliche Folgerungen:

1. Wenn der wohltätige Kreislauf unterbrochen wird und eine die Situation haltende Mutter nicht mehr verfügbar ist, kommt es zu einem Stocken des Prozesses; das führt zunächst zu einer Triebhemmung und zu einer allgemeinen Persönlichkeitsverarmung, dann aber auch zum Verlust der Fähigkeit, Schuldgefühle zu empfinden. Dieses Gefühl für Schuld kann wiedergewonnen werden, aber nur durch die Wiederherstellung der wirklichen die Situation haltenden hinreichend guten Mutter. Ohne Schuldgefühl kann das Kind weiterhin sinnliche Triebbefriedigungen erleben, aber es verliert die Fähigkeit, zärtliche Gefühle zu entwickeln.
2. Lange Zeit braucht das kleine Kind einen Menschen, der nicht nur geliebt wird, sondern der auch bereit ist, Potenz (gleich ob es sich nun um einen Jungen oder ein Mädchen handelt) in Form von wiedergutmachendem und wiederherstellendem Geben zu akzeptieren. Anders ausgedrückt: Das kleine Kind muss fortwährend eine Möglichkeit haben, entsprechend seinen Schuldgefühlen, die zu den Trieberfahrungen gehören, auch zu geben, denn nur so kann es wachsen. Hier liegt eine starke Abhängigkeit vor, aber nicht die absolute Abhängigkeit der frühesten Lebensphasen.

   Dieses Geben drückt sich aus im Spiel, aber beim konstruktiven Spiel muss zunächst der geliebte Mensch nahe sein, offensichtlich beteiligt, wenn nicht gar voll des Lobes über die echte konstruktive Errungenschaft, die sich im Spiel ausdrückt. Es ist ein sicheres Zeichen für einen Mangel an Verständnis für kleine Kinder (oder für benachteiligte Kinder, die das Erlebnis heilender Regression brauchen), wenn ein Erwachsener glaubt, er könne durch Geben helfen, und nicht sieht, dass es in erster Linie wichtig ist, als Empfangender da zu sein.

3. Wenn die inneren Vorgänge Unruhe verbreiten, lässt das Kind (oder der Erwachsene) die ganze innere Welt und alle inneren Funktionen auf einem niedrigen Vitalitätsniveau stagnieren. Die Stimmung ist dann die der Depression. Dies ist das erste Mal in meiner Beschreibung, dass ich den Terminus Depression als solchen mit dem Konzept der depressiven Position verknüpft habe.

Die Depressionen, denen man in der klinischen Psychiatrie begegnet, gehören in der Hauptsache nicht dem Typus an, der mit der »depressiven Position« zu tun hat. Sie sind mehr mit Depersonalisation oder Hoffnungslosigkeit im Hinblick auf Objektbeziehungen verbunden oder mit einem Gefühl der Vergeblichkeit, das die Folge der Entwicklung eines Falschen Selbst ist. Diese Phänomene gehören in den Bereich, der in der Entwicklung des Individuums vor der depressiven Position liegt.

Die manische Abwehr

Im Umgang des Individuums mit der Niedergeschlagenheit, die spezifisch mit Ängsten der depressiven Position verknüpft ist, gibt es einen ganz bekannten Ausweg: *die manische Abwehr*. In der manischen Abwehr wird alles Schwerwiegende negiert. Der Tod wird zur übertriebenen Lebhaftigkeit, Stille wird zu Lärm, es gibt weder Kummer noch Besorgnis, weder konstruktive Arbeit noch ruhevolle Muße. Dies ist die Reaktionsbildung, die zur Depression gehört, und man muss sie als ein eigenes Konzept untersuchen. Wenn man ihr klinisch begegnet, heißt das, dass die depressive Position erreicht worden ist und dass sie in der Schwebe gehalten und negiert wird, aber nicht verloren gegangen ist.

Die häufigste Diagnose in einer medizinischen Kinderklinik ist das, was ich (1930, bevor ich mit den Ideen Melanie Kleins Bekanntschaft gemacht hatte) als »allgemeine ängstliche Unruhe« zu bezeichnen pflegte; das ist ein klinischer Zustand, dessen Hauptzug die Negierung der Depression ist. Diese Krankheit wird bei einem Kind manchmal übersehen, da sie sich leicht hinter der Lebendigkeit und Ruhelosigkeit verbirgt, die zum kindlichen Leben dazugehört. Als Krankheit entspricht die allgemeine ängstliche Unruhe der Hypomanie bei Erwachsenen, die viele und verschiedenartige psychosomatische Störungen im Gefolge hat.

Die manische Rastlosigkeit muss unterschieden werden von der paranoiden Ruhelosigkeit, der Agitiertheit und der Manie.

Eine Untersuchung der Innenwelt

Nun komme ich zu einer näheren, wenn auch zu kurzen Untersuchung der Erscheinungen der Innenwelt. Dies ist ein sehr umfangreiches Thema.

Man wird sich erinnern, dass ich absichtlich vereinfacht habe, indem ich die depressive Position mit Bezug auf die Fütterung und die Inhaltsstoffe, die der Säugling während einer Fütterung in sich aufnimmt, erläutert habe. Aber es geht hier nicht nur um die Fütterung und um Milch oder andere Nahrung. Wir haben es mit Trieberfahrungen aller Art zu tun, und die guten und schlechten Objekte verwandeln sich in die guten und schlechten Gefühle, die sich aus dem Triebleben des Individuums ergeben und seiner phantasiereichen Ausgestaltung. Selbst in einer Kurzdarstellung wie dieser ist eine etwas differenziertere Aussage notwendig.

Die Innenwelt des Individuums baut sich hauptsächlich auf dreierlei Weisen auf:

1. durch Trieberlebnisse,
2. durch Materie, die einverleibt, zurückbehalten oder ausgeschieden wird,
3. dadurch, dass ganze Beziehungen oder Situationen magisch introjiziert werden.

Die erste dieser drei Arten ist für alle Menschen auf der ganzen Welt fundamental und wird es immer sein. Die zweite ist bei Kleinkindern überall mehr oder weniger ähnlich, wenn auch der Beobachter natürlich Unterschiede wahrnehmen kann (Brust, Flasche, Milch, Banane, Kokosnussmilch, Bier usw.), je nachdem, was für Bräuche in der betreffenden Kultur gerade herrschen. Die dritte Art ist zutiefst persönlich; sie gehört zum Individuum in seiner realen Umgebung, wozu Erlebnisse der jeweiligen Mutter, Pflegerin, Tante in dem konkreten Haus, der Hütte, dem Zelt zählen, mit der Realität, die sich tatsächlich darbietet. Man sollte hier ebenfalls die Ängstlichkeit, Launenhaftigkeit, Unzuverlässigkeit der Mutter aber ebenso ihre gewöhnlich hinreichend gute Mütterlichkeit mit einbeziehen. Der Vater trägt indirekt als Ehemann und direkt als Muttersatz seinen Teil bei.

Wenn wir die Innenwelt der depressiven Position mit den Arbeiten über Archetypen von C.G. Jung und den Anhängern der analytischen Psychologie in Verbindung bringen wollen, müssen wir uns auf eine Untersuchung der ersten Gruppe beschränken. Was hier geschieht, gehört zur Menschheit ganz allgemein; es liefert die Grundlage für das, was den Träumen, den Künsten und Religionen und Mythen der ganzen Welt zu allen Zeiten *gemeinsam* ist. Dies ist der Grundstoff der menschlichen Natur, jedoch nur insoweit, als das

Individuum die depressive Position hat erreichen können. Es ist jedoch nicht die ganze innere Welt des Kindes, und wir können bei unserer klinischen Arbeit die beiden anderen Gruppen nicht vernachlässigen.

Welche archetypischen Bildungen wir in der Innenwelt auch finden mögen, wir dürfen nicht vergessen, dass *dauernde therapeutische Veränderungen nur durch neue Trieberfahrungen bewerkstelligt werden können;* diese hat man nur unter Kontrolle, wenn sie sich in der Übertragungsneurose einer Analyse vollziehen; wir verändern keine Archetypen, indem wir einem Patienten zeigen, dass seine Phantasie einer Phantasie in der Mythologie gleicht.

Wenn wir uns die Innenwelt des Individuums vor Augen führen, das die depressive Position erreicht hat, sehen wir:

- ➢ Einander widerstreitende Kräfte (Gruppe A).
- ➢ Gute und schlechte Objekte oder Umstände (Gruppe B).
- ➢ Gut empfundene Umstände, die zum Zweck der persönlichen »Bereicherung« und Stabilisierung introjiziert worden sind (Gruppe C).
- ➢ Böse empfundene Umstände, introjiziert zum Zweck seiner Kontrolle (Gruppe C).

Wenn wir sagen, dass in der Therapie *die wirklichen Veränderungen hinsichtlich der Gruppen A und B durch die Arbeit in der Übertragung bewerkstelligt werden,* wissen wir, dass eine geordnete Abfolge impliziert ist, wenn wir auch bei jedem einzelnen Fall, selbst wenn der Patient ein Kind ist, deren unendliche Vielschichtigkeit anerkennen.

Die Analyse des oralen Sadismus in der Übertragung reduziert das Verfolgungspotenzial in der Innenwelt des Patienten auf ein überschaubares Maß.

Arten der Abwehr

Eine bestimmte Art von Abwehr gegen depressive Angst ist eine entsprechende Hemmung des Triebes selbst, die eine quantitative Verringerung aller Folgen von Trieberfahrungen bewirkt.

Es werden noch weitere Abwehrmechanismen in der Innenwelt verwendet, so z.B.:

- ➢ Totale Kontrolle, die allmählich gelockert wird (depressive Verstimmung),
- ➢ Aufsplitterung,
- ➢ Isolierung bestimmter verfolgender Konstellationen,
- ➢ Einkapselung,
- ➢ Introjektion eines idealisierten Objekts,

- Heimliches Verbergen guter Dinge,
- Magische Projektion des Guten,
- Magische Projektion des Schlechten,
- Ausscheidung,
- Negierung.

Die eingehende Untersuchung dieser Phänomene kommt der Betrachtung aller Spielmöglichkeiten eines Kindes gleich; tatsächlich ist sie genau das Gleiche, da alles im Spiel in Erscheinung tritt. Es fällt dem Individuum nur allzu leicht, sich von der Einkapselung durch eine verfolgende Konstellation zeitweise dadurch zu befreien, dass es sie projiziert. Das Ergebnis ist jedoch ein Wahnzustand, und wir nennen ihn Verrücktheit, falls nicht die äußere Realität zufällig ein vollkommenes Beispiel des zu projizierenden Materials anbietet.

Noch eine Komplikation ist zu erwähnen. Man wird schon bemerkt haben, dass dieser Aufbau der Innenwelt durch unzählige Trieberfahrungen schon lange vor der Zeit begonnen hat, die wir untersuchen. Schon lange vor dem Alter von sechs Monaten entsteht das Baby aus den Erfahrungen, die das Säuglingsleben ausmachen, seien sie triebhaft oder nicht triebhaft, erregter oder ruhiger Art. Deshalb kann man behaupten, dass einige der Erscheinungen, von denen ich rede, von Geburt an oder sogar schon vor der Geburt ins Spiel kommen. Damit wird aber nicht auch die depressive Position in diese frühen Monate und Wochen und Tage zurückverlegt, denn die depressive Position ist abhängig von der Entwicklung eines Zeitgefühls, vom Erkennen des Unterschieds zwischen Wirklichkeit und Phantasie, und vor allem von der Tatsache der Integration des Individuums. Es ist sehr schwierig, all diese Dinge zu berücksichtigen, zu sehen, wie die Mutter die Situation »hält« und wie das Baby sich diese Tatsache wirklich zunutze macht, außer bei einem Baby, das schon alt genug ist, im Spiel absichtlich Dinge fallen zu lassen.

(Ich habe ein zwölf Wochen altes Baby beobachtet, das jedesmal, wenn es gestillt wurde, seiner Mutter den Finger in den Mund steckte. Es wurde ausgezeichnet versorgt und ist heute wahrscheinlich der gesündeste zehnjährige Junge, den ich kenne. Die Versuchung ist groß, zu sagen, dass er vielleicht in der depressiven Position war; aber man muss all die eigenartigen Identifizierungsvorgänge berücksichtigen, und außerdem ist es ungewöhnlich, dass dies schon bei einem zwölf Wochen alten Kind, und sehr selten, dass es noch früher geschieht. Wir müssen auch die scheinbare Integration berücksichtigen, die nicht aus einer echten Integration in der Unabhängigkeit entsteht, sondern die Folge zuverlässiger Behandlung ist.)

Wenn man anfängt, nicht die depressive Position zu untersuchen, sondern den Ursprung sowohl verfolgender als auch unterstützender Kräfte innerhalb des Ichs, muss man viel weiter zurückgehen als in die zweite Hälfte des ersten Lebensjahres. Aber dann muss man auch zur Unintegriertheit zurückgehen, zum Fehlen des Gefühls, im eigenen Körper zu leben, zur Verwischung der Trennungslinie zwischen Phantasie und Wirklichkeit, und vor allem muss man zur Abhängigkeit von der Mutter zurückgehen, die das Baby die ganze Zeit hält, und schließlich zu dem, was man als *doppelte Abhängigkeit* bezeichnen kann, bei der die Abhängigkeit deswegen absolut ist, weil die Umgebung nicht als solche wahrgenommen wird.

Aber ich kann die außerordentlich komplizierte Psychologie der frühen Entstehung von wohltuenden und verfolgenden Elementen beiseite lassen und mich an meinen ursprünglichen Plan halten, an dem Punkt zu beginnen, an dem das Individuum zu einem Ganzen, einer Einheit wird, und mich mit den wichtigen Dingen zu befassen, die beim Gesunden natürlicherweise auf dieses Stadium folgen.

Die Reaktion auf Verlust

Das uns durch Freud vermittelte Verständnis der Reaktionen auf Verlust ist durch Melanie Kleins Werk bereichert worden. Wenn ein Individuum die depressive Position erreicht hat und sie ganz gefestigt ist, zeigt sich die Reaktion auf Verlust als *Kummer* oder *Traurigkeit.* Wo die depressive Position in irgendeiner Weise verfehlt wird, ist die Folge eines Verlusts Depression. Trauern bedeutet, dass das verlorene Objekt magisch introjiziert worden und im eigenen Inneren (wie Freud gezeigt hat) dem Hass ausgesetzt ist. Was wir meinen, ist meiner Ansicht nach, dass ihm erlaubt wird, mit inneren verfolgenden Anteilen in Kontakt zu kommen. Gleichzeitig wird dadurch das Kräftegleichgewicht in der Innenwelt gestört, sodass die verfolgenden Elemente vermehrt und die wohltuenden oder unterstützenden Kräfte geschwächt werden. Es entsteht eine Gefahrsituation, und der Abwehrmechanismus einer allumfassenden Abtötung ruft eine Stimmung der Depression hervor. Die Depression ist ein Heilungsmechanismus, sie verhüllt das Schlachtfeld gleichsam mit einem Dunstschleier, sodass ein verlangsamter Differenzierungsprozess ermöglicht wird, der genügend Zeit dafür lässt, alle möglichen Arten von Abwehr ins Spiel zu bringen und die ganze Problematik durchzuarbeiten, sodass sich schließlich eine Spontanheilung vollziehen kann. Klinisch gesehen neigen Depressionen (dieser Art) dazu, vorüberzugehen, eine in der Psychiatrie wohlbekannte Erscheinung.

Bei einem Menschen, dessen depressive Position gesichert und gefestigt ist, finden sich die sogenannten Introjektionen der Gruppe C oder Erinnerungen an gute Erlebnisse und geliebte Objekte; diese wiederum befähigen den Menschen letztlich, sogar ohne Unterstützung durch die Umgebung weiterzuleben. Die Liebe der inneren Repräsentanz eines verloren gegangenen äußeren Objekts kann den Hass des introjizierten Liebesobjekts, der auf den Verlust folgt, vermindern. So oder so ähnlich wird Trauern erfahren und durchgearbeitet, und Kummer kann als solcher empfunden werden.

Wenn das Kind ein Spiel daraus macht, Gegenstände wegzuwerfen (ich habe dieses Spiel stark betont), ist das ein Zeichen für seine wachsende Fähigkeit, mit Verlusten fertig zu werden; es ist daher auch ein Hinweis darauf, dass man mit der Entwöhnung beginnen kann[70]. Dieses Spiel weist auf das Vorhandensein eines gewissen Maßes von Introjektionen der Gruppe C hin.

Das Konzept der »guten Brust«

Sehen wir uns zum Schluss den Ausdruck eine »gute Brust« an. *Äußerlich* ist eine gute Brust eine, die, wenn sie aufgegessen worden ist, darauf wartet, wiederhergestellt zu werden. Mit anderen Worten: Es stellt sich heraus, dass sie nicht mehr und nicht weniger ist als die Mutter, die die Situation in der Zeit »hält«, wie ich es beschrieben habe.

Insoweit als die gute Brust ein *inneres* Phänomen ist (wobei wir annehmen, dass das Individuum die depressive Position erreicht hat), müssen wir unser Prinzip von den drei Gruppierungen anwenden, um das Konzept verstehen zu können.

Gruppe A. Hier ist kein Platz für die Bezeichnung »gute Brust«. Stattdessen nehmen wir Bezug auf eine archetypische Erfahrung oder eine befriedigende Trieberfahrung.

Gruppe B. Hier ist keine gute Brust erkennbar, da sie, falls sie gut war, gegessen worden ist – und, wie wir hoffen, genossen. Brust-Material als solches wird nicht erkennbar. Das Kind wächst aus diesem Material heraus und scheidet aus, was nicht gebraucht oder als böse empfunden wird.

Gruppe C. Hier lässt sich endlich der Ausdruck »gute innere Brust« verwenden.

Erinnerungen an Erlebnisse, bei denen die Situation gut »gehalten« worden ist, helfen dem Kind, kurze Perioden zu überstehen, in denen die Mutter versagt; sie liefern die Grundlage für das »Übergangsobjekt« und später für die wohlbekannte Abfolge von Ersatzobjekten für Brust und Mutter.

Ich möchte noch daran erinnern, dass die Introjektion einer »guten Brust« manchmal stark pathologisch ist: eine Abwehrorganisation. Die Brust ist dann eine idealisierte Brust (Mutter), und diese Idealisierung verweist auf

Hoffnungslosigkeit in Bezug auf ein inneres Chaos und die Erbarmungslosigkeit des Triebes. Eine »gute Brust«, die auf besonderen Erinnerungen oder auf dem Bedürfnis einer Mutter, gut zu sein, beruht, bietet Beruhigung. Eine solche introjizierte idealisierte Brust beherrscht den Schauplatz; und für den Patienten scheint alles in Ordnung zu sein. Für die Freunde des Patienten stellt es sich jedoch anders dar, denn eine solche introjizierte gute Brust muss bekannt gemacht werden, und der Patient wird zu einem fanatischer Verfechter der »guten Brust«.

Wir Analytiker sehen uns dem schwierigen Problem gegenüber, ob man uns in unseren Patienten wiedererkennen soll. Wir sind immer zu erkennen. Aber wir bedauern das. Wir finden es abscheulich, als internalisierte gute Brust in anderen weiterzuleben und mit anhören zu müssen, wie wir von denen hochgepriesen werden, deren eigenes inneres Chaos durch die Introjektion eines idealisierten Analytikers nur gerade noch erträglich gemacht wird.

Was wollen wir denn? Wir wollen gegessen werden, nicht magisch introjiziert. Darin liegt kein Masochismus. Gegessen zu werden, ist der Wunsch, ja, das Bedürfnis jeder Mutter in einem sehr frühen Stadium der Versorgung eines Säuglings. Das bedeutet, dass jeder, der nicht kannibalistisch angegriffen wird, sich leicht außerhalb des Bereichs von menschlichen Wiedergutmachungs- und Wiederherstellungsbemühungen, und so auch außerhalb der Gesellschaft fühlt.

Wenn und nur wenn wir gegessen, verbraucht, beraubt worden sind, können wir es ertragen, in geringerem Umfang auch magisch introjiziert und in den Vorratskeller der Innenwelt eines anderen Menschen versetzt zu werden.

Zusammenfassend sei gesagt: Die depressive Position, die unter günstigen Umständen im Alter von sechs bis neun Monaten schon gut auf dem Weg sein kann, wird sehr häufig nicht erreicht, bis der Mensch in die Analyse kommt. Bei den schizoideren Menschen und all jenen Personen, die die Psychiatrischen Kliniken bevölkern und niemals ein Wahres lebendiges Selbst oder eine Ausdrucksmöglichkeit für ihr Selbst erreicht haben, kommt es nicht in erster Linie auf die depressive Position an; für sie muss sie etwas bleiben, das wie die Farbe für die Farbenblinden ist. Im Gegensatz dazu kann man bei der ganzen Gruppe der Manisch-Depressiven, die die Mehrzahl der sogenannten Normalen umfasst, das Thema der depressiven Position in der normalen Entwicklung nicht außer Acht lassen; es ist und bleibt das Problem ihres Lebens, außer wenn die depressive Position erreicht worden ist. Bei ganz gesunden Menschen nimmt man das als selbstverständlich an, und sie verwirklichen diesen Sachverhalt in ihrem aktiven Leben in der Gesellschaft. Das Kind, das gesund ist, kann, insoweit es die depressive Position erreicht hat, mit dem Dreiecksproblem in zwischenmenschlichen Beziehungen, dem klassischen Ödipuskomplex, fertig werden.

XVII. Übergangsobjekte und Übergangsphänomene[71]

Eine Studie über den ersten *Nicht-Ich*-Besitz[72]

In diesem Kapitel[73] wiederhole ich eine bereits 1951 formulierte Hypothese, die ich anschließend an zwei klinischen Beispielen erläutere.

1. Ausgangshypothese

Es ist allgemein bekannt, dass das Kleinkind von Geburt an dazu neigt, die erogene Zone des Mundes mit Daumen, Fingern oder Faust zu reizen, und dies sowohl zur Triebbefriedigung dieser Zone als auch in stiller Selbstzufriedenheit. Ebenso ist es bekannt, dass männliche und weibliche Kinder schon im Alter von wenigen Monaten gern mit Puppen spielen und dass die meisten Mütter ihrem Kind irgendein besonderes Objekt gestatten und ihm auch erlauben, zu diesem Objekt eine sozusagen suchthafte Beziehung zu entwickeln.

Zwischen diesen beiden Gruppen von Phänomenen besteht eine Beziehung, obwohl sie zeitlich durch ein Intervall voneinander getrennt sind. Eine Untersuchung der Entwicklung von den frühen zu den späteren Phänomenen kann nützlich sein und sich auf wichtiges klinisches Material stützen, das bisher weitgehend unbeachtet geblieben ist.

Der erste Besitz

Jedem, der mit den Interessen und Problemen von Müttern vertraut ist, wird bekannt sein, welch vielfältigen Gebrauch Kleinkinder im Allgemeinen von ihrem ersten, nicht zum Selbst gehörenden Besitz (»Nicht-Ich«-Besitz) machen. Diese Verhaltensweisen können zum Gegenstand direkter Beobachtung gemacht werden.

Die Entwicklungsreihe, die damit beginnt, dass das Neugeborene die Faust in den Mund steckt und schließlich zur Anhänglichkeit an einen Teddybären, eine Puppe oder ein anderes, weiches oder hartes Spielzeug führt, zeigt eine große Variationsbreite. Obwohl die orale Erregung und Befriedigung die Grundlage dieser Verhaltensweisen sein mag, ist es für mich klar, dass hier noch andere Dinge von Bedeutung sein müssen. Zu den wichtigen Dingen, die wir hier beobachten können, gehören:

1. die Art des Objektes,
2. die Fähigkeit des Kindes, das Objekt als »Nicht-Ich« (das heißt nicht zum Selbst gehörend) zu erkennen,
3. der Ort des Objektes (außen – innen – an der Grenze),
4. die Fähigkeit des Kindes, ein Objekt zu erschaffen: es sich vorzustellen, zu erdenken, zu erfinden, hervorzubringen,
5. der Beginn einer zärtlichen Objektbeziehung.

Ich habe die Begriffe »Übergangsobjekte« und »Übergangsphänomene« eingeführt, um einen »*intermediären* Raum« zu kennzeichnen, den Erlebnis- und Erfahrungsbereich, der zwischen dem Daumenlutschen und der Liebe zum Teddybär liegt, zwischen der oralen Autoerotik und der echten Objektbeziehung, zwischen der ersten schöpferischen Aktivität und der Projektion dessen, was bereits introjiziert wurde, zwischen frühester Unkenntnis einer Dankespflicht und der Kenntnisnahme dieser Verpflichtung (»sag: danke!«).

Nach dieser Definition gehören das Lallen des Säuglings und das Sich-in-den-Schlaf-Singen als Übergangsphänomene ebenso in den intermediären Bereich wie die Verwendung von Objekten, die nicht Teil des kindlichen Körpers sind, jedoch noch nicht völlig als zur Außenwelt gehörig erkannt werden.

Die Unzulänglichkeit üblicher Darstellungen des menschlichen Seelenlebens

Es ist allgemein anerkannt, dass eine Darstellung des menschlichen Seelenlebens unter dem Gesichtspunkt der zwischenmenschlichen Beziehungen nicht ausreichend ist, selbst wenn eine solche Betrachtungsweise die Leistungen der schöpferischen Funktionen und die Gesamtheit der bewussten und unbewussten Phantasien – einschließlich der verdrängten – berücksichtigt. Die Forschungen der letzten zwei Jahrzehnte haben einen anderen Weg zur Beschreibung der Persönlichkeit eröffnet. Sobald der Mensch die Phase erreicht hat, in der er sich als abgegrenzte Einheit, mit einem Innen und einem Außen erlebt, verfügt er damit auch über eine *innere Realität*, eine innere Welt, die reich oder arm, friedlich oder mit sich selbst zerfallen sein kann. Eine solche Beschreibung hilft uns zwar weiter, scheint aber noch nicht ausreichend zu sein.

Meines Erachtens ist noch ein dritter Aspekt notwendig, sobald man diese beiden Arten der Darstellung für erforderlich hält: Dieser dritte Bereich des menschlichen Lebens, den wir nicht außer Acht lassen dürfen, ist ein intermediärer Bereich von *Erfahrungen*, in den in gleicher Weise innere Realität und äußeres Leben einfließen. Es ist ein Bereich, der kaum infrage gestellt wird, weil wir uns zumeist damit begnügen, ihn als eine Sphäre zu betrachten, in der das Individuum ausruhen darf von der lebenslangen menschlichen Aufgabe, innere und äußere Realität voneinander getrennt und doch in wechselseitiger Verbindung zu halten.

Es ist üblich, auf die »Realitätsprüfung« hinzuweisen, und zwischen Apperzeption und Perzeption klar zu unterscheiden. Ich möchte hier die Aufmerksamkeit auf ein Stadium lenken, das zwischen der völligen Unfähigkeit und der wachsenden Fähigkeit des Kleinkindes liegt, die Realität zu erkennen und zu akzeptieren. Deshalb untersuche ich das Wesen der *Illusion*, die dem Kleinkind zugebilligt wird und im Leben des Erwachsenen einen bedeutsamen Anteil an Kunst und Religion hat. Wir können den Respekt für eine *illusionäre Erfahrung* miteinander teilen, und, wenn wir das wünschen, können wir uns zusammenschließen und eine Gemeinschaft auf der Basis dieser Ähnlichkeit unserer illusionären Erfahrung bilden. Das stellt einen natürlichen Vorgang der Gruppenbildung innerhalb der Menschheit dar. Jedoch sehen wir es als Zeichen seelischer und geistiger Störung an, wenn ein Erwachsener zu große Ansprüche an die Glaubensbereitschaft seiner Mitmenschen stellt und sie dazu zwingen will, eine Illusion zu teilen, die nicht die ihre ist.

Ich hoffe, mit dem Gesagten deutlich machen zu können, dass es sich hier nicht vordringlich um den Teddybären des Kindes handelt oder um den ersten Gebrauch des Daumens (der Finger, der Hände). Ich will mich hier nicht speziell mit dem ersten Objekt von Objektbeziehungen beschäftigen. Vielmehr beschäftigt mich die Frage nach dem ersten Besitz und nach dem intermediären Bereich zwischen dem Subjektiven und dem objektiv Wahrnehmbaren.

Die Entwicklung eines Persönlichkeitsschemas

Die psychoanalytische Literatur ist reich an Hinweisen auf den Verlauf der Entwicklung von der manuellen Betätigung an der Mundzone zur manuellen Betätigung an der Genitalzone; die weitere Entwicklung zur Handhabung von

Gegenständen, die wirklich nicht zum Selbst gehören (»*Nicht-Ich*«-Objekte) findet dagegen wohl nur geringere Erwähnung. Früher oder später zeigt das Kind in seiner Entwicklung eine Neigung, »Anders-als-Ich«-Objekte in sein Persönlichkeitsschema einzubeziehen. Bis zu einem gewissen Grad repräsentieren diese Objekte die Brust, doch ist dies nicht die Frage, die uns hier im Besonderen beschäftigt.

Manche Säuglinge stecken den Daumen in den Mund und streicheln dabei mit den Fingern durch Innen- und Außendrehung des Unterarms ihr Gesicht. Der Mund ist dann nur im Hinblick auf den Daumen, nicht aber in Bezug auf die übrigen Finger beteiligt. Die Finger, die die Oberlippe oder einen anderen Teil des Gesichts streicheln, können dabei wichtiger sein oder werden als der Daumen im Mund. Darüber hinaus kann dieses Streicheln auch auftreten, ohne dass der Daumen in den Mund genommen wird. Häufig tritt eine der folgenden Verhaltensweisen komplizierend zu autoerotischen Betätigungen wie dem Daumenlutschen hinzu:

1. Das Kleinkind greift mit der anderen Hand nach einem äußeren Objekt, etwa einem Zipfel von Leinentuch oder Decke, und steckt dieses zusammen mit den eigenen Fingern in den Mund;
2. oder ein Stück Stoff[74] wird festgehalten und daran gesaugt, oder nicht einmal wirklich gesaugt; dazu werden häufig Windeln und (später) Taschentücher verwendet, je nachdem, was sich bequem und wiederholt dazu anbietet;
3. oder das Kleinkind beginnt schon im Alter von wenigen Monaten, Fäden aus seiner Decke zu zupfen, die es sammelt und dann für das Streicheln benutzt[75]; seltener wird die Wolle auch verschluckt, was sogar zu körperlichen Beschwerden führen kann;
4. oder die Mundbewegungen werden von »Mum-mum«-Lauten begleitet, von Lallen (siehe Scott 1955), analen Geräuschen, ersten musikalischen Tönen usw.

Es ist anzunehmen, dass Denken oder Phantasieren mit diesen funktionellen Erlebnissen in Beziehung gesetzt wird.

All dies bezeichne ich als *Übergangsphänomene*. Und es lässt sich auch (durch die Beobachtung jedes beliebigen Kleinkindes) feststellen, dass daraus Gegenstände oder Phänomene hervorgehen können, die für das Kind in der Zeit des Schlafengehens lebenswichtige Bedeutung erlangen und als Abwehr gegen Ängste vor allem gegen depressive Ängste – verwendet werden, mag es sich dabei nun um eine Handvoll Wolle, den Zipfel der Decke oder des Kissens, um ein Wort, eine Melodie oder eine stereotype Geste handeln. Häufig gerät das Kind dabei an irgendeinen weichen Gegenstand oder die Decke des

Kinderbettchens, die es dann benutzt; dieses wird dann ein sogenanntes *Übergangsobjekt* und bleibt für das Kind von Bedeutung. Die Eltern entdecken, wie wertvoll es für das Kind geworden ist, und nehmen es auf Reisen mit. Die Mutter lässt zu, dass es schmutzig wird und sogar zu stinken beginnt, denn sie weiß, dass sie mit einer Reinigung die Kontinuität der Erfahrung des Kindes unterbrechen und damit die Bedeutung und den Wert des Objektes für das Kind zerstören würde.

Ich schlage vor, die Zeit für das erste Auftreten von Übergangsphänomenen zwischen dem vierten und dem zwölften Lebensmonat anzusetzen, wobei ich den individuellen Verschiedenheiten absichtlich einen breiten Spielraum lasse.

Ein im Säuglingsalter entwickeltes Verhaltensmuster kann in der Kindheit hartnäckig festgehalten werden, sodass der ursprüngliche, weiche Gegenstand zur Schlafenszeit oder wenn das Kind allein ist oder traurig zu werden droht, absolut notwendig bleibt. Bei gesunden Kindern weitet sich das Interesse allerdings allmählich aus, und allmählich wird dieser erweiterte Bereich beibehalten, selbst wenn depressive Ängste auftauchen. Das Bedürfnis nach einem speziellen Gegenstand oder einem bestimmten Verhaltensmuster, das aus einer sehr frühen Entwicklungsphase stammt, kann in einem späteren Alter wieder auftauchen, wenn sich das Kind vom Verlust eines Liebesobjektes bedroht fühlt.

Dieser erste Besitz wird in Verbindung mit speziellen, aus der frühesten Kindheit stammenden Techniken verwendet, die die spezifisch autoerotischen Verhaltensweisen einschließen, aber auch relativ unabhängig davon sein können. In seiner weiteren Entwicklung verfügt das Kind allmählich über Teddybären, Puppen und Spielzeug aus hartem Material. Knaben neigen in gewissem Maß dazu, zu harten Gegenständen überzugehen, während Mädchen sich häufig gleich eine ganze Familie »anschaffen«. Es ist jedoch wichtig, darauf hinzuweisen, *dass hinsichtlich der Verwendung des ersten »Nicht-Ich«-Besitzes, den ich Übergangsobjekt nenne, kein merklicher Unterschied zwischen Jungen und Mädchen besteht.* Sobald das Kind beginnt, zusammenhängende Laute wie »mam«, »ka«, »da« in einer bestimmten Ordnung aneinanderzureihen, kann das Übergangsobjekt mit einer Art »Wort« belegt werden. Der Name, den das Kind seinen frühesten Objekten gibt, hat oft große Bedeutung und verwertet gewöhnlich ein Wort, das von Erwachsenen verwendet wird. So kann der Name zum Beispiel »baa« lauten, wobei b aus den vom Erwachsenen gebrauchten Worten »Baby« oder »Bär« entnommen sein kann.

Ich sollte schließlich auch erwähnen, dass es in einigen Fällen nur ein bestimmtes Übergangsobjekt gibt, nämlich die Mutter. In anderen Fällen kann ein Säugling in seiner emotionalen Entwicklung so gestört sein, dass ihm das

Übergangsstadium kein Vergnügen bereitet, oder dass die Aufeinanderfolge der verwendeten Objekte unterbrochen wird. Trotzdem kann die Aufeinanderfolge in diesen Fällen auf versteckte Weise erhalten sein.

Besondere Merkmale der Beziehung zum Übergangsobjekt

1. Das Kind beansprucht dem Objekt gegenüber Rechte, denen wir als Erwachsene zustimmen. Doch ein gewisser Verzicht auf die eigene Omnipotenz ist von Anfang an ein Merkmal dieser Beziehung.
2. Das Objekt wird zärtlich behandelt, aber auch leidenschaftlich geliebt und misshandelt.
3. Es darf nicht verändert werden, außer wenn das Kind selbst es verändert.
4. Es muss triebhafte Liebe ebenso »überleben« wie Hass und gegebenenfalls reine Aggression.
5. Dennoch muss es dem Kind das Gefühl der Wärme vermitteln und durch Bewegung, Oberflächenbeschaffenheit und scheinbare Aktion den Eindruck erwecken, lebendig zu sein und eigene Realität zu besitzen.
6. Für uns Erwachsene gehört es der Außenwelt an, nicht aber für das Kind; andererseits gehört es auch nicht zur inneren Welt; es ist keine Halluzination.
7. Sein Schicksal ist es, dass ihm allmählich die Besetzungen entzogen werden, sodass es im Laufe der Jahre zwar nicht in Vergessenheit gerät, jedoch in die Rumpelkammer verbannt wird. Ich meine damit, dass das Übergangsobjekt bei gesunden Kindern nicht verinnerlicht wird, dass die mit ihm verbundenen Gefühle aber auch nicht unbedingt der Verdrängung unterliegen. Es wird weder vergessen noch betrauert. Es verliert im Laufe der Zeit Bedeutung, weil die Übergangsphänomene unschärfer werden und sich über den gesamten intermediären Bereich zwischen »innerer psychischer Realität« und »äußerer Welt, die von zwei Menschen gemeinsam wahrgenommen wird«, ausbreiten – das heißt über den gesamten kulturellen Bereich.

Damit umfasst mein Thema auch das Spiel, künstlerische Kreativität und Kunstgenuss, das Phänomen der Religion, das Träumen, aber auch Fetischismus, das Entstehen und Erlöschen zärtlicher Gefühle, Drogenabhängigkeit, Zwangsrituale usw.

Die Beziehung zwischen Übergangsobjekt und Symbolbildung

Es ist richtig, dass der Zipfel der Decke (oder was es auch sein mag) irgendein Teilobjekt – wie zum Beispiel die Brust – symbolisiert. Das Wesentliche daran ist jedoch nicht so sehr der Symbolwert als vielmehr sein tatsächlicher Wert. Dass es, obwohl es real ist, *nicht* die Brust (oder die Mutter) *ist* – diese Tatsache ist ebenso wichtig wie die andere, dass es die Brust (oder die Mutter) *bedeutet*.

Wenn es zur Symbolbildung kommt, ist das Kind bereits in der Lage, klar zwischen Phantasie und Fakten, zwischen inneren und äußeren Objekten, zwischen primärer Kreativität und Wahrnehmung zu unterscheiden. Das Übergangsobjekt, wie ich es definiere, lässt aber gerade für jenen Prozess Raum, durch den das Kind erst fähig wird, Unterschied und Ähnlichkeit zu akzeptieren. Ich glaube, dass wir einen Begriff für die Wurzeln der Symbolbildung im zeitlichen Verlauf brauchen, einen Begriff, der die Entwicklung des Kindes vom rein Subjektiven zur Objektivität beschreibt; und das Übergangsobjekt (der Zipfel der Decke usw.) scheint mir eben das zu sein, was wir von diesem Prozess der Annäherung an objektive Erfahrung zu sehen bekommen.

Ich halte es für möglich, die Bedeutung von Übergangsobjekten zu verstehen, ohne das Wesen der Symbolbildung ganz verstehen zu können. Symbolbildung scheint ja nur im Verlauf eines individuellen Reifungsprozesses genau untersucht werden zu können und im besten Fall viele Bedeutungen zu haben. Denken wir zum Beispiel an die Hostie beim Abendmahl, die den Leib Christi symbolisiert, so drücke ich es wohl richtig aus, wenn ich sage, dass sie für Katholiken der Leib Christi ist, während sie für Protestanten ein dem Gedenken dienendes Substitut darstellt und ganz entschieden nicht der Leib selbst ist. Dennoch handelt es sich in beiden Fällen um ein Symbol.

Eine schizoide Patientin fragte mich nach Weihnachten, ob ich es genossen hätte, sie zum Fest zu verspeisen. Und dann, *ob ich sie wirklich gegessen hätte oder nur in der Phantasie.* Ich wusste, dass sie nicht mit der einen oder der anderen Alternative zufrieden sein konnte. Ihre innere Spaltung erforderte eine doppelte Antwort.

Klinische Beschreibung eines Übergangsobjektes

Jedem, der mit Eltern und mit Kindern zu tun hat, bietet sich umfangreiches und vielfältiges klinisches Material, das die hier skizzierten Vorgänge illustrieren kann. Die folgenden Beispiele sollen den Leser nur an ähnliches Material aus seiner eigenen Erfahrung erinnern.

Zwei Brüder: Gegensätze in der frühen Besitzverwendung

Abweichende Verwendung eines Übergangsobjektes. X, heute ein gesunder Mann, musste sich seinen Weg zur Reife unter Schwierigkeiten erkämpfen.

Die Mutter musste während seiner Säuglingszeit im Umgang mit dem Kind erst »lernen, Mutter zu sein«, was ihr später bei den jüngeren Geschwistern tatsächlich half, manche Fehler zu vermeiden. Es gab auch eine Reihe von äußeren Gründen, weshalb sie in der Zeit ihrer recht einsamen Fürsorge für ihr erstes Kind ängstlich war. Sie nahm ihre mütterlichen Pflichten sehr ernst und stillte X sieben Monate lang. Später hatte sie den Eindruck, dies sei für ihn zu lang gewesen, denn es war sehr schwierig, ihn zu entwöhnen. Er hatte nie am Daumen oder an den Fingern gelutscht, und während der Entwöhnungszeit »hatte er nichts, worauf er zurückgreifen konnte«. Nie hatte er einen Lutscher, eine Flasche oder etwas anderes als die Brust kennengelernt. Er hatte eine sehr starke und frühe Bindung an die Person der Mutter und brauchte sie als tatsächliche Person.

Mit zwölf Monaten begann er ein Stoffkaninchen zu liebkosen, und seine zärtliche Sorge für dieses Spielzeug übertrug sich schließlich auf lebende Kaninchen. Das Spielzeugtier behielt er bis ins Alter von fünf oder sechs Jahren. Es war für ihn ein *Tröster*, wurde jedoch niemals ein echtes Übergangsobjekt. Nie war es für ihn wichtiger als die Mutter, wie ein echtes Übergangsobjekt es gewesen wäre, ein fast untrennbarer Teil des Kindes. Bei diesem Jungen führten die durch das Abstillen im siebenten Lebensmonat aufs Höchste gesteigerten Ängste später zu Asthma, das er nur allmählich überwinden konnte. Es war wichtig für ihn, dass er schließlich eine Arbeit fand, die ihn weit von seiner Heimatstadt wegführte. Die Bindung des jetzt Erwachsenen an seine Mutter ist noch immer sehr stark, obwohl man ihn jetzt als normal oder gesund bezeichnen würde. Allerdings hat er nicht geheiratet.

Typische Verwendung eines Übergangsobjektes. Y, der jüngere Bruder von X, hatte eine in jeder Hinsicht gradlinige Entwicklung und ist heute Vater von drei gesunden Kindern. Er wurde vier Monate lang gestillt und dann ohne Schwierigkeiten entwöhnt[76]. Er lutschte schon mit wenigen Wochen am Daumen, und auch das »machte ihm das Abgestilltwerden leichter als seinem älteren Bruder«. Bald nach der Entwöhnung, mit fünf oder sechs Monaten, begann er, sich mit dem Saum der Decke zu beschäftigen. Es machte ihm Spaß, wenn an der Ecke ein wenig Wolle abstand, mit der er seine Nase kitzelte. Dieser Gegenstand wurde sehr bald sein »Baa«, ein Name, den er selbst erfand, sobald er eine Folge von Lauten bilden konnte. Mit etwa einem Jahr konnte er das Ende der Decke durch eine weiche grüne Weste mit einer roten Schleife ersetzen. Dieser Gegenstand war kein »Tröster« wie das Kaninchen seines depressiven, älteren Bruders, sondern ein »Beschwichtiger«. Es war ein nie versagendes Beruhigungsmittel. Dies ist ein typisches Beispiel für das, was ich als Übergangsobjekt bezeichne. Als er ein kleiner Junge war, konnte man stets sicher sein, dass er, wenn man ihm seinen »Baa« gab, sofort daran zu saugen beginnen, seine Angst verlieren und, wenn es Zeit zum Schlafen war, innerhalb weniger Minuten eingeschlafen sein würde. Gleichzeitig lutschte er weiter am Daumen, und zwar bis er drei oder vier Jahre alt war, und erinnert sich noch heute ans Daumenlutschen und dass sich dadurch am Daumen eine harte Stelle gebildet hatte. Als Vater ist er jetzt am Daumenlutschen und an den »Baa's« seiner Kinder besonders interessiert.

Die Geschichte von sieben normalen Kindern in dieser Familie ergibt die folgenden Daten, die hier zum Vergleich in einer Tabelle[77] zusammengestellt sind:

		Daumen	*Übergangsobjekt*		*Eigenart des Kindes*
X	Junge	o	Mutter	Kaninchen (Tröster)	Mutter-fixiert
Y	Junge	+	»Baa«	Pullover (Besänftiger)	frei
Zwillinge	Mädchen	o	Lutscher	Esel (Freund)	späte Reifung
	Junge	o	»Ii«	Ii (schützend)	latent psychopathisch
Kinder von Y	Mädchen	o	»Baa«	Bettdecke (Beruhigung)	entwickelt sich gut
	Mädchen	+	Daumen	Daumen (Befriedigung)	entwickelt sich gut
	Junge	+	»Mimis«*	Objekte (Sortieren)	entwickelt sich gut

* Unzählige ähnliche weiche Gegenstände, unterschieden durch Farbe, Länge und Breite, die schon früh sortiert und klassifiziert wurden.

Zum Wert von Anamnesen

Es ist oft wertvoll, in Gesprächen mit den Eltern oder der Mutter Informationen über die frühen Techniken und Besitztümer aller Kinder der Familie zu sammeln. Solche Ermittlungen regen die Mutter an, ihre Kinder zu vergleichen und sich an deren charakteristische Verhaltensweisen in den frühen Jahren zu erinnern.

Der Beitrag des Kindes

Oft kann man Informationen hinsichtlich des Übergangsobjektes auch vom Kind selbst bekommen. So erzählte mir zum Beispiel Angus (fast zwölf Jahre alt), sein Bruder habe »Massen von Teddys und so Sachen« und »davor kleine Bären«, und er erzählte dann hierzu seine eigene Geschichte: Er selbst habe nie Teddys gehabt. In der Nähe seines Bettes hing aber eine Klingelschnur, deren Griff er so lange gegen die Wand klopfen ließ, bis er einschlief. Wahrscheinlich endete das damit, dass die Klingelschnur schließlich herunterfiel. Es gab freilich noch etwas anderes. Er sprach darüber nur mit großer Scheu: Es war ein purpurrotes

Kaninchen mit roten Augen. »Ich mochte es nicht und habe immer nur damit geworfen. Jeremy hat es jetzt, ich habe es ihm gegeben. Ich habe es Jeremy gegeben, weil es so unnütz war. Es *wollte* immer von der Kommode herunterfallen. *Es kommt mich immer noch besuchen. Ich freue mich, wenn es mich besucht.*« Zu seinem großen Erstaunen zeichnete er das rote Kaninchen.

Es ist wahrscheinlich aufgefallen, dass dieser elfjährige Junge, der über eine altersentsprechende, gute Realitätserfassung verfügte, von den Eigenschaften und »Verhaltensweisen« des Übergangsobjektes sprach, als verfüge er über keinerlei Realitätssinn. Als ich später mit der Mutter sprach, zeigte sie sich darüber verwundert, dass Angus sich an das rote Kaninchen erinnerte. Sie erkannte es auf der bunten Zeichnung sofort.

Ich bringe absichtlich kein weiteres klinisches Material, weil ich nicht den Eindruck erwecken möchte, es handele sich um seltene Phänomene. Praktisch ist in jeder Fallgeschichte etwas zu finden, das etwas über Übergangsphänomene sagt.

Theoretische Überlegungen

Vor dem Hintergrund der anerkannten psychoanalytischen Theorie lassen sich hier bestimmte Aussagen machen:

1. Das Übergangsobjekt steht für die Brust oder für das Objekt der ersten Beziehung.
2. Das Übergangsobjekt geht der gesicherten Realitätsprüfung voraus.
3. In der Beziehung zum Übergangsobjekt gelangt das Kind von der (magischen) Kontrolle durch Allmachtsphantasien zu einer Kontrolle durch Handhabung, an der Muskelerotismus und die Lust an der Koordination beteiligt sind.
4. Das Übergangsobjekt kann schließlich zum Fetisch werden und damit als ein Merkmal des Sexuallebens des Erwachsenen persistieren (vgl. dazu die Darstellung von Wulff 1946).
5. Das Übergangsobjekt kann aufgrund einer analerotischen Libido-Organisation für Faeces stehen. (Dies ist jedoch nicht der Grund dafür, dass es stinkend sein kann und nicht gewaschen werden darf.)

Die Beziehung zum inneren Objekt (Klein)

Es ist interessant, den Begriff des Übergangsobjekts mit Melanie Kleins Konzept des »inneren Objektes« (Klein 1934) zu vergleichen. Das Übergangsobjekt ist *kein inneres Objekt* (womit ja etwas Psychisches gemeint ist) – es ist ein Besitz, und trotzdem (aus der Sicht des Kindes) kein äußeres Objekt.

Wir müssen die folgende komplexe Feststellung treffen: Das Kind kann sich eines Übergangsobjektes bedienen, wenn das innere Objekt lebendig, real und hinreichend gut (nicht allzu sehr »verfolgend«) ist. Dieses innere Objekt ist jedoch hinsichtlich seiner Eigenschaften von der Existenz, der Lebendigkeit und dem Verhalten des äußeren Objektes (Brust, Mutterfigur, Gesamtheit der Umgebungsfürsorge) abhängig. Versagt dieses äußere Objekt in wesentlichen Funktionen, so wird das innere Objekt indirekt sterben oder zum Verfolger werden. Bei fortgesetztem Versagen des äußeren Objektes versagt auch das innere in seiner Bedeutung für das Kind; dann – und nur dann – wird auch das Übergangsobjekt sinnlos. Das Übergangsobjekt kann zwar für das »äußere« Objekt Brust eintreten, jedoch nur *indirekt*, indem es für das »innere« Objekt Brust steht.

Das Übergangsobjekt steht weder unter magischer Kontrolle wie das innere Objekt, noch stellt es äußere Kontrolle dar, die der realen Mutter zukommt.

Illusion und Desillusionierung

Um den Boden für meinen eigenen Beitrag zu diesem Thema zu bereiten, muss ich einige Dinge formulieren, die uns in der Praxis verständlich erscheinen mögen, aber, wie ich glaube, in vielen psychoanalytischen Arbeiten über die emotionale Entwicklung des Kleinkindes allzu vorschnell als gesichert hingenommen werden.

Der Säugling hat keinerlei Möglichkeit, vom Lustprinzip zum Realitätsprinzip fortzuschreiten und sich zur primären Identifizierung und darüber hinaus zu entwickeln (vgl. Freud 1923b, S. 259; s.a. Freud 1921c, S. 116), sofern nicht eine hinreichend gute (»good enough«) Mutter vorhanden ist[78]. Eine hinreichend gute »Mutter« (nicht unbedingt die leibliche Mutter des Kindes) ist diejenige, die sich zunächst aktiv den Bedürfnissen des Säuglings anpasst, eine Anpassung, die sich nur schrittweise verringert, je mehr die Fähigkeit des Kindes zunimmt, sich auf ein Versagen der Anpassung einzustellen und die Folgen von Frustrationen zu ertragen. Natürlich ist dies eher von der leiblichen Mutter zu erwarten als von einem anderen Menschen, da diese aktive Anpassung die ungezwungene, gern ausgeübte Beschäftigung mit dem Kind erfordert; tatsächlich hängt ja der Erfolg der Kindererziehung vom Grad der Hingabe an diese Aufgabe ab und keineswegs von Klugheit oder intellektueller Aufgeklärtheit.

Eine »hinreichend gute« Mutter wird demnach mit einer fast völligen Anpassung an die Bedürfnisse des Neugeborenen beginnen und sich im Laufe der Zeit immer weniger anpassen, je mehr das Kind in der Lage ist, mit dieser Entsagung fertig zu werden.

Um mit diesem mütterlichen Versagen zurechtzukommen stehen dem Kind folgende Mittel zur Verfügung:

1. Die oft wiederholte Erfahrung, dass die Versagung zeitlich begrenzt ist; anfangs muss diese Zeit natürlich recht kurz sein.
2. Ein zunehmendes Gefühl für Handlungsabfolgen.
3. Anfänge geistiger Aktivität.
4. Der Einsatz autoerotischer Befriedigung.
5. Erinnern, Wiederbeleben, Phantasieren und Träumen; das Integrieren von Vergangenheit, Gegenwart und Zukunft.

Wenn alles gut geht, dann kann das Erlebnis der Versagung für das Kind schließlich zum Gewinn werden, denn unvollständige Anpassung an Bedürfnisse macht Objekte erst zu etwas Realem, das heißt zu geliebten und zugleich zu gehassten Objekten. Daraus ergibt sich, dass das Kind, *wenn alles gut geht*, durch eine zu vollkommene und zu lange Anpassung an seine Bedürfnisse in seiner Entwicklung gestört werden kann, weil eine vollkommene Anpassung der Magie gleicht und das in seinem Verhalten vollkommene Objekt sich vom halluzinierten nicht unterscheidet. Dennoch muss die Anpassung *am Anfang* beinahe vollkommen sein; ist sie es nicht, so hat der Säugling keine Möglichkeit, eine Beziehung zur äußeren Realität aufzubauen, geschweige denn diese Realität zu erfassen.

Die Illusion und ihr Wert

Am Anfang bietet die Mutter mit ihrer fast hundertprozentigen Anpassung dem Kind die Möglichkeit, die *Illusion* zu haben, dass die Brust Teil des Kindes selbst ist. Damit steht die Brust dann unter der magischen Kontrolle des Kindes. Dies gilt ganz allgemein für die Kindererziehung, solange es sich um die ruhigen Phasen zwischen Trieberregungen handelt. Omnipotenz ist für den Säugling fast eine Erfahrungstatsache. Es ist letzten Endes Aufgabe der Mutter, das Kind allmählich zu desillusionieren; sie hat dabei jedoch keine Aussicht auf Erfolg, wenn sie nicht zuvor imstande gewesen ist, ihm ausreichend Gelegenheit zur Illusion zu geben.

Mit anderen Worten: Aus Liebesfähigkeit oder, wie man auch sagen könnte, aus Not wird die Brust immer wieder neu erschaffen. Im Säugling entwickelt sich ein subjektives Phänomen, das wir Mutterbrust nennen.[79] Die Mutter bietet dem Kind die reale Brust gerade in dem Moment an, wenn es bereit ist, sie in einem schöpferischen Prozess zu erschaffen, also genau zum richtigen Zeitpunkt.

Der Mensch ist also von Geburt an mit dem Problem der Beziehung zwischen dem objektiv Wahrnehmbaren und dem subjektiv Vorgestellten beschäftigt, und er kann keine gesunde Lösung finden, wenn die Mutter ihn nicht auf den richtigen Weg gebracht hat. *Der intermediäre Bereich, von dem ich hier spreche, ist jener Bereich, der dem Kind zwischen primärer Kreativität und auf Realitätsprüfung beruhender, objektiver Wahrnehmung zugestanden wird.* Die Übergangsphänomene repräsentieren die frühen Stadien des Gebrauchs der Illusion, ohne den ein menschliches Wesen keinen Sinn in der Beziehung zu einem Objekt finden kann, das von anderen als Objekt wahrgenommen wird, das außerhalb des Kindes steht.

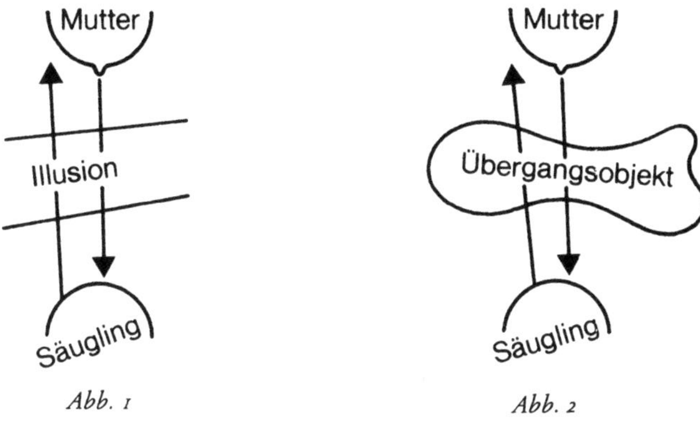

Abb. 1 *Abb. 2*

Figur 1 soll den Gedanken illustrieren, dass der Säugling zu einem theoretischen Zeitpunkt in seiner frühen Entwicklung in einer bestimmten, von der Mutter geschaffenen Situation fähig ist, sich eine Vorstellung von einem Objekt zu bilden, welches das wachsende Bedürfnis zu stillen vermag, das sich aus seiner Triebspannung ergibt. Wir können nicht davon ausgehen, dass das Kleinkind von Anfang an weiß, was aus solch schöpferischer Tätigkeit hervorgehen wird. Zu diesem Zeitpunkt tritt die Mutter in den Erlebnisbereich des Kindes. Sie bietet ihm wie üblich die Brust und ihre potenzielle Bereitschaft, es zu füttern. Ist ihre Anpassung an die Bedürfnisse des Kindes hinreichend gut, dann wird sie dem Kind damit die *Illusion* geben, dass es eine äußere Realität gibt, die mit seiner eigenen schöpferischen Fähigkeit korrespondiert. Mit anderen Worten: Das Angebot der Mutter deckt sich mit der Vorstellung des Kindes. Aus der Sicht des Beobachters nimmt das Kind wahr, was die Mutter ihm wirklich anbietet, doch das ist nicht die ganze Wahrheit. Das Kind nimmt die Brust nur insofern wahr, als es sie jetzt und hier für sich erschaffen kann. Es gibt keinen Austausch zwischen Mutter und Kind. Psychologisch gesehen trinkt das Kind von einer Brust, die zu seinem Selbst gehört, und die Mutter nährt einen zu ihrem Selbst gehörenden Säugling. Psychologisch betrachtet beruht die Vorstellung vom Austausch auf einer Illusion.

In *Figur 2* wurde dem Bereich der Illusion eine Gestalt gegeben, um zu illustrieren, was ich für die wichtigste Funktion des Übergangsobjektes und der Übergangsphänomene halte. Diese Objekte und Phänomene geben jedem Menschen, was stets für ihn Bedeutung behalten wird: einen neutralen Erfahrungsbereich, der nicht infrage gestellt wird. *Hinsichtlich des Übergangsobjektes herrscht sozusagen eine Art Übereinkunft zwischen uns und dem Kleinkind, dass wir nie die Frage stellen werden: »Hast du dir das ausgedacht, oder ist es von außen an dich herangebracht worden?« Wichtig ist, dass eine Entscheidung in dieser Angelegenheit nicht erwartet wird. Die Frage wird gar nicht erst gestellt.*

Dieses Problem, das den menschlichen Säugling auf versteckte Art zweifellos von Anfang an beschäftigt, wird später ein ganz offenkundiges Problem, denn die Hauptaufgabe der Mutter (nachdem sie Gelegenheit zur Bildung der Illusion geboten hat) ist die Desillusionierung. Sie leitet die Entwöhnung ein und bleibt weiterhin als Aufgabe von Eltern und Erziehern bestehen. Mit anderen Worten, die Frage der *Illusion* ist eine dem Menschen inhärente, die kein Individuum endgültig für sich lösen kann, selbst wenn ein *theoretisches* Verständnis für das Problem eine *theoretische* Lösung bieten mag. Wenn alles gut geht, dann bereitet dieser allmähliche Desillusionierungsprozess den Boden für jene Frustrationen, die wir unter dem Begriff Entwöhnung zusammenfassen; doch sollte dabei nicht übersehen werden, dass wir, wenn wir von den mit der Entwöhnung zusammenhängenden Fragen sprechen (die Melanie Klein [1940] in ihrem Konzept der depressiven Position besonders herausgearbeitet hat), einen darunterliegenden Prozess annehmen: den Prozess, der sowohl die Möglichkeit für Illusionsbildung als auch für schrittweise Desillusionierung bietet. Geht dieser Prozess schief, dann kann das Kind sich weder normal auf die Entwöhnung einstellen, noch zu einer Reaktion auf die Entwöhnung kommen, und es ist dann unsinnig, diesen Begriff überhaupt zu verwenden. Das bloße Einstellen der Brusternährung ist noch keine Entwöhnung.

Die enorme Bedeutung der Entwöhnung wird beim normalen Kind gut sichtbar. Wenn wir die komplexe Reaktion beobachten, die in einem Kind durch den Prozess der Entwöhnung in Gang gesetzt wird, wissen wir, dass diese Reaktion nur eintreten konnte, weil der Illusions-Desillusionierungs-Prozess so zufriedenstellend durchlaufen wurde, dass wir ihn bei der Diskussion der wirklichen Entwöhnung außer Acht lassen können.

Entwicklung der Illusions-Desillusionierungs-Theorie

Wir behaupten nun, dass die Akzeptierung der Realität als Aufgabe nie ganz abgeschlossen wird, dass kein Mensch frei von dem Druck ist, innere und äußere Realität miteinander in Beziehung setzen zu müssen, und dass die Befreiung von diesem Druck nur durch einen nicht infrage gestellten *intermediären Erfahrungsbereich* (in Kunst, Religion usw.) geboten wird (vgl. Riviere 1936). Dieser intermediäre Bereich entwickelt sich direkt aus dem Spielbereich kleiner Kinder, die in ihr Spiel »verloren« sind.

In der frühen Kindheit ist dieser intermediäre Bereich für den Beginn einer Beziehung zwischen Kind und Welt erforderlich; möglich wird er durch eine hinlänglich gute mütterliche Betreuung in der frühen kritischen Phase. Wesentlich für all dies ist die (zeitliche) Kontinuität der äußeren emotionalen Umwelt und gewisser Elemente der psychischen Umwelt etwa in Gestalt von einem oder mehreren Übergangsobjekten. Die Übergangsphänomene werden dem Kind zugestanden, weil die Eltern intuitiv die Spannung, die jeder objektiven Wahrnehmung anhaftet, erkennen, und wir fordern das Kind gerade dort, wo es sich um ein Übergangsobjekt handelt, nicht mit Fragen nach Subjektivität oder Objektivität heraus.

Einen Erwachsenen, der uns zumutet, seine subjektiven Phänomene als objektiv anzuerkennen, halten wir für geistesgestört. Gelingt es ihm aber, seinen persönlichen intermediären Bereich ohne diese Ansprüche zu genießen, so können wir unseren eigenen entsprechenden intermediären Bereich zur Kenntnis nehmen und uns freuen, wenn wir Überschneidungen entdecken; dies sind die gemeinsamen Erfahrungen mehrerer Mitglieder einer Gruppe auf dem Gebiet der Kunst, der Religion oder Philosophie.

Zusammenfassung

Ich wollte die Aufmerksamkeit auf das weite Feld von Beobachtungen lenken, die sich mit den frühesten Erfahrungen gesunder Kinder anbieten, Erfahrungen, die grundsätzlich in der Beziehung zum ersten Besitz Ausdruck finden.

Dieser erste Besitz steht zeitlich mit früheren autoerotischen Phänomenen und dem Finger- und Daumenlutschen sowie später mit dem ersten Stofftier oder Puppen oder hartem Spielzeug in Beziehung. Einerseits ergibt sich eine Beziehung zu äußeren Objekten (Mutterbrust), andererseits zu inneren Objekten (magisch introjizierte Brust), und dennoch besteht gegenüber beiden ein Unterschied.

Übergangsobjekte und Übergangsphänomene gehören in den Bereich der Illusion, die den Anfang jeder Erfahrung bildet. Diese frühe Entwicklungsphase wird dadurch ermöglicht, dass die Mutter die besondere Fähigkeit hat, sich den Bedürfnissen ihres Kindes anzupassen, und dem Kind damit die Illusion gewährt, dass das, was es erschafft, wirklich besteht.

Dieser intermediäre Erfahrungsbereich, der nicht im Hinblick auf seine Zugehörigkeit zur inneren oder äußeren Realität infrage gestellt wird, begründet den größeren Teil der Erfahrungen des Kindes und bleibt das Leben lang für außergewöhnliche Erfahrungen im Bereich der Kunst, der Religion, der Imagination und der schöpferischen wissenschaftlichen Arbeit erhalten.

Die Besetzung des Übergangsobjektes wird gewöhnlich im Laufe der Zeit geringer, besonders wenn sich kulturelle Interessen entwickeln.

Aus diesen Vorstellungen ergibt sich als weiterer Gedanke, dass eine Widersprüchlichkeit, die akzeptiert wird, positiven Wert haben kann. Die Auflösung von Widersprüchlichkeiten führt zu einer Abwehrorganisation, die einem bei Erwachsenen als echte und falsche Organisation des Selbst begegnen kann (Winnicott 1960a).

2. Anwendung der Theorie

Natürlich ist es nicht das Objekt, das einen Übergang darstellt. Das Objekt repräsentiert den Übergang des Kindes aus einer Phase der engsten Verbundenheit mit der Mutter in eine andere, in der es mit der Mutter als einem Phänomen außerhalb seines Selbst in Beziehung steht. Häufig wird darauf Bezug genommen, dass das Kind an dieser Stelle aus einer narzisstischen Art der Objektbeziehung herauswächst, aber ich werde mich hüten, diese Ausdrucksweise zu übernehmen, weil ich nicht sicher bin, dass sie trifft, was ich meine. Sie lässt auch das Konzept der Abhängigkeit außer Acht, die in den frühesten Entwicklungsphasen so bedeutungsvoll ist, bevor das Kind zu der Gewissheit gelangt, dass überhaupt etwas außerhalb seines eigenen Selbst bestehen kann.

Übergangsphänomene als psychopathologische Manifestationen

Es ist mir äußerst wichtig hervorzuheben, dass Übergangsphänomene etwas Normales sind. Dennoch lässt sich im Verlauf klinischer Beobachtungen auch eine Psychopathologie beobachten. Als Beispiel für den Umgang des Kindes mit Trennung und Verlust möchte ich darauf verweisen, wie Trennungserlebnisse die Übergangsphänomene beeinflussen können.

Wie wohl allgemein bekannt ist, tritt bei der Abwesenheit der Mutter oder einer anderen Beziehungsperson beim Kind keine sofortige Veränderung auf, da das Kind eine Erinnerung, ein geistiges Bild oder eine sogenannte innere

Repräsentanz der Mutter hat, die eine gewisse Zeit lang lebendig bleibt. Ist die Mutter jedoch über einen Zeitraum abwesend, der ein bestimmtes Maß, Minuten, Stunden oder Tage überschreitet, so verblasst die Erinnerung oder die innere Repräsentanz. Gleichzeitig werden auch die Übergangsphänomene nach und nach bedeutungslos, und das Kind ist unfähig, sie zu erleben. Wir können beobachten, wie die Besetzung des Objektes sich dann vermindert. Kurz vor dem Verlust können wir manchmal feststellen, dass das Übergangsobjekt in übertriebener Weise gebraucht wird; hier handelt es sich dann um den Ausdruck der Verleugnung, dass das Übergangsobjekt bedeutungslos zu werden droht. Um diesen Aspekt der Verleugnung zu illustrieren, gebe ich ein kurzes klinisches Beispiel, das zeigt, wie ein Junge einen Bindfaden benutzte.

Der Bindfaden[80]

Ein siebenjähriger Junge wurde im März 1955 von seinen Eltern in die psychologische Abteilung des Paddington-Green-Kinderkrankenhauses gebracht. Auch die beiden übrigen Familienmitglieder kamen mit: ein zehnjähriges Mädchen, das eine Sonderschule besuchte, und ein psychisch normales Mädchen im Alter von vier Jahren. Der Junge war vom Hausarzt wegen einer Reihe von Symptomen, die auf eine Charakterstörung schließen ließen, überwiesen worden. In einem Intelligenztest erzielte er einen IQ von 108. (In dieser Beschreibung werden alle Einzelheiten, die nicht direkt im Zusammenhang mit dem Hauptthema dieses Kapitels stehen, übergangen.)

Zuerst empfing ich die Eltern zu einer langen Aussprache, in der sie ein deutliches Bild von der Entwicklung des Jungen und von den Störungen in seiner Entwicklung gaben. Sie ließen jedoch einige wichtige Einzelheiten aus, die in einem Interview mit dem Jungen herauskamen.

Man sah ohne Weiteres, dass es sich bei der Mutter um einen depressiven Menschen handelte, und sie erzählte, dass sie wegen Depressionen klinisch behandelt worden sei. Aus dem Bericht der Eltern konnte ich entnehmen, dass die Mutter den Jungen versorgt hatte, bis die Schwester geboren wurde, als er drei Jahre und drei Monate alt war. Dies wurde für ihn die erste Trennung von Bedeutung. Die nächste folgte, als er drei Jahre und elf Monate alt war, weil die Mutter operiert wurde. Im Alter von vier Jahren und neun Monaten kam die Mutter zwei Monate lang in eine psychiatrische Klinik; in dieser Zeit wurde er von einer Tante gut versorgt. Damals waren sich alle, die für den Jungen sorgten, einig, dass er schwierig war, obwohl er sehr gute Züge zeigte. Er neigte dazu, sich plötzlich zu verändern und die Leute dadurch zu erschrecken, dass er zum Beispiel sagte, er wollte seine Tante (die Schwester seiner Mutter) in Stücke schneiden. Er entwickelte viele eigenartige Symptome wie etwa die Zwangshandlung, Dinge und Menschen zu belecken; er machte zwanghafte, gurgelnde Geräusche; häufig weigerte er sich, auf den Topf zu gehen, und machte dann in die Hose. Offensichtlich war er über den geistigen Defekt seiner älteren Schwester geängstigt, aber die Störung seiner Entwicklung scheint bereits früher begonnen zu haben.

Nach diesem Interview mit den Eltern sah ich den Jungen in einem persönlichen Gespräch. Zwei psychiatrische Sozialarbeiterinnen und zwei Besucher waren außerdem anwesend. Der Junge machte nicht von Anfang an einen gestörten Eindruck; er ging sofort darauf ein, mit mir ein Squiggle-Spiel zu beginnen. (Bei diesem Schnörkel-Zeichenspiel zeichne ich spontan ein paar Linien und fordere das Kind auf, daraus irgendetwas zu machen; danach macht dann das Kind ein Squiggle für mich, aus dem ich etwas machen soll.)

In diesem Fall führte das Squiggle-Spiel zu einem merkwürdigen Ergebnis. Als erstes fiel die Faulheit des Jungen auf, außerdem wurde fast alles, was ich ihm vorlegte, so umgeformt, dass etwas herauskam, das mit einem Bindfaden zu tun hatte. So kamen unter anderem folgende Zeichnungen zustande: ein Lasso, eine Geißel, eine Peitsche, ein Jo-Jo-Faden, eine Schleife, noch eine Peitsche und noch eine Geißel.

Nach diesem Interview mit dem Jungen sprach ich noch einmal mit den Eltern und fragte sie nach der Vorliebe des Jungen für den Bindfaden. Sie sagten, sie seien sehr froh darüber, dass ich auf diese Sache zu sprechen käme; sie hätten sie nicht erwähnt, weil sie sich nicht sicher waren, ob das wichtig sei. Sie berichteten, dass der Junge von allem, was mit Bindfäden zu tun hat, besessen sei; in jedem Zimmer, in das sie kämen, habe er Stühle und Tische zusammengebunden, und es komme auch vor, dass sie ein Kissen fänden, das mit einem Bindfaden an den Ofen gebunden war. Sie sagten, die Vorliebe des Jungen für Bindfäden habe sich nach und nach zu einem Charakterzug entwickelt, der sie mehr geärgert als eigentlich beunruhigt habe. Vor Kurzem habe er einen Bindfaden um den Hals seiner Schwester gebunden (deren Geburt die erste Trennung des Jungen von der Mutter herbeigeführt hatte).

Ich wusste, dass ich in diesem speziellen Fall nur begrenzte Möglichkeiten hatte: Es würde nicht möglich sein, die Eltern oder den Jungen öfter als einmal in sechs Monaten zu sehen, da die Familie auf dem Lande lebte. Ich wählte daher folgendes Vorgehen: Ich erklärte der Mutter, dass der Junge sich mit einer Trennungsangst auseinandersetze und versuche, die Trennung zu verleugnen, indem er einen Bindfaden benutzte, wie man ja die Trennung von einem Freund verleugnen kann, indem man ein Telefon benutzt. Sie war skeptisch, aber ich sagte ihr, dass ich, sollte sie sich jemals meiner Meinung anschließen und einen Sinn darin sehen, empfehlen würde, die Sache mit dem Jungen zu passender

Zeit zu besprechen und ihm zu sagen, was ich gesagt hatte, um dann je nach seiner Reaktion das Thema der Trennung weiterzuverfolgen.

Ich hatte von diesen Leuten nichts mehr gehört, bis sie mich ungefähr sechs Monate später wieder aufsuchten. Die Mutter berichtete von sich aus nicht, was sie getan hatte; als ich sie jedoch fragte, konnte sie mir erzählen, was sich kurz nach dem Besuch bei mir ereignet hatte. Sie war der Meinung gewesen, dass meine Bemerkungen unsinnig seien, aber eines Abends habe sie dem Jungen trotzdem die Sache eröffnet; der Junge habe daraufhin eifrig über seine Beziehung zu ihr und seine Furcht, ihre Nähe zu verlieren, gesprochen. Mit seiner Hilfe ging sie mit ihm alle Trennungssituationen durch, an die sie sich erinnern konnte, und war aufgrund seiner Reaktionen bald überzeugt, dass ich damals recht gehabt hatte. Vor allem hörte das Spielen mit dem Bindfaden seit dieser Unterhaltung auf. Der Junge band nicht mehr wie früher alle möglichen Dinge zusammen. Sie unterhielt sich oft mit ihm über seine Befürchtungen, von ihr getrennt zu werden, und machte die äußerst wichtige Bemerkung, dass sie den Eindruck habe, die wichtigste Trennung sei für ihn gewesen, sie verloren zu haben, als sie ernstlich depressiv war. Wie sie sagte, war es nicht so sehr das Weggehen, sondern der Verlust des Kontaktes, weil sie völlig mit anderen Dingen beschäftigt war.

In einem späteren Interview berichtete mir die Mutter, dass der Junge ein Jahr nach diesem ersten gemeinsamen Gespräch wieder angefangen habe, mit Bindfäden zu spielen und Dinge im Haus zusammenzubinden. Sie hatte damals tatsächlich wegen einer Operation ins Krankenhaus gehen müssen und zu ihm gesagt: »Du spielst mit Bindfäden; daran sehe ich, dass es dich ängstigt, wenn ich weggehe; aber diesmal werde ich nur für ein paar Tage weggehen, und die Operation ist nicht schwer.« Nach diesem Gespräch endete auch diese zweite Phase des Spielens mit Bindfäden.

Ich bin mit dieser Familie in Verbindung geblieben und habe dem Jungen bei verschiedenen Schwierigkeiten in der Schule und bei anderen Problemen geholfen. Kürzlich, vier Jahre nach dem ersten Interview, berichtete der Vater von einer neuen Phase der Beschäftigung mit Bindfäden, die mit einer erneuten Depression der Mutter im Zusammenhang stand. Diese Phase dauerte zwei Monate; sie endete, als die ganze Familie in Ferien ging und es gleichzeitig zu einer Verbesserung der häuslichen Situation kam (als der Vater nämlich, nach einer Phase der Arbeitslosigkeit, eine Stellung gefunden hatte). Gleichzeitig kam es zu einer Verbesserung des Zustandes der Mutter. Im Hinblick auf die hier besprochene Fragestellung berichtete der Vater von einer weiteren interessanten Einzelheit: Während seiner latenten Phasen hatte der Junge etwas mit einem Strick angestellt; dies schien dem Vater bedeutungsvoll, weil es ihm zeigte, wie eng alle diese Dinge mit den krankhaften Ängsten der

Mutter zusammenhingen. Als er eines Tages nach Hause kam, fand er den Sohn mit dem Kopf nach unten an einem Strick hängen. Er war völlig schlaff und stellte sich sehr gut tot. Der Vater begriff, dass er nicht darauf achten durfte, und hielt sich mit Kleinigkeiten eine halbe Stunde lang im Garten auf, bis es dem Jungen zu langweilig wurde, und er das Spiel beendete. Dies war für den Vater eine schwere Prüfung, ob er ängstlich war. Am folgenden Tag machte der Junge jedoch das Gleiche und hing sich an einen Baum, den man leicht vom Küchenfenster aus sehen konnte. Die Mutter lief tief erschrocken und sicher, dass er sich aufgehängt habe, herbei.

Die folgende ergänzende Einzelheit mag den Fall noch besser verständlich machen. Obwohl dieser jetzt elfjährige Junge sich ganz als Raufbold entwickelte, ist er sehr selbstbewusst und wird leicht wütend. Er hat mehrere Teddybären, die für ihn Kinder sind. Niemand wagt zu sagen, dass sie Spielzeug sind. Er kümmert sich treu um sie, gibt ihnen viel Zärtlichkeit und macht Hosen für sie, die er selbst sehr sorgfältig näht. Der Vater glaubt, dass er aus seiner Teddyfamilie, die er auf diese Weise bemuttert, ein Sicherheitsgefühl bezieht. Wenn Besuch kommt, versteckt er die Bären im Bett seiner Schwester, weil niemand außerhalb der Familie wissen darf, dass er diese Teddyfamilie hat. Damit geht ein Widerwille gegen Defäkation oder die Neigung, den Stuhl aufzubewahren, einher. Daher ist es nicht abwegig, bei ihm eine mütterliche Identifikation zu vermuten, die darauf beruht, dass er sich der Beziehung zur Mutter nicht sicher ist, und dass sich hieraus eine Homosexualität entwickeln könnte. Auf dieselbe Weise könnte sich die Vorliebe für Bindfäden zu einer Perversion weiterentwickeln.

Kommentar

Der folgende Kommentar scheint mir angebracht zu sein.

1. Der Bindfaden kann als eine erweiterte Form der Kommunikation aufgefasst werden. Bindfaden verbindet, ebenso wie er auch Verwendung findet, um bestimmte Dinge einzuwickeln oder zusammenhangloses Material zusammenzuhalten. In dieser Hinsicht hat Bindfaden eine symbolische Bedeutung für jeden; eine Übertreibung im Gebrauch von Bindfaden könnte auf beginnende Unsicherheitsgefühle oder auf die Vorstellung von mangelhafter Kommunikation zurückzuführen sein. In unserem Fall ist es möglich, aufzudecken, wie sich der abnorme Gebrauch des Bindfadens bei diesem Jungen langsam einschleicht, und es ist wichtig, eine Möglichkeit zu finden, den Übergang zur Perversion festzustellen.

Eine solche Feststellung könnte sich ergeben, wenn man darauf achtet, ob die Funktion des Bindfadens sich von Kommunikation in *Verleugnung der Trennung* wandelt. Als Verleugnung von Trennung wird Bindfaden ein Ding an sich mit gefährlichen Eigenschaften, das unbedingt beherrscht werden muss. In unserem Fall scheint die Mutter in der Lage gewesen zu sein, die Vorliebe des Jungen für Bindfäden zu steuern, kurz bevor es zu spät war, als sich im Gebrauch des Bindfadens noch Hoffnung ausdrückte. Wenn diese Hoffnung fehlt und Bindfaden eine Verleugnung von Trennung repräsentiert, ist bereits eine sehr viel kompliziertere Lage entstanden, die nur noch schwer zu beeinflussen ist, weil sich sekundäre Gewinne ergeben, wenn man mit einem Objekt umzugehen gelernt hat, um es zu beherrschen.

So ist dieser Fall von besonderer Bedeutung, da er die Entwicklung einer Perversion deutlich macht.

2. Es ergibt sich weiter die Möglichkeit, an diesem Material zu zeigen, wie die Eltern in der Psychotherapie eingesetzt werden können. Wenn Eltern zur Verfügung stehen, können sie mit großem Nutzen eingesetzt werden, besonders wenn man sich vergegenwärtigt, dass es niemals genügend Psychotherapeuten geben wird, um alle zu behandeln, die eine Behandlung nötig hätten. In diesem Fall stand eine leistungsfähige Familie zur Verfügung, die während der Arbeitslosigkeit des Vaters eine schwierige Zeit durchzustehen hatte; eine Familie, die in der Lage gewesen war, trotz der damit verbundenen furchtbaren sozialen und familiären Rückschläge die volle Verantwortung für ein zurückgebliebenes Mädchen zu übernehmen, und die die schwierige Phase der depressiven Erkrankung der Mutter einschließlich einer vorübergehenden stationären Behandlung durchgestanden hatte. In einer solchen Familie muss eine Menge Energie vorhanden sein, und erst als mir dies klar geworden war, entschied ich mich, die Eltern aufzufordern, die Behandlung ihres eigenen Kindes durchzuführen. Dabei lernten sie für sich selbst eine Menge, mussten jedoch vorher über das, was sie taten, unterrichtet werden. Es war auch wichtig, dass man ihren Erfolg schätzte und dass der gesamte Prozess verbalisiert wurde. Dass sie sahen, wie ihr Sohn eine Krankheit überwand, hat den Eltern in Hinblick auf ihre Fähigkeit, mit anderen Schwierigkeiten fertig zu werden, die von Zeit zu Zeit auftraten, Zuversicht gegeben.

Anmerkung 1969

In den zehn Jahren, seit dieser Bericht geschrieben wurde, bin ich zu der Einsicht gekommen, dass dieser Junge nicht von seiner Erkrankung geheilt werden konnte. Die Verbindung zur depressiven Erkrankung der Mutter blieb bestehen, sodass er nicht davon abgehalten werden konnte, nach Hause zurückzulaufen. Woanders hätte er behandelt werden können, aber zu Hause war eine Behandlung undurchführbar. Dort behielt er das Verhalten bei, das bereits zur Zeit des ersten Interviews bestanden hatte.

In der Adoleszenz entwickelte dieser Junge weiteres Suchtverhalten, besonders gegenüber Drogen, und er konnte das Elternhaus nicht verlassen, um eine Ausbildung zu erhalten. Alle Versuche, ihn von seiner Mutter wegzubringen, schlugen fehl, weil er regelmäßig ausbrach und nach Hause zurücklief.

Er wurde ein enttäuschender Jugendlicher, der herumlungerte und offenbar seine Zeit und seine geistigen Fähigkeiten vergeudete (er hatte, wie oben bemerkt, einen IQ von 108).

Die Frage ist: Würde ein Untersucher, der sich mit diesem Fall von Drogensucht beschäftigte, der Psychopathologie, die sich im Bereich der Übergangsphänomene manifestierte, die notwendige Bedeutung beimessen?

3. Klinisches Material: Aspekte der Phantasie

In einem späteren Teil dieses Buches möchte ich einige Gedanken untersuchen, die mir bei meiner klinischen Arbeit gekommen sind, und bei denen ich das Gefühl habe, dass die Theorie, die ich mir in Bezug auf Übergangsphänomene gebildet habe, Einfluss auf das hat, was ich sehe, höre und tue.

An dieser Stelle will ich klinisches Material von einer erwachsenen Patientin in Einzelheiten darstellen, um zu zeigen, wie Verlusterlebnisse einen Weg zur Integration des Selbsterlebens darstellen können.

Dieses Material aus einer analytischen Sitzung mit einer Patientin habe ich ausgewählt, weil es verschiedene Beispiele aus der großen Vielfalt zusammenfasst, die das weite Feld zwischen Objektivität und Subjektivität kennzeichnet.

Die Patientin, Mutter mehrerer Kinder, verfügt über eine hohe Intelligenz, die sie in ihrer Arbeit nutzt; sie kam wegen einer ganzen Reihe von Symptomen, die gewöhnlich unter dem Begriff »schizoid« zusammengefasst werden. Wahrscheinlich erkennen die, die mit ihr zu tun haben, gar nicht, wie krank sie sich fühlt, und ich bin sicher, dass sie meistens beliebt und geschätzt ist.

Die Sitzung, von der ich berichten will, begann mit einem Traum, den ich als depressiv bezeichnen möchte. Er enthielt ganz offen und unverhüllt Übertragungsmaterial, in dem der Analytiker in Gestalt einer geizigen, dominierenden Frau in Erscheinung trat. Es ergab sich ein Bezug zu ihrer Sehnsucht nach einem früheren Analytiker, der für sie sehr stark eine männliche Figur darstellte. Soweit der Traum, und als Traum bot sich das Material für Deutungen an. Die Patientin war erfreut, dass sie jetzt mehr träumte. Gleichzeitig konnte sie über eine gewisse Bereicherung in ihrer augenblicklichen Lebenssituation berichten.

Von Zeit zu Zeit wird sie von etwas überwältigt, das man als *Phantasieren* bezeichnen könnte: Sie geht auf eine Eisenbahnreise, und es kommt zu einem

Unfall. Wie sollen die Kinder erfahren, was ihr passiert ist? Wie soll es vor allem ihr Analytiker erfahren? Sie könnte schreien, aber ihre Mutter würde es nicht hören. Hierauf kam sie auf ihr schrecklichstes Erlebnis zu sprechen, das darin bestand, dass sie eine Katze für eine kurze Zeit alleingelassen und später gehört hatte, dass die Katze mehrere Stunden lang geschrieen hatte. Dies sei »einfach zuviel«; es ist ein Ereignis, das sich in eine Reihe vieler Trennungserlebnisse einfügt, die sie im Laufe ihrer Kindheit gehabt hat, Trennungen, die über ihre Fähigkeit, sich darauf einzustellen, hinausgingen und deshalb traumatisch wirkten und die Organisation neuer Abwehrmechanismen erforderten.

Ein großer Teil des Materials dieser Analyse hat mit der Erfahrung der negativen Seite von Beziehungen zu tun; das heißt mit der zunehmenden Entbehrung, die Kinder erleben, wenn die Eltern nicht erreichbar sind. Was ihre eigenen Kinder betrifft, so ist die Patientin äußerst empfindlich, und viele der Schwierigkeiten, die sie mit ihrem ersten Kind hat, bringt sie damit in Verbindung, dass sie dieses Kind drei Tage lang allein ließ, um mit dem Ehemann nach dem Beginn einer neuen Schwangerschaft Ferien zu machen (als das erste Kind also fast zwei Jahre alt war). Man hatte ihr erzählt, das Kind habe vier Stunden lang ohne Unterbrechung geschrieen, und als sie nach Hause kam, versuchte sie längere Zeit erfolglos, die frühere enge Beziehung wiederherzustellen.

Wir beschäftigten uns damit, dass man Tieren und kleinen Kindern nicht sagen kann, was geschieht. Die Katze konnte nicht verstehen. Auch einem Kleinkind unter zwei Jahren kann man nicht präzise mitteilen, dass ein weiteres Kind erwartet wird, obwohl es »so etwa ab 20 Monate« zunehmend möglich wird, dafür eine Erklärung zu geben, die ein kleines Kind verstehen kann.

Soweit man dies nicht verständlich machen kann, ist die Mutter aus der Sicht des Kindes tot, wenn sie weg ist, um ihr nächstes Kind zur Welt zu bringen. Dies also ist die Bedeutung von »tot«.

Hierbei handelt es sich um Tage, Stunden oder Minuten. Bevor diese Grenze erreicht wird, ist die Mutter noch am Leben; danach ist sie tot. Dazwischen liegt ein entscheidender Augenblick voller Angst, die sich aber schnell verliert und vielleicht nie erlebt wird, hintergründig jedoch immer vorhanden ist und Furcht vor Gewalttätigkeit mit sich bringt.

Von hier aus gelangten wir zu zwei voneinander so unterschiedlichen Extremen: Auf der einen Seite der Tod der Mutter, wenn sie gegenwärtig ist, auf der anderen der Tod, wenn sie nicht wieder zu erscheinen und folglich nicht wieder lebendig zu werden vermag. Dies fällt in eine Zeit, kurz bevor das Kind die Fähigkeit aufgebaut hat, Menschen in seiner inneren psychischen Realität auch ohne die Rückversicherung des Sehens, Fühlens und Riechens als lebendig zu erleben.

Die Kindheit dieser Patientin war also eine einzige große Übung in diesem Bereich. Als sie elf Jahre alt war, wurde sie wegen des Krieges evakuiert; sie vergaß ihre Kindheit und ihre Eltern völlig, aber sie hielt die ganze Zeit lang an dem Recht fest, diejenigen, die sie versorgten, nicht (wie es üblich war) »Onkel« und »Tante« zu nennen. Sie schaffte es, diese Menschen die ganzen Jahre lang überhaupt nicht mit Namen anzureden, und dies stellte das Negativ der Erinnerung an Mutter und Vater dar. Es ist wohl verständlich, dass das Muster für dieses ganze Verhalten in ihrer frühen Kindheit angelegt war.

Von hier aus kam meine Patientin zu dem Punkt, der wieder die Übertragung berührt, dass nämlich die Lücke das einzige Reale ist; das heißt der Tod oder die Abwesenheit oder die Amnesie. Im Verlauf der Sitzung hatte sie eine spezifische Amnesie, und dies quälte sie; es stellte sich heraus, dass die wichtige Mitteilung, die ich bekommen konnte, darin bestand, dass etwas ausgelöscht werden konnte und dass dieser leere Fleck das einzig Reale war. Die Amnesie ist real, während das Vergessene seine Realität verloren hat.

Im Zusammenhang damit fiel der Patientin ein, dass im Behandlungszimmer eine Decke lag, die sie sich einmal umgenommen und ein andermal während einer regressiven Episode in der Analysesitzung benutzt hatte. Jetzt geht sie aber nicht hinüber, um die Decke zu holen oder zu benutzen. Der Grund liegt darin, dass die Decke, die da ist (weil sie sie nicht holt), realer ist, als die Decke, die der Analytiker herholen könnte, da er sicher daran gedacht hatte. Bei dieser Überlegung beginnt sie, sich darüber aufzuregen, dass die Decke nicht da ist (oder besser gesagt: über die Unwirklichkeit der Decke in einem symbolischen Sinn).

Dann folgte ein Einfall über den Wert von Symbolen: Der letzte ihrer früheren Analytiker »wird immer mehr Bedeutung für mich haben als mein jetziger Analytiker«. Sie fügte hinzu: »Sie mögen gütiger sein, aber ich habe ihn lieber. Das wird auch so sein, wenn ich ihn völlig vergessen habe. Das Negativ von ihm ist realer als das Positiv von Ihnen.« Vielleicht sind dies nicht genau ihre Worte, aber sinngemäß wollte sie mir in der ihr eigenen klaren Ausdrucksweise diesen Gedanken vermitteln; sie brauchte mein Verständnis dieser Zusammenhänge.

Das Thema Heimweh tauchte auf: Es gehört zu dem unsicheren Halt, den ein Mensch an der inneren Repräsentanz verlorener Objekte haben kann. Dieses Thema erschien in einem späteren Fallbericht noch einmal.

Dann sprach die Patientin über ihre Einbildung und über die Grenzen dessen, was sie für real hielt. Sie begann folgendermaßen: »Ich habe nicht wirklich geglaubt, dass es einen Engel gab, der an meinem Bett stand; andererseits habe ich lange einen Adler an mein Handgelenk gekettet gehabt.« Dies schien ihr wahrscheinlich realer, wobei sie die Betonung auf die Worte

»an mein Handgelenk gekettet« legte. Sie hatte auch ein weißes Pferd, das so real wie möglich war, und sie wollte damit »überallhin reiten und es an einen Baum binden und so ähnliche Sachen machen«. Sie wollte jetzt wirklich gern ein weißes Pferd besitzen, als wollte sie mit der Realität der Erfahrung dieses weißen Pferdes umgehen und sie auf andere Weise real machen. Als sie sprach, fiel mir auf, wie leicht diese Gedanken als Halluzinationen zu bezeichnen wären, wenn man ihr Alter zu dieser Zeit und ihre außergewöhnlichen Erlebnisse bei dem wiederholten Verlust sonst guter Eltern nicht berücksichtigte. Sie erklärte: »Ich vermute, dass ich mir etwas wünsche, das mich niemals verlässt.« Daraufhin stellten wir fest: Das Reale ist das nicht Vorhandene. Die Kette ist eine Verleugnung der Abwesenheit des Adlers; diese Abwesenheit ist das positive Element.

Von hier aus gelangten wir zu den Symbolen, die verblassen. Sie erklärte, dass es ihr gelungen sei, ihre Symbole trotz aller Trennungen über längere Zeit real zu erhalten. An dieser Stelle kamen wir beide gleichzeitig darauf, dass ihr sehr differenzierter Intellekt ausgenutzt wurde, ohne dass sie etwas davon hatte. Schon sehr früh hatte sie sehr viel gelesen, in jungen Jahren hat sie schon viel nachgedacht und immer ihren Verstand benutzt, um Dinge in Gang zu halten, und daran Freude gehabt. Sie war jetzt aber, wie mir schien, erleichtert, als ich ihr sagte, dass dieser Gebrauch ihres Intellekts immer mit einer Furcht vor geistigem Defekt verbunden war. Von hier aus kam sie rasch auf ihr Interesse an autistischen Kindern und ihre enge Beziehung zur Schizophrenie eines Freundes zu sprechen, wodurch ihre Vorstellung, trotz guter Intelligenz geistig gestört zu sein, noch deutlicher wurde. Sie hatte schwere Schuldgefühle, weil sie – woraus sie übrigens kein Geheimnis machte – sehr stolz auf ihren guten Intellekt war. Es war für sie schwierig, sich vorzustellen, dass ihr Freund gute intellektuelle Fähigkeiten gehabt haben könnte, obwohl man in seinem Fall wohl sagen musste, dass er durch die psychische Erkrankung ins Gegenteil, in geistige Retardierung verfallen war.

Sie beschrieb verschiedene Techniken, mit deren Hilfe sie mit Trennungserlebnissen fertig zu werden versuchte, und berichtete von einer Papierspinne, der sie jeden Tag, den die Mutter fort war, ein Bein auszog. Dann hatte sie auch »Gedankenblitze«, wie sie es nannte, in denen sie zum Beispiel plötzlich ihren Spielzeughund Toby sah: »Oh, da ist Toby!« Im Familienalbum existiert ein Bild von ihr mit Toby, dem Spielzeughund, den sie außer in diesen Gedankenblitzen vergessen hat. Dies führte weiter zu einem schrecklichen Vorfall, bei welchem die Mutter zu ihr gesagt hatte: »Aber wir ›hörten‹ dich die ganze Zeit schreien, als wir weg waren.« Dazwischen lagen vier Meilen. Sie war damals zwei Jahre alt, und sie dachte: »Könnte es vielleicht sein, dass meine Mutter mir eine Lüge erzählt hat?«, konnte damals nicht damit fertig werden und versuchte, zu verleugnen, wovon sie doch wusste, dass es wahr war: dass ihre Mutter tatsächlich gelogen hatte. Es war einfach, der Mutter unter dem Vorwand zu glauben, dass alle von ihr sagten: »Deine Mutter ist einfach wunderbar.«

Von hier aus schien es uns möglich, zu einem Gedanken vorzudringen, der aus meiner Sicht ziemlich neu war. Da war das Bild von einem Kind, und das Kind hatte Übergangsobjekte, und es gab Übergangsphänomene, die deutlich geworden waren, und alle waren sie für etwas Bestimmtes symbolisch; für das Kind waren sie jedoch real. Jetzt begann die Patientin nach und nach, manchmal auch häufig, die Realität der Objekte, die sie symbolisierten, zu bezweifeln. Wenn sie also symbolisch für die Treue und Zuverlässigkeit ihrer Mutter waren, blieben sie an sich real, aber das Objektive, das sie symbolisierten, war nicht real. Die Treue und Zuverlässigkeit der Mutter war also unreal.

Damit schien sie dem nahezukommen, was sie ihr Leben lang verfolgte, wenn sie etwa Tiere oder ihre eigenen Kinder verlor, sodass sie den Satz aussprach: »Alles, was ich bekommen habe, ist das, was ich nicht bekam.« Hier geht es um einen verzweifelten Versuch, das Negative in eine allerletzte Abwehr gegen das alles umfassende Ende umzuformen. Das Negative ist das einzig Positive. Als sie an diese Stelle gelangte, sagte sie zu ihrem Analytiker: »Und was werden Sie dabei tun?« Ich war still, und sie sagte: »Ich verstehe …« Ich dachte, dass sie mir vielleicht absichtlich Inaktivität verübelte. So sagte ich: »Ich schweige, weil ich nichts zu sagen weiß.« Sie antwortete schnell, dass das so in Ordnung sei. Sie war wirklich froh über das Schweigen und hätte es am liebsten gehabt, wenn ich überhaupt nichts gesagt hätte. Vielleicht wäre ich als schweigender Analytiker mit dem früheren Analytiker in Verbindung gebracht worden, von dem sie weiß, dass sie immer auf ihn warten wird. Sie wird immer hoffen, dass er zurückkommt und sagt: »Gut so!« oder so ähnlich; und dies noch lange, nachdem sie vergessen haben wird, wie er aussieht. Mir fiel ein, dass sie sagen wollte: Wenn er in den allgemeinen Teich von Subjektivität hinabgesunken ist und mit dem verbunden ist, was sie zu finden glaubte, als sie eine Mutter hatte; und bevor sie die Schwächen ihrer Mutter als Mutter, das heißt ihre Abwesenheit zu bemerken begann.

Schlussbemerkung

In dieser Sitzung hatten wir das ganze Feld zwischen Subjektivität und Objektivität durchstreift, und wir schlossen mit einer Art Spiel. Sie wollte eine Eisenbahnreise in ihr Ferienhaus machen und sagte: »Nun, ich finde, Sie sollten mich begleiten, vielleicht die halbe Strecke.« Sie sprach darüber, wie es ihr tatsächlich sehr viel bedeutete, mich zu verlassen. Es handelte sich nur um eine

Woche, aber es war auch eine Probe für die Sommerferien. Gleichzeitig hieß dies auch, dass ich einige Zeit nach dieser Trennung keine weitere Bedeutung mehr für sie haben würde. So steige ich auf halber Strecke aus und kehre um, während sie sich über meine Ansichten zur mütterlichen Identifikation lustig macht und sagt: »Und es wird sehr ermüdend sein, viele Kinder und Babys werden da sein, und sie werden über Sie hinwegklettern, und sicher werden sie Sie ankotzen, und das geschieht Ihnen recht.«

(Selbstverständlich stand außer Frage, dass ich sie nicht *wirklich* begleiten würde.)

Kurz bevor sie ging, sagte sie: »Wissen Sie, ich glaube, als ich im Krieg zur Evakuierung fort kam, konnte ich sagen, *dass ich ging, um zu sehen, ob meine Eltern dort waren.* Ich scheine geglaubt zu haben, dass ich sie dort finden würde.« (Dies hieß ja gleichzeitig, dass die Eltern zu Hause nicht zu finden waren.) Und dies war der Hinweis, dass sie ein oder zwei Jahre nach einer Antwort suchte. Die Antwort hieß, dass sie sich nicht dort befanden und dass *dies* die Wirklichkeit war. Sie hatte mir über die Decke, die sie nicht benutzte, schon gesagt: »Sie wissen doch, dass die Decke sehr angenehm sein kann, aber Wirklichkeit ist wichtiger als Behaglichkeit, und deshalb kann *keine* Decke wichtiger sein als *eine* Decke.«

Dieses klinische Fragment zeigt, wie wichtig es ist, sich den Unterschied zu vergegenwärtigen, der sich aus der Stellung einzelner Phänomene im Bereich zwischen äußerer Wirklichkeit und echtem Traum ergibt.

Bibliografie I

(zur Einführung)

Freud, S. (1911b): Formulierungen über die zwei Prinzipien des psychischen Geschehens. G.W. VIII, Frankfurt (Fischer).
Khan, M.R. (1973): D.W. Winnicott – sein Leben und Werk. In: D.W. Winnicott: Die therapeutische Arbeit mit Kindern. München (Kindler).
Winnicott, D.W. (1935): Die manische Abwehr. In: Winnicott (1976).
Winnicott, D.W. (1941): Die Beobachtung von Säuglingen in einer vorgegebenen Situation. In: ebd.
Winnicott, D.W. (1945): Die primitive Gefühlsentwicklung. In: ebd.
Winnicott, D.W. (1947): Der Hass und die Gegenübertragung. In: ebd.
Winnicott, D.W. (1948): Wiedergutmachung im Hinblick auf die organisierte Abwehr der Mutter gegen Depression. In: ebd.
Winnicott, D.W. (1949a): Birth, Memory, Birth Trauma and Anxiety. In: Through Paediatrics to Psycho-Analysis. London (The Hogarth Press).
Winnicott, D.W. (1949b): Die Beziehung zwischen dem Geist und dem Leibseelischen. In: Winnicott (1976).
Winnicott, D.W. (1950): Die Beziehung zwischen Aggression und Gefühlsentwicklung. In: ebd.
Winnicott, D.W. (1951): Übergangsobjekte und Übergangsphänomene. In: ebd.
Winnicott, D.W. (1952): Psychosen und Kinderpflege. In: ebd.
Winnicott, D.W. (1954a): Die depressive Position in der normalen emotionalen Entwicklung. In: ebd.
Winnicott, D.W. (1954): Metapsychologische und klinische Aspekte der Regression im Rahmen der Psychoanalyse. In: ebd.
Winnicott, D.W. (1954): Zustände von Entrückung und Regression. In: ebd.
Winnicott, D.W. (1955): Klinische Varianten der Übertragung. In: ebd.
Winnicott, D.W. (1956a): Primäre Mütterlichkeit. In: ebd.
Winnicott, D.W. (1956b): Antisoziale Tendenzen. In: ebd.
Winnicott, D.W. (1958a): Über die emotionelle Entwicklung im ersten Lebensjahr. In: Psyche 1960, 25–37.
Winnicott, D.W. (1958b): Die Fähigkeit zum Alleinsein. In: Winnicott (1974).
Winnicott, D.W. (1958c): Psychoanalyse und Schuldgefühl. In: ebd.

Winnicott, D.W. (1959a): Klassifikation: Gibt es einen psychoanalytischen Beitrag zur psychiatrischen Klassifikation. In: ebd.

Winnicott, D.W. (1959b): Der Einfluss psychotischer Eltern auf die emotionale Entwicklung des Kindes. In: Die Familie und die individuelle Entwicklung. München (Kindler).

Winnicott, D.W. (1960a): Die Theorie von der Beziehung zwischen Mutter und Kind. In: Winnicott (1974).

Winnicott, D.W. (1960b): Ich-Verzerrung in Form des Wahren und Falschen Selbst. In: ebd.

Winnicott, D.W. (1962a): Ich-Integration in der Entwicklung des Kindes. In: ebd.

Winnicott, D.W. (1962b): Eine persönliche Ansicht zum Beitrag Melanie Kleins. In: ebd.

Winnicott, D.W. (1962c): Die Frage des Mitteilens und des Nicht-Mitteilens führt zu einer Untersuchung gewisser Gegensätze. In: ebd.

Winnicott, D.W. (1962d): Die Entwicklung der Fähigkeit der Besorgnis *(Concern).* In: ebd.

Winnicott, D.W. (1963a): Von der Abhängigkeit zur Unabhängigkeit in der Entwicklung des Individuums. In: ebd.

Winnicott, D.W. (1971): Vom Spiel zur Kreativität. Stuttgart (Klett) 1973.

Winnicott, D.W. (1972): Fragment of an Analysis. In: Tactics and Techniques in Psychoanalytic Therapy. Hg. von Giovacchini (Science House).

Winnicott, D.W. (1974): Reifungsprozesse und fördernde Umwelt. München (Kindler).

Winnicott, D.W. (1976): Von der Kinderheilkunde zur Psychoanalyse. München (Kindler).

Bibliografie II

(zu den gesammelten Schriften Winnicotts)

Abraham, K. (1916): Untersuchungen über die früheste prägenitale Entwicklungsstufe der Libido. Int. Zs. f. Psa., 4, 71–97; ern. in A., K.: Psychoanalytische Studien, Bd. 1. Frankfurt 1969/71.

Abraham, K. (1927): Selected Papers of Karl Abraham. London (Hogarth Press); enth. den größten Teil der Klinischen Beiträge zur Psychoanalyse aus den Jahren 1907–1920 Leipzig/Wien/Zürich (Int. Psa. Verlag).

Abraham, K. (1955): Clinical Papers and Essays on Psychoanalysis, hg. von Hilda Abraham, London (Hogarth Press).

Aichhorn, A. (1925): Verwahrloste Jugend. Die Psychoanalyse in der Fürsorgeerziehung. Leipzig 1925.

Balint, M. (1955): »Friedly Expanses – Horrid Empty Spaces«. Int. J. Psycho-Anal., 36.

Bender, L. (1947): »Childhood Schizophrenia«. Am. J. Orthopsychiat., 17.

Bowlby, J. (1951): Maternal Care and Mental Health. Genf (World Health Organization); dt. Mütterliche Zuwendung und geistige Gesundheit. München (Kindler) 1973.

Brierly, M. (1951): Trends in Psycho-Analysis. London (Hogarth Press).

Britton, C. (1955): Caseworks Techniques in the Child Care Services. Case Conference, 1, Nr. 9.

Burlingham, D. & Freud, A. (1942): Young Children in Wartime. A Years Work in a Residential War Nursery. London (Allen & Unwin); dt. Heimatlose Kinder. Zur Anwendung psychoanalytischen Wissens auf die Kindererziehung. Frankfurt (Fischer) 1971.

Casteret, N. (1947): My Caves. London: Dent.

Creak, M. (1951): Psychoses in Childhood. J. ment. Sci., 97.

Creak, M. (1952): Psychoses in Childhood. Proc. R. Soc. Med., 45.

Fairbairn, W.R.D (1952): Psychoanalytic Studies of the Personality. London (Tavistock Publications).

Freud, A. (1936): Das Ich und die Abwehrmechanismen. Wien (Int. Psa. Verlag); ern. München (Kindler) 1964.

Freud, A. (1947): Aggressions in Relation to Emotional Development; Normal and Pathological. Psychoanal. Study Child, 3/4.

Freud, A. (1947): »Emotional and Instinctive Development«. In: Child Health and Development, hg. von R.W.B Ellis. London (J. Churchill).

Freud, A. (1952): A Connection Between the States of Negativism and of Emotional Surrender (Hörigkeit). Int. J. Psycho-Anal., 33.
Freud, A. (1952): The Role of Bodily Illness in the Mental Life of Children. Psychoanal. Study Child, 7.
Freud, A. (1953): Some Remarks on Infant Observation. Psychoanal. Study Child, 8.
Freud, A. (1954): Problems of Infantile Neurosis: A Discussion. Psychoanal. Study Child, 9.
Freud, A. (1954): The Widening Scope of Indications for Psychoanalysis. J. Amer. Psychoanal. Ass., 7.
Freud, A. & Burlingham, D. (1942): Young Children in Wartime; vgl. Burlingham. D.
Freud, S. (1905e): Bruchstück einer Hysterie-Analyse. GW. V, S. 161–286.
Freud, S. (1905d): Drei Abhandlungen zur Sexualtheorie. GW V, S. 27–146.
Freud, S. (1909d): Bemerkungen über einen Fall von Zwangsneurose [Der Rattenmann]. GW. VII, S. 381–463.
Freud, S. (1914c): Zur Einführung des Narzissmus. GW. X, S. 138–170.
Freud, S. (1915c): Triebe und Triebschicksale. GW X, S. 210–233.
Freud, S. (1916–17g): Trauer und Melancholie. GW X, S. 428–446.
Freud, S. (1920g): Jenseits des Lustprinzips. GW XIII, S. 1–70.
Freud, S. (1921c): Massenpsychologie und Ich-Analyse. GW XIII, S. 71–162.
Freud, S. (1923b): Das Ich und das Es. GW XIII, S. 235–290.
Freud, S. (1926d): Hemmung, Symptom und Angst. GW XIV, S. 111–206.
Freud, S. (1887–1902): Aus den Anfängen der Psychoanalyse. Briefe an Wilhelm Fließ (hg. von M. Bonaparte, A. Freud und E. Kris). London (Imago Publ. Co.), 1950; ern. Frankfurt (Fischer) 1962.
Friedländer, K. (1947): The Psychoanalytical Approach to Juvenile Delinquency. London (Kegan Paul, Trench, Trubner).
Glover, E. (1932): A Psychoanalytic Approach to the Classification of Mental Disorders. In: On the Early Development of Mind. Kap. 11. London (Imago).
Glover, E. (1945): An Examination of the Klein System of Child Psychology. Psychoanal. Study Child, 1.
Glover, E. (1949): The Position of Psycho-Analysis in Great Britain. In: On the Early Development of Mind. Kap. 23. London (Imago).
Greenacre, Ph. (1941): The Predisposition to Anxiety. In: Trauma, Growth and Personality. London (Hogarth Press) 1952.
Greenacre, Ph. (1945): The Biological Economy of Birth. In: Trauma, Growth and Personality. London (Hogarth Press) 1952.
Greenacre, Ph. (1954): Problems of Infantile Neurosis. A Discussion. Psychoanal. Study Child, 9.
Hartmann, H. (1952): Mutual Influences in the Development of Ego and Id. Psychoanal. Study Child, 7.
Henoch, E. (1889): Lectures on Children's Diseases. London (The New Sydenham Society).
Hoffer, W. (1949): Mouth, Hand, and Ego-Integration. Psychoanal. Study Child 3/4.
Illingworth, R.S. (1951): Sleep Disturbances in Young Children. Brit. Med. J.
Jones, E. (1946): A Valedictory Address. Int. J. Psycho-Anal., 27.
Jung, C.G.: Gesammelte Werke, 17 Bde. Freiburg (Olten) 1968ff.
Kanner, L. (1943): Autistic Disturbances of Affective Contact. The Nervous Child, 2.
Klein, M. & Riviere, J. (1936): Seelische Urkonflikte – Liebe, Haß und Schuldgefühl. München (Kindler) 1973.
Klein, M. (1932): The Psycho-Analysis of Children. London (Hogarth Press); dt. Die Psychoanalyse des Kindes. Wien (Int. Psa. Verlag) 1934 und München/Basel 1971.

Klein, M. (1948): Contributions to Psycho-Analysis, 1921–1945. London (Hogarth Press).
Klein, M.; Heimann, P. & Money-Kyrle, R. (1952): Developments in Psycho-Analysis. London (Hogarth Press).
Klein, M.; Heimann, P.; Isaacs, S. & Riviere, J. (1955): New Directions in Psycho-Analysis. London (Tavistock Publ.); New York (Basic Books).
Lindner, S. (1879): Das Saugen an den Fingern, Lippen, bei den Kindern (Ludeln). Jb. f. Kinderheilkunde, N.F. 14.68 (179).
Macalpine, I. (1952): Psychosomatic Symptom Formation. Lancet, Nr. 9 (Febr.).
Mahler, M.S. (1952): On Child Psychosis and Schizophrenia. Psychoanal. Study Child, 7.
Mahler, M.S. (1954): Problems of Infantile Neurosis. A Discussion. Psychoanal. Study Child, 9.
Marty, P. & Fain, M. (1955): La motricité dans la relation d'objet. Rev. française de Psychanal. 19, 1/2.
Middlemore, M.P. (1941): The Nursing Couple. London (Hamish Hamilton).
Milner, M. (1952): Some Aspects of Symbolism in Comprehension of the Not-Self. Int. J. Psycho-Anal., 33.
Rank, O. (1924): Das Trauma der Geburt. Wien (Int. Psa. Verlag).
Read, G.D. (1942): Revelation of Childbirth. London (Heinemann).
Read, G.D. (1950): Introduction to Motherhood. London (Whitefriars Press).
Rickman, J. (1928): The Development of the Psycho-Analytical Theory of the Psychoses. Int. J. Psycho-Anal., Supplement Nr. 2.
Rickman, J. (1951): Methodology and Research in Psychopathology. Brit. J. med. Psychol., 24.
Riviere, J. (1936): On the Genesis of Psychical Conflict in Earliest Infancy. Int. J. Psycho-Anal., 17.
Riviere, J. & Klein, M. (1936): Seelische Urkonflikte – Liebe, Hass und Schuldgefühl. München (Kindler) 1973.
Robertson, J.; Bowlby, J. & Rosenbluth, D. (1952): A Two-Year-Old Goes to Hospital. Psychoanal. Study Child, 7.
Rycroft, C.F. (1953): Some Observations on an Case of Vertigo. Int. J. Psycho-Anal., 34.
Scott, W.C.M (1955): The Body Scheme in Psychotherapy. Brit. J. med. Psychol., 22.
Searl, N. (1929): The Flight to Reality. Int. J. Psycho-Anal., 10.
Sechehaye, M.A. (1951): Symbolic Realization. New York (Int. Univ. Press); dt. Die symbolische Wunscherfüllung. Stuttgart 1955.
Spitz, R.A. (1945): Hospitalism. An Inquiry into the Genesis of Psychiatric Conditions in Early Childhood. Psychoanal. Study Child, 1.
Spitz, R.A. (1950): Relevancy of Direct Infant Observation. Psychoanal. Study Child., 2.
Spitz, R.A. & Wolf, K.M. (1946): Anaclitic Depression. An Inquiry into the Genesis of Psychiatric Conditions in Early Childhood. Psychoanal. Study Child, 2.
Stevenson, O. (1954): The First Treasured Possession. Psychoanal. Study Child, 9.
Whitehead, A.N. (1933): Adventures of Ideas. Harmondsworth (Pelican Books).
Winnicott, D.W. (1931): Clinical Notes on Disorders of Childhood. London (Heinemann).
Winnicott, D.W. (1944): Getting to Know Your Baby. In: The Child and the Family. London (Tavistock Publ.) 1957.
Winnicott, D.W. (1947): Physical Therapy of Mental Disorder. Brit. med. J., Mai 1947.
Winnicott, D.W. (1949): Leucotomy. Brit. med. Student's J., 3.
Winnicott, D.W. (1949): The Ordinary Devoted Mother and Her Baby. Neun Rundfunkvorträge; ern. in: The Child and the Family. London (Tavistock Publ.) 1957.
Winnicott, D.W. (1950): Some Thoughts on the Meaning of the Word Democracy. Human Relations, 3.

Winnicott, D.W. (1957a): The Child and the Family. London (Tavistock Publ.), New York (Basic Books).
Winnicott, D.W. (1957b): The Child and the Outside World. Studies in Developing Relationships. London (Tavistock Publ.).
Wolf, K.M. & Spitz, R.A. (1946): Anaclitic Depression. An Inquiry into the Genesis of Psychiatric Conditions in Early Childhood. Psychoanal. Study Child, 2.
Wulff, M. (1946): Fetishism and Object Choice in Early Childhood. Psychoanal. Q., 15.

Nachwort

Thomas Auchter

Der britische Kinderarzt und Psychoanalytiker Donald Woods Winnicott (1896–1971) war mit seinen Vorstellungen zur Theorie und zur Praxis der Psychoanalyse und der Kinderanalyse seinen Zeitgenossen immer so weit voraus, dass die meisten seiner bedeutsamen Arbeiten erst gegen Ende seines Lebens oder posthum publiziert worden sind.

Die Aktualität Winnicotts ergibt sich daraus, dass er seinerzeit schon Phänomene beschrieb und Behandlungstechniken anregte, die in den letzten Jahrzehnten unter den unterschiedlichsten Etiketten den Diskurs zwischen Psychoanalytikern und Psychotherapeuten prägten. Der von Winnicott wesentlich geistig vermessene Bereich der »Frühstörungen« und »Traumatisierungen« wurde in den letzten Jahren unter Begriffen wie: »Borderline-Störungen«, »Narzisstische Störungen«, »Trauma« oder »Mentalisierungsstörungen« diskutiert. Das Gemeinsame all dieser Phänomene ist, dass bestimmte psychosoziale Erfahrungen zu einem sehr frühen Zeitpunkt oder durch ihre Intensität die psychischen Verarbeitungsmöglichkeiten eines Individuums überfordert haben und mehr oder weniger gravierende strukturelle Spuren in der Persönlichkeit hinterlassen haben. In Winnicotts zeitgebundener Terminologie werden diese Pathologien und Zustände vor allem unter dem Begriff der »Psychotischen Störungen« oder der »Regression« untersucht. Was heute als »ADS«[81] oder »ADHS« bezeichnet wird, beschreibt Winnicott schon 1931 (in seiner nicht in diese deutsche Ausgabe übernommenen Arbeit »Fidgetiness«) als »allgemeine ängstliche Unruhe« und nennt als eines ihrer Hauptcharakteristika die »Negierung der Depression« (Winnicott 1958, S. 87; im vorliegenden Band S. 249).

Donald Woods Winnicott ist nach dem Abschluss (1920) seines durch den Zweiten Weltkrieg unterbrochenen Medizinstudiums lange Zeit als Kinderarzt tätig. Zwischen 1924 und 1934/35 absolviert er seine psychoanalytische Ausbildung in London. 1934 wird Winnicott als Psychoanalytiker für Erwachsene anerkannt und Assoziiertes Mitglied der British Psycho-Analytical Society, 1935 erfolgt seine Anerkennung als Kinderanalytiker, und 1936 wird er ordentliches Mitglied der Society, 1940 wird er zum Lehranalytiker am Institute of Psycho-Analysis ernannt (Kahr 1996, S. 71). Zweimal[82], zwischen 1956 und 1959 und zwischen 1965 und 1968, bekleidet er das Amt des Präsidenten der British Psycho-Analytical Society[83].

Die Rezeption des Gedankenguts von Donald W. Winnicott nahm in Deutschland noch einen schleppenderen Verlauf als in seinem Heimatland Großbritannien. Zwar wurden seit 1956 einzelne Artikel von ihm in der *Psyche* veröffentlicht (1956, 1958, 1960, 1960, 1967, 1969, 1970), darunter als Erstes seine auch im vorliegenden Band enthaltene Arbeit »*Withdrawal and Regression*« (1954/55). Vor allem der Tübinger Psychoanalytiker Wolfgang Loch hat Winnicott früh rezipiert und ihn häufig zitiert. Aber noch 1973 vermerkt Lore Schacht (1973, S. 151), dass man Winnicotts Denken in Deutschland »nicht als bekannt voraussetzen« könne.

Ab 1969 erscheinen in rascher Folge deutsche Übersetzungen der wichtigsten Werke Winnicotts: *Kind, Familie und Umwelt* (1969), *Die therapeutische Arbeit mit Kindern* (1973), *Vom Spiel zur Kreativität* (1973), *Reifungsprozesse und fördernde Umwelt* (1974), *Von der Kinderheilkunde zur Psychoanalyse* (1976), *Familie und individuelle Entwicklung* (1978), *Piggle. Eine Kinderanalyse* (1980), *Bruchstück einer Analyse* (1982), *Aggression* (1988), *Das Baby und seine Mutter* (1990), *Der Anfang ist unsere Heimat* (1990), *Die menschliche Natur* (1996). Für eine Übersetzung seiner Bücher *Psychoanalytic Explorations* (1989) und *Thinking about Children* (1996) fand sich bis heute kein mutiger deutscher Verleger.

Dem zunehmenden Interesse an der Person und dem Werk Winnicotts eröffnet sich mittlerweile eine ganze Reihe von Zugangswegen. Umfangreichere biografische Angaben finden sich unter anderem bei Clare Winnicott (1983, 1989), Goldmann (1993), Grolnick (1990), Jacobs (1995), Khan (1971, 1977), Newman (1995), Phillips (1988) und Rodman (1987). 1995 bringt Alexander Newman ein erstes »Dictionary« unter dem Titel *Non-Compliance in Winnicott's Words* heraus. Ein Jahr später folgt Jan Abram (1996) mit *The Language of WINNICOTT*, das einen klareren, differenzierten Überblick über die wichtigsten Konzepte von Winnicott vermittelt. Sowohl dem Dictionary von Abram als auch dem 1996 erstveröffentlichten Band *Thinking about Children* ist eine hilfreiche von Harry Karnac zusammengestellte »Gesamtbibliografie« der Arbeiten Winnicotts, einmal nach dem Alphabet und zum anderen nach dem Erscheinungsdatum geordnet, beigefügt.

2002 widmet die Zeitschrift zur Geschichte der Psychoanalyse *Luzifer-Amor* ein Themenheft »einem bedeutenden Psychoanalytiker des 20. Jahrhunderts«:

Winnicott. Die Herausgeber konstatieren 30 Jahre nach seinem Tod sowohl eine weiterwirkende Faszination als auch eine kritische Überprüfung seiner Konzepte und seiner Person. 2001 hatte sich das Institut für analytische Kinder- und Jugendpsychotherapie in Hannover anlässlich des 50. Jahrestages seiner Gründung in *Winnicott-Institut* umbenannt.

Collected Papers: Through Paediatrics to Psychoanalysis, Winnicotts erste große Artikelsammlung wurde 1958 in London bei Tavistock Publications erstveröffentlicht. Erst 1976 erschien eine von dem Münchner Psychoanalytiker und Kinderpsychiater Jochen Stork besorgte Auswahl von 17 der ursprünglich 26 Artikel umfassenden englischen Ausgabe auf Deutsch im Münchener Kindler Verlag im Rahmen der Reihe »Psyche des Kindes«. Anstelle der 50 Seiten umfassenden »*Introduction*« von M. Masud R. Khan in der englischen Originalausgabe wurde die deutsche Übersetzung durch Gudrun Theusner-Stampa mit einem neuen »*Versuch einer Einführung in das Werk von D.W. Winnicott*« von 28 Seiten durch Jochen Stork versehen. Masud R. Khans »*Introduction*« wurde 1973 vom Kindler Verlag der deutschen Übersetzung von *Therapeutic Consultations in Child Psychiatry* (in Englisch erschienen 1971 bei The Hogarth Press, London), deutsch: *Die therapeutische Arbeit mit Kindern* unter dem Titel: *D.W. Winnicott – sein Leben und Werk* vorangestellt (Winnicott 1973, S. VII–XLVIII) und 1977 leicht variiert im Band III der *Psychologie des XX. Jahrhunderts* ebenfalls im Kindler Verlag unter dem Titel *Das Werk von D.W. Winnicott* erneut publiziert (Khan 1977, S. 348–382). Diese etwas verwirrende deutsche Publikationspolitik mag dem Umstand der verspäteten Rezeptionsgeschichte des Werkes von Winnicott im deutsprachigen Raum geschuldet sein. Womöglich wollte man 1973 – zuvor waren nur einige Artikel in der *Psyche* und die etwas problematische Übersetzung einzelner Kapitel aus *The Child and the Family und The Child and the Outside World* unter dem deutschen Titel *Kind, Familie und Umwelt* in der Übersetzung von Ursula Seemann 1969 im Ernst Reinhardt Verlag München erschienen – das Gesamtwerk Winnicotts durch Khans »*Introduction*« von 1958 etwas bekannter machen? 1973 wurde auch *Playing and Reality* (1971 bei Tavistock Publications veröffentlicht) von Michael Ermann ins Deutsche übersetzt und erschien unter dem Titel *Vom Spiel zur Kreativität* im Ernst Klett Verlag Stuttgart.

Das in der deutschen Ausgabe von *Through Paediatrics to Psychoanalysis* gegenüber den englischen unverändert abgedruckte »Vorwort des Autors« D.W. Winnicott ist insofern irreführend, dass die darin erwähnte Einteilung in drei Abschnitte in der deutschen Übersetzung seines Buches gar nicht existiert. Die ersten beiden Artikel »*A Note on Normality and Anxiety*« (Anmerkung über

Normalität und Angst) und »*Fidgetiness*« (›Zappelphilipp‹ oder ›ADHS‹) aus Winnicotts Zeit als Kinderarzt (1931) sind in die deutsche Auswahl überhaupt nicht aufgenommen worden. Die übrigen Artikel wurden von Jochen Stork darüber hinaus in eine neue Anordnung gebracht.

Anfang der 80er Jahre erwarb der Fischer Verlag die Rechte an der von Nina Kindler 1964 begründeten Reihe »Geist und Psyche« des Kindler Verlages und brachte 1983 *Von der Kinderheilkunde zur Psychoanalyse* als Fischer Taschenbuch heraus. 1997 erschien das Buch unverändert in 6. Auflage letztmalig im Fischer Taschenbuchverlag. Es ist das Verdienst des Verlegers Hans-Jürgen Wirth, dieses grundlegende Werk von Donald W. Winnicott nun im Psychosozial-Verlag neu herauszugeben.

Die Titelübersetzung mit: *Von der Kinderheilkunde zur Psychoanalyse* lässt sich schon als erste Verzerrung von Winnicotts Gedankengut verstehen. Das englische Wort *through* heißt nämlich auf Deutsch: *durch*. Winnicott hat sich nie von der Kinderheilkunde entfernt, sondern entwickelt seinen psychoanalytischen und kinderanalytischen Gedankenreichtum immer durch seine Brille als Kinderarzt *hindurch*!

Enthalten ist in diesem Band Winnicotts bedeutsame Arbeit »*Primary Maternal Preoccupation*«. Die deutsche Übersetzung »*Primäre Mütterlichkeit*« wird meines Erachtens der Präzision und Tiefe des Winnicottschen Konzepts nicht hinreichend gerecht. Winnicotts Begriff versucht, den spezifischen Zustand extrem erhöhter Sensibilität der Mutter für ihr Baby und ihre tiefe Identifizierung mit ihm während der Schwangerschaft und in den ersten Wochen nach der Geburt zu erfassen. Wenn Winnicott diese mütterliche Einstellung als »normale Krankheit« bezeichnet und als Zustand von Außer-sich-Sein, Dissoziation, innerem Rückzug oder als schizoide Episode charakterisiert, dann würde eine Formulierung wie »Primäre mütterliche Besessenheit (für ihr Kind)« Winnicotts Konzept vielleicht eher gerecht? Dieser primäre Zustand höchstmöglicher, fast einhundertprozentiger (Winnicott 1958, S. 238; vgl: »almost exactly«, Winnicott 1965b, S. 7) Anpassung der Mutter an das Baby bewahrt dieses in seinem Zustand anfänglicher *absoluter Abhängigkeit* vor durch Anpassungsversagen ausgelösten *Übergriffen* (impingements), die nicht Frustration hervorrufen, sondern das Kind existenziell mit Selbstverlust und Selbst-Vernichtung bedrohen.

Das Konzept der Notwendigkeit einer lebensanfänglichen, »fast haargenauen« (Übersetzung durch Gudrun Theusner-Stampa 1978, S. 15), fast *»absoluten«* Anpassung der Mutter an ihr Kind bedarf eines dialektischen Gegenbegriffs der *Relativität*, der alle menschlichen Beziehungen unterworfen sind. Winnicott prägte schon 1949 in einem Rundfunkvortrag den Begriff der *Ordinary Devoted Mother*, den er 1966 in einem Vortrag (Winnicott 1988, S.

3ff.) näher ausführt. Die *durchschnittlich hingebungsvolle Mutter* ist zunächst zu der zuvor erwähnten größtmöglichen identifikatorischen Anpassungsleistung (Primary Maternal Preoccupation) fähig, aber dann auch zu einem gestuften Anpassungsversagen (was eine Desillusionierung umfasst), das den für eine gesunde seelische Entwicklung unumgänglichen Primärzustand *illusionären* Einsseins zweier in Wirklichkeit getrennter Wesen peu a peu in eine *wirkliche* Beziehung (use of an object) zwischen einem immer mehr selbstbewussten Kind und anderen, von ihm unterschiedenen Menschen verwandelt.

Seit den frühen 50er Jahren des vergangenen Jahrhunderts gebraucht Winnicott den Begriff *Good enough Mother* (vgl. seinen Brief an Roger Money-Kyrle vom 27.11.1952; zit. n. Rodman 1987, S. 38). Er grenzt sich mit seiner Formulierung ausdrücklich von der kleinianischen Begrifflichkeit[84] der *Good Mother* und *Bad Mother* ab. Wie Jan Abram (1996, S. 195) ausführt, ist ein Teilaspekt der *hinreichend guten Mutter* die *durchschnittlich hingebungsvolle Mutter* im Zustand der *Primary Maternal Preoccupation*. Die *hinreichend gute Mutter* steht aber auch vor der Aufgabe, sich zum rechten Zeitpunkt zunehmend von ihrer *Primary Maternal Preoccupation* zu distanzieren (Tönnesmann 2002, S. 49) und zu befreien, um ihren Kind, das in das Stadium relativer Abhängigkeit gelangt ist, seinem Weg zu immer mehr »Unabhängigkeit hin« (Winnicott 1958, S. 287) zu eröffnen.

Das Konzept vom *Good enough* gehört zu den wichtigsten von Winnicotts geprägten zutiefst humanen Begrifflichkeiten. »Perfektion«, sagt er, »gehört zu Maschinen« (Winnicott 1965a, S. 87), und auch ein Psychoanalytiker ist niemals perfekt (Winnicott 1958, S. 298). Deutsche Formulierungen für *Good enough* wie *ausreichend gut* oder *genügend gut* empfinde ich insofern problematisch, dass sie eine Assoziation zu Zeugnisnoten nahe legen. Und da ist Winnicotts Intention mit *good enough* sicher eher eine »zwei plus« als eine »vier« oder knapp über »sechs« (ungenügend). Deshalb ist bei dieser Neuauflage *good enough* durchgängig mit *hinreichend gut* übersetzt.

»*Withdrawal and Regression*« (Kapitel XI) – das gegenüber der englischen Originalausgabe in der umfangreicheren *Psyche*-Fassung von 1956 in den vorliegenden Band aufgenommen wurde – wird von Käthe Hügel (1956) mit »Zustände von Entrückung und Regression« übersetzt. Diese umfangreichere Fassung wurde (in englischer Sprache) auch in *Holding an Interpretation*, den ausführlichen Ausschnitten aus der Analyse desselben Patienten als Appendix angefügt. Die Übersetzung von Ursula Goldacker-Pohlmann (1996) lautet »*Rückzug und Regression*«. In der Übersetzung von *Human Nature* (1988) – ein Buch, an dem Winnicott seit 1954 bis zu seinem Ende arbeitete – wurde das gleichnamige Kapitel von Elisabeth Vorspohl (ich hatte das Vergnügen, diese Übersetzung fachlich beraten zu dürfen) mit *Innerer Rückzug und Re-*

gression übersetzt. Der *Prozess* des *inneren Rückzugs* wie *withdrawal* in der vorliegenden Neuauflage durchgängig übersetzt wird, kann als Folge einen *Zustand* des *Entrücktseins* haben.

Eine der zentralsten fortwährenden menschlichen Entwicklungsaufgaben ist für Winnicott, sich *wirklich lebendig* zu erleben. Die Uranfänge des Selbstgefühls und des Wirklichkeitsgefühls findet Winnicott schon im vorgeburtlichen Zustand. Die spontanen Motilitätsäußerungen des Foetus führen dazu, dass dieser gegen etwas stößt, und somit eine erste Ahnung der Wirklichkeit von Nicht-Ich und Ich erhält. »Das Motilitätspotential … braucht etwas, gegen das es stoßen kann« (Winnicott 1958, S. 212), und dieser »Widerstand muss aus der Umwelt kommen, vom Nicht-Ich, das allmählich vom Ich unterschieden wird« (Winnicott 1958, S. 215). »Bei einer gesunden Entwicklung führen die Impulse des Foetus zur Entdeckung der Mitwelt, wobei die letztere der Widerstand ist, der sich den Bewegungen bietet, und während der Bewegung gespürt wird. Das Ergebnis hiervon ist ein frühes Erkennen der *Nicht-Ich*-Welt [Not-Me] und eine frühe Konstituierung eines *Ichs* [Me]« (Winnicott 1958, S. 216). Das *Wirklichkeitsempfinden* manifestiert sich dann in einer Geburt zur rechten Zeit, d.h. wenn der »Foetus bereit ist, zur Welt zu kommen« (Winnicott 1988, S. 148). Für Winnicott ist die Geburt der *erste kreative Akt* des Menschen. Ein relativ komplikationsfreier Geburtsvorgang zum richtigen Zeitpunkt (weder verzögert noch verfrüht) kann – in der Vorstellung Winnicotts – vom Säugling als sein *eigenes* Werk, als Ausdruck seiner eigenen Bewegungsimpulse, der sog. »spontanen Gesten«, und seiner *eigenen Wirkmächtigkeit* erfahren werden. Sie ist damit eine äußerst wertvolle (Winnicott 1988, S. 144) Erfahrung. Wir können uns mit Winnicott den Vorgang ungefähr so vorstellen: Durch seine Reifung ist das Baby zu einem bestimmten Zeitpunkt bereit und willens, zur Welt zu kommen. Dieses Bedürfnis wird in einem psychophysiologischen Regulationsprozess – also unbewusst – der Mutter mitgeteilt, *mit* ihr *geteilt* und löst, wenn die Mutter zum gleichen Zeitpunkt auch bereit ist, ihr Baby loszulassen, die Wehen und den Geburtsvorgang aus. Durch die passende »*Antwort*« der Mutter zum richtigen Zeitpunkt besteht theoretisch für das Baby zwischen seinem Wunsch, geboren zu werden und dem Prozess des Zur-Welt-Kommens keine Differenz. Dadurch kann das Baby die Vorstellung entwickeln: Ich habe mich – meinen Wünschen entsprechend – selbst geboren. Die Geburt ist in diesem Sinne der erste schöpferische Akt im Leben des Menschen. *Subjektiv* als ein *autonomes* Tun erlebt, *objektiv* Produkt eines *unbewussten Dialoges*.

Da im Erleben des Kindes zwischen seinem Wunsch und dessen Befriedigung theoretisch keine zeitliche Differenz besteht, kann daraus für das Baby dann sogar die *illusionäre* Vorstellung erwachsen: ich bin nicht nur *wirkmäch-*

tig, sondern ich bin *allmächtig*. Diese *Omnipotenzerfahrung* mit nachfolgender Desillusionierung durch ein *wirkliches Gegenüber* (object presenting) ist nach Winnicott die Voraussetzung eines gesunden *Wirklichkeitsgefühls*.

Caroline Neubaur (1987, S. 116ff.) weist auf ein anderes Übersetzungsproblem hin: auf die Problematik des deutschen Wortes »*Wahres* Selbst«, das es leicht in eine von Winnicott mit seinem »*True* Self« nicht beabsichtige Nähe zu Philosophie und Moral rücke. Die Übersetzerin Helga Steinmetz-Schünemann schlägt die Begriffe »Echtes Selbst« oder »Authentisches Selbst« vor (in Kernberg [1976] 1985, S. 122f.). Da sich jedoch die Formulierungen *Wahres Selbst* und *Falsches Selbst* (Auchter 2006) mittlerweile eingebürgert haben (zur Rezeptionsgeschichte der Begriffe vgl. Schwarz 2002), werden sie im vorliegenden Band beibehalten.

Die deutschen Übersetzungen von Winnicotts Werken sind insgesamt von höchst unterschiedlicher Qualität, sodass sich in den meisten Fällen ein Blick in die englischen Originale empfiehlt! Ausdrücklich positiv hervorzuheben sind die hervorragenden Übersetzungen durch Ursula Goldacker-Pohlmann (*Bruchstück einer Analyse* 1980 und *Aggression* 1988). Ein Titel wie *Der Anfang ist unsere Heimat* mag zwar eine korrekte wörtliche Transformation aus dem Englischen (*Home is where we start from)* darstellen, bringt jedoch den Winnicottschen Grundgedanken wenig klar und in schlechtem Deutsch zum Ausdruck; mein Vorschlag wäre: »*Der Ursprung unseres Lebens liegt zu Hause*«. Winnicott war ein Meister des *Sprachspiels* und meines Erachtens müssten Übersetzungen dem gerecht werden. *Bruchstück einer Psychoanalyse* greift zwar sprachlich korrekt den seinerzeit Ursula Goldacker-Pohlmann 1982 vorliegenden englischen Titel *Fragment of an Analysis* (1972) auf. Die erst *danach* (1986) bei Hogarth Press erschienene englische Erstpublikation des Textes wurde mit dem Haupttitel *Holding and Interpretation* versehen (und nur dem Untertitel *Fragment of an Psychoanalysis)*. Dieser bringt aber sehr viel deutlicher das in diesem Buch anhand von *Ausschnitten* (fragment) einer Analyse vorgestellte behandlungstechnische Grundkonzept von Winnicott (*Halten und Deuten*) zur Sprache. *Fragment of an Analysis* lässt sich also unschwer als *Ausschnitte einer Analyse* übersetzen.

Der Auswahl für die hier vorliegende deutsche Übersetzung fiel die meines Erachtens bedeutsame Arbeit »*Birth Memories, Birth Trauma and Anxiety*« von 1949 zum Opfer. Deshalb möchte ich hier einige Bemerkungen dazu machen. Winnicotts Interesse für die Frühstadien menschlicher Entwicklung umfasste immer auch die vorgeburtlichen Prozesse, den Vorgang der Geburt und die frühen und späteren nachgeburtlichen Geschehnisse. Am ausführlichsten diskutiert er diese Phänomene in seinem Buch *Human Nature* (1988). An seinem Artikel von 1949 fällt zunächst auf, dass er sich in außergewöhnlich intensiver Weise (wie es sonst nicht immer so seine Art ist) auf Freuds (theoretische) Überlegungen zum Geburtstrauma und seiner Beziehung zur Angst und darüber hinaus auf Phyllis Greenacres (1941, 1945) und Grantly Dick Reads (1942) einschlägige Publikationen bezieht. Sein gewöhnliches Vorgehen beschreibt er so: »Ich nehme dies und das hier und dort auf, verrichte meine klinische Arbeit, formuliere meine eigenen Theorien und dann, zuallerletzt, schaue ich interessiert nach, um herauszubekommen, wo ich was gestohlen habe« (Winnicott 1958, S. 145).

Winnicott plädiert dann für die Offenheit von Analytikern gegenüber *allen* vom Patienten eingebrachten Einfällen, was auch Material, das um die Geburt und die gegebenen Umstände kreise, umfasse. Mit seiner Betonung der »*Geburtserfahrung*« möchte er den klinischen Blick von der Fixierung auf »*Geburtstrauma*«, das nur unter besonders erschwerten Umständen entstehe, befreien (vgl. Winnicott 1988, S. 143ff.). Winnicott unterscheidet drei Schweregrade von Geburtserleben: die normale Geburt, eine mehr traumatische Geburtserfahrung und ein extremes und folgenschweres Geburtstrauma. Nach seiner Auffassung beginnt die emotionale Entwicklung schon im Mutterleib und leichte Irritationen stellen wertvolle Stimuli zur Weiterentwicklung dar und bereiten das Kind gewissermaßen auf den Geburtstress vor (Winnicott 1958, S. 184, 191). Irritationen, die ein bestimmtes Maß übersteigen, sind dagegen nicht hilfreich, sondern zwingen schon vorgeburtlich zu das ungestörte Sein beeinträchtigenden *Reaktionen*, die zu diesem Zeitpunkt immer mit einem *Identitätsverlust* einhergehen. Eine von Winnicotts (1958, S. 182f.) Patientinnen beschreibt den höchst empfindlichen Frühzustand folgendermaßen: »Am Anfang gleicht das Individuum einer Seifenblase. Wenn der Außendruck sich aktiv dem Innendruck anpasst, dann wird die Seifenblase selbst zu einem bedeutsamen Geschöpf, anders gesagt: zum Selbst des Babys. Wenn jedoch der Druck aus der Außenwelt stärker oder geringer als der Druck im Innern der Seifenblase ist, dann ist nicht die Seifenblase wichtig, sondern die Umgebung. Und die Seifenblase muss sich dem Außendruck anpassen«. Im Gegensatz zu Freud hält Winnicott (1958, S. 183, 190; 1988, S. 143) die »normale Geburt für nicht-traumatisch«. »Im Normalfall kann die tatsächliche Geburt vom Kind unschwer als erfolgreiche Auswirkung seiner persönlichen Bemühungen erlebt werden, das ist jedoch abhängig von ihrem mehr oder weniger geglückten Zeitpunkt« (Winnicott 1958, S. 186; vgl. im vorliegenden Band S. 87). Extreme traumatische Geburtsumstände können von Geburt bestehende, »angeborene« (congenital) aber nicht genetisch vererbte (inherited) paranoide Zustände (Winnicott 1958, S. 185, 190), chronische Kopfschmerzen und Atemwegsbeschwerden begründen (Winnicott 1958, S. 186, 188, 191). Eine pathologische Geburtserfahrung manifestiere sich während einer Analyse in tief regressiven

Zuständen. Besonders in solchen Situationen, aber auch ansonsten erweise sich ein guter Analytiker darin, dass er »seine Deutungen und Interventionen präzise auf das Material beschränkt, das ein Patient ihm anbietet« (Winnicott 1958, S. 192), um ihn nicht zu verwirren.

Bei der vorliegenden Neuauflage wurden an einer ganzen Reihe von Stellen Veränderungen der bisherigen zum Teil wenig zureichenden Übersetzung vorgenommen. Dabei stand das Bemühen im Vordergrund, behutsam und mit dem angemessenen grundsätzlichen Respekt vor der Leistung der bisherigen Übersetzerin vorzugehen. Die neuen Übersetzungen sollen dazu dienen, die bisweilen nicht einfachen Formulierungen und Gedankengänge Winnicotts dem Leser leichter zu erschließen. Die ursprünglichen Übersetzungen der Kapitel 11. »Zustände von innerem Rückzug und Regression«, 13. »Die antisoziale Tendenz« und 17. »Übergangsobjekte und Übergangsphänomene« wurden durch vorliegende gelungenere Alternativübersetzungen ersetzt [Kap. 11 aus: Winnicott, D.W. (1996): *Blick in die analytische Praxis.* Stuttgart (Klett-Cotta), S. 229–242; Kap. 13 aus: Winnicott, D.W. (1988): *Aggression.* Versagen der Umwelt und antisoziale Tendenz. Stuttgart (Klett-Cotta), S. 157–171; Kap. 17 aus: Winnicott, D.W. (1979): *Vom Spiel zur Kreativität.* Stuttgart (Klett), S. 10–36]. Die hier wiedergegebene (Vortrags-)Fassung von »*Withdrawal and Regression*« ist umfangreicher als die in *Through Paediatrics to Psycho-Analysis* abgedruckte Version, die die gesamte Fallgeschichte opfert und mit der ersten der sechs Episoden beginnt. Der hier wiedergegebene Text von »*Transitional Objects and Transitional Phenomena*« entspricht in seinem ersten Teil dem in *Through Paediatrics to Psycho-Analysis* abgedruckten Text. Eine Passage (28 Zeilen) am Ende, die Winnicott selbst für die Wiederveröffentlichung (1971) gestrichen hatte, ist auch hier weggelassen. Zusätzlich zum Urtext von 1958 aufgenommen sind dagegen der Teil II und der Teil III.

Sicher kann auch hier – auch aufgrund beschränkter Möglichkeiten – keine perfekte Übersetzung vorgelegt werden. Aber vielleicht können die vorgenommenen sprachlichen Korrekturen dem Leser die Gedankengänge Winnicotts etwas leichter zugänglich, verständlicher, bekömmlicher und vielleicht sogar genussvoller machen, sodass wenigstens ein *hinreichend guter* deutscher Text entstanden ist.

Literatur

Abram, J. (1996): The Language of WINNICOTT. A Dictionary of Winnicott's Use of Words. London (Karnac).

Auchter, T. (2002): Winnicott – oder: Die Sehnsucht, wirklich lebendig zu werden. In: Luzifer-Amor, 15. Jg., H. 30, 7–45.

Auchter, T. (2006): Konzepte des Selbst in der Psychoanalyse von Donald W. Winnicott. In: Selbstpsychologie 7, H. 24, 115–139.

Davis, M. & Wallbridge, D. ([1981] 1987): Boundary and Space. New York/London (Brunner/Mazel/Karnac) 1990. Deutsch: Davis, M. & Wallbridge, D. (1983): Eine Einführung in das Werk von D.W. Winnicott. Stuttgart (Klett-Cotta).

Goldman, D. (1993a): In Search of the Real. The Origins and Originality of D.W. Winnicott. Northvale, London (Jason Aronson).

Goldman, D. (ed.) (1993b): In one's Bones. The clinical Genius of Winnicott. Northvale, London (Jason Aronson).

Grolnick, S.A. (1990): The Work and Play of Winnicott. New York/London (Jason Aronson).

Jacobs, M. (1995): D.W. Winnicott. London (SAGE Publications).

Khan, M. Masud R. ([1958] 1977): Das Werk von D.W. Winnicott. In: Eicke, D. (Hg.) (1977): Die Psychologie des XX. Jahrhunderts Bd. III: Freud und die Folgen (2); S. 348–382.

Kahr, B. (1996): D.W. Winnicott. A Biographical Portrait. London (Karnac).

Neubaur, C. (1987): Spiel und Realität in der Psychoanalyse Donald W. Winnicotts. Frankfurt (Athenäum).

Newman, A. (1988): Winnicott's Words. A Companion to the Work of D.W. Winnicott. London (Free Association).

Phillips, A (1988): Winnicott. London (Fontana Press).

Rodman, F.R. (1987): The Spontaneous Gesture. Selected Letters of D.W. Winnicott. Cambridge/London (Harvard University Press). Deutsch: Die spontane Geste. Stuttgart (Klett-Cotta) 1995.

Schwarz, A. (2002): Wahres Selbst – falsches Selbst. Zur Rezeption eines Begriffspaares. In: Luzifer-Amor, 15. Jg., H. 30, 78–91.

Tönnesmann, M. (2002): Die Arbeiten von Donald W. Winnicott. In: Luzifer-Amor, 15. Jg., H. 30, 46–61.

Winnicott, C. (1983): Interview with Clare Winnicott. In: The Psychoanalytic Vocation, Rudnytsky, P.L. New Haven/London (Yale University Press) 1991.

Winnicott, C. (1989): D.W. W.: A Reflection. In: Psychoanalytic Explorations, Winnicott, C. et al. London (Karnac) 1989.

Winnicott, D.W. (1958): Collected Papers: Through Paediatrics to Psychoanalysis. London (Tavistock Publications).

Winnicott, D.W. (1965b): The Family and Individual Development. London (Tavistock Publications). Deutsch: Familie und Individuelle Entwicklung. München (Kindler) 1978.

Winnicott, D.W. (1966): Babies an their Mothers. London (Free Association Books). Deutsch: Das Baby und seine Mutter. Stuttgart (Klett-Cotta) 1990.

Winnicott, D.W. (1971): Playing and Reality. London (Tavistock Publications). Deutsch: Vom Spiel zur Kreativität. Stuttgart (Klett) 1973.

Winnicott, D.W. (1983): Deprivation and Delinquency. London (Tavistock Publications). Deutsch: Aggression. Versagen der Umwelt und antisoziale Tendenz. Stuttgart (Klett-Cotta) 1988.

Winnicott, D.W. (1988): Human Nature. London (Free Associations). Deutsch: Die menschliche Natur. Stuttgart (Klett-Cotta) 1996.
Winnicott, D.W. (1989): Psychoanalytic Explorations. Eds. Winnicott, C. et al. London (Karnac).
Winnicott, D.W. (1996): Thinking About Children. Eds. Sheperd, R. et al. London (Karnac).
Winnicott, D.W. (1996): Blick in die analytische Praxis. Stuttgart (Klett-Cotta).

Anmerkungen

1 Aus den 27 Aufsätzen des englischen Originals *Through Paediatrics to Psycho-Analysis* wurden die 17 bedeutendsten für die deutsche Ausgabe ausgewählt.
2 Da die ersten beiden Artikel von *Through Paediatrics to Psycho-Analysis* nicht in diese deutsche Übersetzung aufgenommen wurden und eine andere Anordnung der Kapitel vorgenommen wurde, entfällt hier diese Aufteilung.
3 Nach einem Vortrag, der am 23. April 1941 vor der Britischen Psycho-Analytischen Gesellschaft gehalten wurde. Erstveröffentlichung im Int. J. Psycho-Anal., Bd. 22, 1941.
4 Ich werde die Bedeutung dieser Phase gegen Ende dieser Abhandlung besprechen und es mit Freuds Bemerkungen über das Kind mit der Garnrolle (1920) in Verbindung bringen (vgl. S. 47).
5 Ich komme später, auf S. 44, darauf zurück.
6 Aber die Mutter hatte wieder Asthma entwickelt.
7 Die Mutter wies wieder ziemlich nachdrücklich darauf hin, dass sie Asthma bekommen hätte, so als ob sie hätte sie das Gefühl gehabt habe, sie müsse Asthma haben, wenn das Baby schon keins habe.
8 Beim Anblick von etwas besonders Schönem sagen wir manchmal, »es raubt mir den Atem«. In jeder Theorie des Asthmas, die Anspruch auf Ernsthaftigkeit erhebt, müssen diese und ähnliche Ausdrucksweisen, die die Vorstellung einer Abwandlung der Physiologie des Atmens betreffen, berücksichtigt werden.
9 Wie Freud gezeigt hat, repräsentierte die Garnrolle die Mutter des 18 Monate alten Jungen (s. S. 47ff.).
10 Ich habe den Verlauf einer Krankheit, die vierzehn Tage dauerte, bei einem Mädchen von neun Monaten von Anfang bis Ende beobachtet. Zugleich mit Ohrenschmerzen war sekundär eine psychische Störung diagnostizierbar, die nicht nur durch Appetitlosigkeit, sondern auch dadurch gekennzeichnet war, dass das Kind zuhause keinerlei Gegenstände mehr in die Hand oder in den Mund nahm. Als das Kind in der »vorgegebenen Situation« den Spatel auch nur erblickte, verfiel es schon in Verzweiflung. Es stieß ihn weg, als habe es Angst vor ihm. An mehreren Tagen schien das Kind in der vorgegebenen Situation akute Schmerzen zu haben, als ob es dann, wenn andere Kinder normalerweise zögern, eine Kolik hätte, und es wäre eine Zumutung gewesen, das Kind über längere Zeit dieser äußerst unangenehmen Situation auszusetzen. Die Ohrenschmerzen verschwanden bald wieder, aber es dauerte zwei Wochen, bis das Kind wieder normales Interesse für Gegenstände zeigte. Das letzte Stadium der Genesung vollzog sich sehr dramatisch, während das Kind bei mir war. Es war mittlerweile fähig, den Spatel zu ergreifen und verstohlene Versuche zu machen, ihn in den

Mund zu stecken. Plötzlich überwand es seine Hemmung, steckte den Spatel bereitwillig in den Mund und sabberte. Seine sekundäre psychische Erkrankung war vorbei, und man berichtete mir, nach der Heimkehr habe es Gegenstände in die Hand genommen und in den Mund gesteckt wie vor seiner Erkrankung.

11 Vortrag vor der Britischen Psycho-Analytischen Gesellschaft am 28. November 1945. Veröffentlicht im Int. J. Psycho-Anal., Bd. XXVI, 1945.

12 Das geschah hauptsächlich durch die Arbeit von Melanie Klein.

13 Wir können hoffen, durch künstlerischen Ausdruck mit unserem primitiven Selbst, aus dem die stärksten Gefühle und sogar ungemein heftige Empfindungen stammen, in Berührung zu bleiben, und wir sind wirklich arm daran, wenn wir lediglich geistig gesund sind.

14 Einen anderen Grund, warum der Säugling mit der Befriedigung nicht zufrieden ist, möchte ich nur beiläufig erwähnen. Er fühlt sich geprellt. Man könnte sagen, er hatte einen kannibalistischen Angriff vor und wurde davon durch ein Beruhigungsmittel, die Fütterung, abgelenkt. Bestenfalls kann er den Angriff aufschieben.

15 Es gibt in der Mythologie eine erbarmungslose Gestalt – Lilith, deren Ursprung man gewinnbringend untersuchen könnte.

16 Krokodile vergießen nicht nur Tränen, wenn sie gar nicht traurig sind – Tränen vor dem Stadium der Besorgnis; sie dienen auch gern als Symbole für das erbarmungslose primitive Selbst.

17 Das ist wichtig wegen unserer Beziehung zur analytischen Psychologie C.G. Jungs. Wir versuchen, alles auf einen Trieb zu reduzieren, und die analytischen Psychologen reduzieren alles auf diesen Teilbereich des primitiven Selbst, der sich wie die Umwelt ausnimmt, aber aus dem Trieb entsteht (Archetypen). Wir müssten unsere Anschauung abwandeln, damit sie beide Vorstellungen umfassen könnte, und um sehen zu können (falls es zutrifft), dass im theoretisch frühesten primitiven Zustand das Selbst seine eigene Umwelt hat, eine selbst geschaffene Umwelt, die ebenso sehr das Selbst ist wie die Triebe, die sie hervorbringen. Dies ist ein Thema, das noch weiterentwickelt werden muss.

18 Nach einem Vortrag, der am 5. Februar 1947 vor der Britischen Psycho-Analytischen Gesellschaft gehalten wurde. Veröffentlicht im Int. J. Psycho-Anal., Bd. 30, 1949.

19 »Rockabye Baby, on the tree top,
When the wind blows the cradle will rock,
When the bough breaks the cradle will fall,
Down will come baby, cradle and all.«

20 Symposium mit Anna Freud, veranstaltet von der Psychiatrie-Abteilung der Royal Society of Medicine am 16. Januar 1950. Anna Freuds Beitrag wurde veröffentlicht in The Psycho-Analytic Study of the Child, Bd. III–IV, S. 37.

21 Heute würde ich diese Vorstellung mit der der Motilität in Verbindung bringen (s.a. Marty und Fain 1955).

22 Siehe auch Frau Sechehayes Ausdruck »symbolische Wunscherfüllung« (symbolic realisation).

23 Im zweiten Teil dieses Kapitels versuche ich, das Thema der Aggression in Bezug auf die frühen Stadien der Ich-Entwicklung zu behandeln.

24 Das hat man »prä-ambivalent« genannt, aber mit diesem Ausdruck wird der Frage der Integration von Teilobjekt und ganzem Objekt, der Brust und der Mutter, die das Kind hält und versorgt, ausgewichen.

25 Anstatt »gut und böse« würde ich heute »idealisiert und böse« sagen (1957).

26 Dieser Zustand ist mit dem verwandt, den Anna Freud als »Identifizierung mit dem Aggressor« bezeichnet hat (1937). Das Werk von Melanie Klein hat uns mit der Vorstellung der omnipotenten Beherrschung innerer Phänomene als Abwehr bekannt gemacht.

27 Vortrag vor einer privaten Gruppe, Januar 1955.

28 Vortrag vor einer privaten Gruppe, November 1954.
29 Nach einem Vortrag, der im März 1952 vor der Psychiatrie-Abteilung der Royal Society of Medicine gehalten wurde. Veröffentlicht im Brit. f Med. Psychol., Bd. 26, 1953.
30 Nach meiner Ansicht betrifft das Konzept des Körperschemas, wie es Scott (1949) vorschlägt, nur das Individuum und nicht die Einheit, die wir hier als Kombination von Umwelt und Individuum bezeichnen.
31 Anm. d. Übers.: Humpty Dumpty ist das Ei, von dem es im englischen Kindervers heißt, es sitze auf der Mauer, und wenn es herunterfalle, sei es dem ganzen Heer des Königs unmöglich, es wieder zusammenzusetzen.
32 Melanie Klein hat eine paranoide Position in der emotionalen Entwicklung angenommen. Ich habe das beschrieben, was ich gefunden habe, und ich glaube, dass es mit dem zusammenhängt, was Klein beschreibt.
33 Vortrag vor der Britischen Psycho-Analytischen Gesellschaft am 5. November 1952.
34 Ansprache des Präsidenten vor der Sektion für Pädiatrie der Royal Society of Medicine am 27. Februar 1953. Erstveröffentlichung in Proceedings of the Royal Society of Medicine, Bd. 46, Nr. 8, August 1953.
35 Deutsche Übersetzung (M. von Niederhöffer) aus: Psyche, Bd. 14, 1960, S. 393–399.
36 Veröffentlicht in The Psychoanalytic Study of the Child, Bd. 9, 1954.
37 Vortrag vor der medizinischen Abteilung der British Psychological Society am 14. Dezember 1949, überarbeitet im Oktober 1953. Veröffentlicht im Brit. J. Med. Psychol. Bd. 27, 1954.
38 Siehe auch Freuds Theorie der Zwangsneurose (1909).
39 Auf diesen Fall habe ich noch in einer anderen Abhandlung Bezug genommen (siehe Kapitel X, S. 159ff.).
40 Das Tagebuch wurde zu einem späteren Zeitpunkt eine Zeitlang mit einer weniger festgelegten Funktion und einem positiveren Ziel wiederaufgenommen; dazu gehörte auch die Vorstellung, dass die Patientin eines Tages ihre Erfahrungen gewinnbringend nutzen könnte.
41 Vortrag, gehalten vor der Britischen Psycho-Analytischen Gesellschaft, am 17. März 1954. Veröffentlicht im Int. J. Psycho-Anal., Bd. 36, 1955.
42 Ich nehme auf diesen Fall auch auf Seite 150 Bezug.
43 Man wird bemerken, dass ich nicht behaupte, diese theoretische Arbeit über die prägenitalen Triebe habe nicht zum Erfolg führen können, weil es Freud am direkten Kontakt mit Säuglingen gefehlt habe, denn ich sehe keinen Grund, warum Freud nicht sehr wohl als Beobachter der Mutter-Kind-Situation in seiner eigenen Familie und bei seiner Arbeit ausreichende Erfahrungen gemacht haben sollte. Außerdem hat man mir ins Gedächtnis zurückgerufen, dass Freud in einer Kinderklinik gearbeitet und beim Studium der Little'schen Krankheit Säuglinge eingehend beobachtet hat. Was ich hier betonen möchte, ist, dass Freud glücklicherweise zu Anfang nicht an dem Bedürfnis des Patienten, in der Analyse zu regredieren, interessiert war, sondern an dem, was in der analytischen Situation geschieht, wenn die Regression nicht notwendig ist und wenn man die Arbeit, die die Mutter und die frühe Umweltanpassung in der Vorgeschichte des einzelnen Patienten geleistet haben, als selbstverständlich voraussetzen kann.
44 Vorgetragen vor der British Psychoanalytical Society am 29. Juni 1956. Abgedruckt in: Winnicott, D.W. (1972): *Bruchstück einer Psychoanalyse*. [Aus d. Engl. übers. von Käte Hügel (1956), bearbeitet von Ursula von Goldacker-Pohlmann] Stuttgart (Klett-Cotta) 1982.
45 Die hier wiedergegebene (Vortrags-)Fassung ist umfangreicher als die in *Through Paediatrics to Psycho-Analysis* abgedruckte Version, die die gesamte Fallgeschichte opfert und mit der ersten der sechs Episoden beginnt [Anm. d. Redaktion].
46 Dies ist sehr fruchtbar von Lewin in seiner Arbeit »Dream Psychology and the Analytic Situation« in Psychoanalytic Quarterly, 1955, diskutiert worden.

47 Vortrag, gehalten beim 19. Kongress für Psychoanalyse in Genf, 1955. Veröffentlicht im Int. J. Psycho-Anal., Bd. 37, S. 386, 1956.
48 Vorgetragen vor der Britischen Psychoanalytischen Gesellschaft am 20. Juni 1956. Abgedruckt in: Winnicott, D.W. (1984): *Aggression*. Stuttgart (Klett-Cotta) 2003 [Übersetzung: Ursula Goldacker-Pohlmann].
49 Das scheint in Bowlbys Ausführungen impliziert (*Maternal Care and Mental Health*, S. 47), wo er seine Beobachtungen mit denen anderer vergleicht und vermutet, dass die abweichenden Ergebnisse mit dem jeweiligen Alter des Kindes zum Zeitpunkt der Deprivation zusammenhängen.
50 Vortrag vor der Britischen Psycho-Analytischen Gesellschaft am 4. Dezember 1935.
51 Mit dem Ausdruck »psychische Realität« wird der Phantasie kein bestimmter Platz zugewiesen; der Ausdruck »innere Realität« setzt die Existenz eines Innen und eines Außen voraus, daher auch eine begrenzende Membran, die zu dem gehört, was ich heute als »Psyche-Soma« bezeichnen würde (1957).
52 Heute würde ich den Ausdruck »Phantasieren« gebrauchen (1957).
53 Siehe auch »elation« (Erhobenheit, Erheiterung).
54 Diesen Gedanken hat Brierley (1951, 6. Kap.) geäußert.
55 Ich sehe heute, dass die Bemerkung von Dr. Jones implizit ein sehr reales Problem betraf, und ich habe das Thema weiterentwickelt. Siehe Kap. XII (Klinische Varianten).
56 Der Umstand, dass Melanie Klein auf den Gedanken kam, eine Reihe sehr kleiner Spielsachen in der Kindertherapie zu benützen, erwies sich als hervorragender Einfall, denn diese Spielsachen unterstützen das Kind im Hinblick auf die verächtliche Abwertung und machen die omnipotente Herrschaft fast zu einer realen Gegebenheit. Das Kind kann schon zu Beginn der Behandlung mit Hilfe der kleinen Spielsachen tiefe Phantasien ausdrücken und so mit einem gewissen Vertrauen in seine eigene innere Realität anfangen.
57 So dachte er es sich; in Wirklichkeit traf es nicht zu.
58 Heute würde ich die Vorstellung hinzufügen, dass er der Depression seiner Mutter zu begegnen versucht, indem er in ihre innere Welt hinuntertaucht (1957).
59 Diese Patientin konnte nach zehn Jahren regelmäßiger Behandlung die Analyse verlassen.
60 Heute würde ich in diesem Vorfall noch viel mehr sehen, aber ich glaube, ich würde ebenso handeln wie damals.
61 Vortrag vor der Britischen Psycho-Analytischen Gesellschaft am 7. Januar 1948. Überarbeitet im August 1954.
62 Vortrag, gehalten vor der medizinischen Abteilung der British Psychological Society, Februar 1954. Veröffentlicht im Brit. J. Med. Psychol., Bd. 28, 1955.
63 Hier ist der Ursprung der Fähigkeit zur Ambivalenz zu suchen. Der Ausdruck Ambivalenz wird mittlerweile volkstümlich in der Bedeutung benützt, dass verdrängter Hass die positiven Elemente in einer Beziehung verzerrt hat. Man sollte jedoch nicht zulassen, dass durch diesen Sprachgebrauch das Konzept einer Fähigkeit zur Ambivalenz als Errungenschaft in der emotionalen Entwicklung entwertet wird.
64 Hier muss ich etwas ganz anderes außer Acht lassen: die nicht zur Liebe gehörige Aggression, die eine Folge von allerlei widrigen Quälereien ist, denen manche Babys ausgesetzt sind, aber nicht die Mehrzahl.
65 Man darf nicht vergessen, dass ich mich der klinischen Ausdrucksweise bediene und reale Situationen aus der frühen Kindheit, aber auch Situationen der Analyse beschreibe.
66 Zweifellos gibt es noch andere frühe Wurzeln für die richtige Einschätzung der Phantasie, aber ich kann hier nicht auf sie eingehen.

67 Ich nehme dabei an, dass das Trieberlebnis aktuellen Ich-Vorgängen entsprochen hat, sonst müsste ich die Reaktionen des Säuglings auf die Umweltübergriffe besprechen, die durch die Triebspannung und die reaktive Aktivität repräsentiert würden.
68 Dies entspricht einer Haupttendenz im Werk von Fairbairn (1952).
69 Diese Vorstellung entspricht Gedanken, wie sie A. Freud (1952) geäußert hat.
70 Wenn ich von Entwöhnung spreche, muss ich hier die Tatsache beiseitelassen, dass hinter der Entwöhnung eine Desillusionierung steckt.
71 Text stammt aus: Winnicott, D.W. (1971): *Vom Spiel zur Kreativität.* [Aus d. Engl. übers. von Michael Ermann] Stuttgart (Klett-Cotta) 1979.
72 Nach einem Vortrag, gehalten am 30. Mai 1951 vor der British Psycho-Analytical Society. Veröffentlicht im Int. J. Psycho-Analysis, Vol. XXXIV, 1953.
73 Der hier wiedergegebene Text entspricht in seinem ersten Teil dem in *Through Paediatrics to Psycho-Analysis* abgedruckten Text. Eine Passage (28 Zeilen) am Ende, die Winnicott selbst für die Wiederveröffentlichung (1971) gestrichen hatte, ist auch hier weggelassen. Zusätzlich zum Urtext aufgenommen sind dagegen der Teil II und der Teil III.
74 Ein aktuelles Beispiel ist die Stoff-Puppe (blanket-doll) des Kindes in dem Film A Two-year-old Goes to Hospital von James Robertson (Tavistock Clinic); siehe auch: Robertson et al. (1952).
75 Hierin könnte möglicherweise eine Erklärung für den Gebrauch des Begriffs »spinnen« zu finden sein, der bedeutet: im Übergangs- oder intermediären Raum zu Hause sein.
76 Die Mutter hatte »bei ihrem ersten Kind gelernt, dass es klug sei, gleichzeitig mit dem Stillen eine Flaschenmahlzeit zu geben«, d.h. den positiven Wert von Ersatzmöglichkeiten für sich selbst anzubieten und auf diese Weise gelang ihr die Entwöhnung leichter als bei X.
77 Anmerkung 1971: Dies war nicht ganz geklärt, aber ich habe die Tabelle nicht verändert.
78 Eine Auswirkung, und zwar die Hauptfolge eines Versagens der Mutter am Lebensbeginn ihres Säuglings, wird m.E. außerordentlich klar von Marion Milner (1952, S. 181) erörtert. Sie macht deutlich, dass aufgrund des mütterlichen Versagens eine verfrühte Ich-Entwicklung einsetzt, bei der zu früh eine Unterscheidung zwischen einem bösen und einem guten Objekt vorgenommen wird. Die Periode der Illusion (oder meine Übergangsphase) wird unterbrochen. In Analysen oder bei verschiedenen Aktivitäten im gewöhnlichen Leben eines Individuums kann man beobachten, dass immer weiter nach dem wertvollen Ruhebereich des Illusionären gesucht wird. Illusion in diesem Sinne hat ihren positiven Wert. Siehe auch Freud (1950).
79 Dieses Phänomen umfasst in meiner Terminologie den gesamten Vorgang des Fütterns. Wird die Brust als erstes Objekt bezeichnet, so umfasst dieser Begriff nach meiner Meinung den Vorgang des Fütterns ebenso wie die physische Mutterbrust. Es ist durchaus möglich, dass eine Mutter hinreichend gut ist (so wie ich den Begriff »good-enough« auffasse), auch wenn sie das Kind nur mit der Flasche ernährt. Wenn man sich die weitgefächerte Bedeutung des Begriffs »Brust« vergegenwärtigt, und in die umfassende Bedeutung des Wortes auch die Techniken der Bemutterung einschließt, dann entsteht ein Brückenschlag zwischen den Formulierungen über die Frühentwicklung bei Melanie Klein und denen von Anna Freud. Die einzige Differenz bleibt in der Datierung, die ist aber in Wirklichkeit unwichtig, weil sie im Laufe der Zeit von selbst verschwindet.
80 Veröffentlicht in Child Psychology and Psychiatry, 1 (1960) sowie in Winnicott 1965.
81 Der Begriff »Aufmerksamkeits-Defizit-Syndrom« wird in der Regel als Diagnose gebraucht. Seinen Erfindern ist wohl nicht bewusst, dass sie mit ihrem Begriff zugleich die Wurzel der Erkrankung – Aufmerksamkeits-Defizit – benennen.
82 So wie sein Vater zweimal Oberbürgermeister von Plymouth ist.
83 Mehr zur Biografie z.B. unter Auchter 2002.

84 Seine Arbeit »Die Beobachtung von Säuglingen in der vorgegebenen Situation« (1941) steht dagegen noch ganz offensichtlich unter dem Einfluss kleinianischer Vorstellungen!

Namen- und Sachregister

Donald W. Winnicott

Familie und individuelle Entwicklung

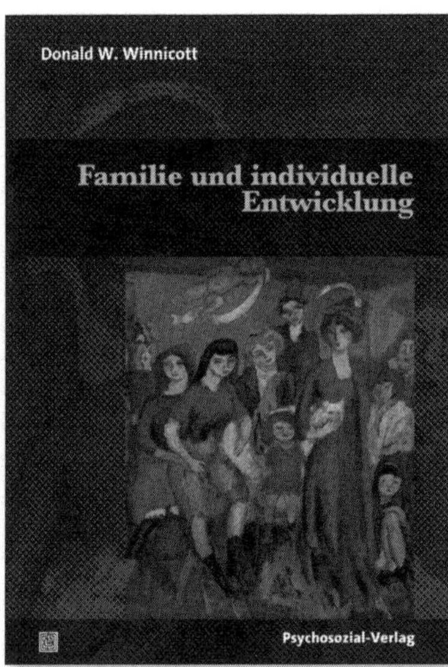

2017 · 248 Seiten · Broschur
ISBN 978-3-8379-2664-4

Donald W. Winnicott gehört zu den ersten Psychoanalytikern, die die Bedeutung der realen Mutter-Kind-Beziehung für die psychische Entwicklung erkannt und untersucht haben. Seine Formulierung der »good enough mother«, also der Mutter, die zwar nicht ideal, aber doch »gut genug« ist, um ihrem Kind eine gesunde Entwicklung zu ermöglichen, ist berühmt geworden. Mit seiner provokanten Formulierung, es gebe das Baby gar nicht, sondern nur das Baby in der Einheit mit der Mutter, hat er uns zu der Einsicht in die eminent soziale Verfasstheit der menschlichen Natur verholfen. Die ungewöhnliche Fähigkeit Winnicotts, mit schöpferischem Spürsinn in die Tiefe der menschlichen Seele zu sehen und dies in einfachen Worten mitzuteilen, macht das Buch nicht nur für Kinder- und ErwachsenenpsychotherapeutInnen, sondern auch für all jene, die mit Kindern oder mit kindlichen Vorstellungen oder Verhaltensweisen von Erwachsenen zu tun haben, zu einer Fundgrube tiefer Einsichten.

Das vorliegende Buch umfasst eine Reihe von Vorträgen über den Einfluss elterlicher Konflikte und Störungen auf die seelische Entwicklung des Kindes, beschäftigt sich aber auch mit den familiären Bedingungen einer gesunden Reifung. Winnicott erweist sich in diesem Buch als hoch aktueller Autor.